“十二五”职业教育国家规划教材
经全国职业教育教材审定委员会审定
技能型紧缺人才培养培训实训教材

教育部全国护理技能大赛指定用书

总主编 皮红英 张黎明 吴欣娟 绳 宇 徐 红

护理实训教材·外科护理分册

主 编 张晓静 马燕兰 周玉虹 马玉芬
副主编 何 丽 程砚爽 赵建国 靳海荣
编 者（按姓氏汉语拼音排序）
白 洁 陈 平 程砚爽 邓海波 丁艳琼
都 菁 高 远 郭淑丽 郭雅萍 何 丽
侯慧颖 华 莎 冀 蓁 靳海荣 雷璐敏
李 丽 李 敏 李菊红 李丽霞 李琳凤
李晓霞 刘 静 刘玮楠 芦 芳 马燕兰
马玉芬 牟 琳 钱俊刚 仇晓峰 冉丹丹
苏晓静 孙薇薇 孙文彦 王金鑫 王领会
王麦换 王淑君 王栩轶 徐淑娟 徐雪蕾
许 宁 曾 娥 张 岭 张 茜 张 谊
张晓静 赵海艳 周 静 周秀彬 周玉虹

科 学 出 版 社
北 京

内容简介

全书分为10章，包括外科通用和专科护理技术，涵盖了外科护理中的基本技能、营养支持技术、普通外科常用护理技术、心胸外科常用护理技术、神经外科常用护理技术、骨科常用护理技术、泌尿外科常用护理技术、烧伤外科常用护理技术及手术室常用护理技术。每章在理论知识和图片演示的基础上，配备了大量的强化自测题，同时还附有自测题答案，以便对学习效果进行自测，达到强化知识、自我引导学习、促进应用和提高能力的效果。

本书可满足临床见习、实习护士和低年资护士提高岗位适应能力、尽早胜任护理岗位之需，还可帮助提高临床护理人员和相关从业人员的护士执业考试应考能力。

图书在版编目（CIP）数据

护理实训教材·外科护理分册 / 张晓静等主编 . — 北京：科学出版社，2017.11

ISBN 978-7-03-055402-4

Ⅰ. 护… Ⅱ. 张 Ⅲ. 外科学 - 护理学 - 中等专业学校 - 教材 Ⅳ. R47

中国版本图书管 CIP 数据核字（2017）第 279296 号

总策划：王文海 / 责任编辑：池　静 / 责任校对：张凤琴

责任印制：赵　博 / 封面设计：张佩战

科学出版社 出版

北京东黄城根北街16号

邮政编码：100717

http://www.sciencep.com

北京汇瑞嘉合文化发展有限公司 印刷

科学出版社发行　各地新华书店经销

*

2017年11月第　一　版　开本：787×1092 1/16

2017年11月第一次印刷　印张：11

字数：261 000

定价：55.00元

（如有印装质量问题，我社负责调换）

前　　言

护理是一门实践性、应用性很强的学科。随着医学科学的飞速发展，护理内涵不断拓展，临床护理实践也发生了深刻的变化。为了适应我国护理专业日新月异的发展，满足临床对高素质技能型护理人才的教育需求，我们集合了多家三甲医院的护理专家以及全国多所优秀职业院校教师共同编写了《护理实训教材·外科护理分册》，供护理专业教学及临床专科护士培训使用。

全书分为十章，包括外科通用和专科护理技术，涵盖了外科护理中的基本技能、营养支持技术、普通外科常用护理技术、心胸外科常用护理技术、神经外科常用护理技术、骨科常用护理技术、泌尿外科常用护理技术、烧伤外科常用护理技术及手术室常用护理技术。每章在理论知识和图片演示的基础上，配备了大量的强化自测题，同时还附有自测题答案，以便对学习效果进行自测，达到强化知识、自我引导学习、促进应用和提高能力的效果。

本书编写本着提高护士临床技能、帮助护生直观学习的宗旨，依据中职教学大纲，结合临床专科护理特点，根据教与学的需求，体现临床与课堂的密切结合，涵盖外科护理专业学科进展，内容丰富、文字简洁，配有大量插图和图解，具有图文并茂、针对性强、知识和技能结合性强、实用性强、运用价值高等特点，为护理专业中等职业教育教学及临床护士提供较为丰富的外科临床技能支持资料，为促进教学提供有益的、可借鉴和可推广的专业性实训教材。

本书在编写过程中，得到多位领导及专家的大力支持和帮助，在此谨表谢意！同时，感谢所有参与本套丛书编写工作的护理专家及老师！本书涉及专业范围较广，不足之处敬请广大读者及时向我们反馈，以便再版时修正。让我们共同促进我国护理教育事业的发展，为提高我国护理工作水平做出新的贡献！

编　者

2017年8月

目　　录

第一章

绪　论

第一节　外科临床护理的特点

外科学是研究外科疾病发生、发展规律及其临床表现、诊断、预防和治疗的科学，是以手术切除、修补为主要治疗手段的专业学科。临床外科学根据治疗目的不同有着明确的分工，可分为普通外科、骨科、肝胆外科、心胸外科、泌尿外科、矫形外科、神经外科、烧伤科、整形科、显微外科等。外科护理学是以医学基础理论、外科学基础理论及护理学基础理论与技术为主的一门应用学科，包括如何与医师共同完成对患者的诊治；如何根据患者的身心、社会和精神文化等需要，以健康为中心，以护理程序为框架，提供个体化的整体护理。近年来随着外科治疗手段的飞速发展，对外科护理工作提出了更高的要求，只有熟悉外科临床护理的特点，掌握各项外科护理技术，才能跟上外科医学发展的步伐，全面促进患者早日康复。

一、外科护理的工作内容

外科临床护理的主要内容包括运用外科常见疾病的基本护理理论、护理知识、护理技能，做好各种疾病的围术期护理。外科疾病复杂，疑难杂症多，危重症多，并发症多，如大手术后或创伤往往伴有失血、休克、感染或其他急性应激状态，还可伴有全身炎症反应综合征（SIRS），严重者发生多器官功能障碍综合征（MODS），甚至多器官功能衰竭（MOF）。疾病的突发性或病情演变的急、危、重等特点，常使护理工作面临较大的压力。护士在常规疾病护理的基础上，还要掌握各种急危重症护理技术，如呼吸机的使用、气管内插管的护理、心肺复苏术等。这就要求护士要有敏锐的洞察力，能及时发现问题，当机立断，有高度的责任心，及时有效地挽救患者的生命。

患者围术期心理压力大，术后康复需求多，护理工作任务重，护士工作中担任多重角色。患者围术期心理有如下特点：患者术前焦虑紧张，担心自己在术中出现意外，担心手术对今后有什么影响等；手术中患者需要单独面对，丧失自主权，任人支配，对关于自己手术的医护人员任何言语、举动较为敏感；术后患者想知道自己的真实情况和手术效果。由于伤口疼痛，身体不能自主，活动受限，多会产生焦虑不安的心理，盼望早日康复的心情非常迫切。所以，外科护士要学会对患者察言观色，了解其心理状态和产生心理压力的原因，找出他们的心理需求，利用一切接触患者的机会，结合病情给予相应的心理护理，引导患者正视现实，树立战胜疾病的信心，从而更好地配合治疗护理，早日康复。

外科手术影响了患者日常生活，有些手术影响了肢体功能，更需要专业人员的指导，合理有效的围术期功能锻炼计划对患者恢复和降低术后并发症都是十分重要的。外科护士不仅要帮助患者尽早摆脱疾病的困扰，而且还要在患者的术前、术后提供健康咨询和健康康复教育指导，从而增强患者的应对和适应能力，使之达到早日康复的目的。

二、外科护理的工作范畴

外科治疗方法日新月异，护理工作范畴不断扩展，内涵不断提升。随着当今医学科学技术的迅速发展及相关边缘学科向医学领域的渗透，临床医学概念、理论、内容和方法上都发生了很大变化，外科技术的发展及外科疾病的日益复杂化，如器官移植术、射频消融技术、超声刀技术、纳米刀技术等的应用，带动了外科护理技术的发展，并对临床护理人员的知识提出了新的要求。而医学科学技术的发展和诊疗方法的不断改进，使外科与其他学科相互渗透、彼此交叉重叠，进而丰富了外科学与外科护理学的内涵。手术虽然是外科工作的重要组成部分，但不是全部，外科护理学的内容还包括了许多内科疾病的外科治疗和护理，对护理人员的知识结构和自身素质提出了更高的要求。护士在工作中的作用日渐多元化、人性化。更新观念、注重多元化护理、培养健康的职业情感、加强护士沟通技巧和能力，是现代化社会赋予护理工作的更多内容。外科护士除了要重视基本知识、基础理论和基本技能外，还必须不断扩充、更新知识，才能适应外科学发展的步伐，满足现代护理学发展的需求。由于住院周期缩短，住院患者的危重和复杂程度大大增加，而科学技术的飞速发展，又使护理技术日趋先进，这些都对护理工作提出了更高的要求，21 世纪的外科护理工作范畴发生了巨大的变化，并将得到更进一步的拓展。

为适应快速康复外科的需要，多学科协作增强，护理的整体性与协同性要求提高。近年来，国外学者提出了快速康复外科（fast-track surgery，FTS）理念，快速康复是指在术前、术中及术后应用各种已证实有效的方法以减少手术应激及并发症，加速患者术后的康复。快速康复外科有三个重要特征，即快速康复、多学科合作和循证。快速康复是一系列有效措施的组合而产生的协同结果，许多措施已在临床应用，如围术期营养支持、重视供氧、不常规应用鼻胃管减压、早期进食、应用生长激素、微创手术等。快速康复外科一般包括以下几个重要内容：①术前患者教育；②更好的麻醉、镇痛及外科技术以减少手术应激反应、疼痛及不适反应；③强化术后康复治疗，包括早期下床活动及早期肠内营养。此外，FTS 的评价指标不只是院内的，还应延续到院外，包括患者出院后自我照顾能力、生活质量、疼痛评分、是否有延续的康复指导、对健康知识的知晓率与掌握情况等。

多学科合作 FTS 最重要的就是打破学科之间的壁垒，注重 FTS 的整体性与协同性。不仅包括外科医师、麻醉师、康复治疗师、护士，也包括患者及其家属的积极参与。因此，护士应全面正确地理解快速康复的含义，对患者提供全程、系统、延续的整体护理，在整体护理的实施过程中将快速康复理念贯穿其中，根据患者的个体差异进行认真评估，制订详细的院内、院外护理计划，为患者生理、心理、社会各方面提供更全面、细致、合理的护理。另外，护士必须与医师共同协作。由于护士在临床工作中承担着教育者、协调者及患者的代言人等角色，其角色本身具有多重性，在快速康复外科中可以负责学科间的日常协调与联系工作。

第二节　外科诊疗技术的新进展

随着新的外科领域如心血管外科、显微外科技术及器官移植术的蓬勃发展，同时重要外科仪器如体外循环机、人工肾、心脏起搏器、纤维光束内镜、人工血管、人工心脏瓣膜、人工关节及微血管器械等应用，推动着外科医疗技术水平不断提高。外科护理工作进入了一个新的时期，要求外科护理人员不仅做好围术期患者细致的护理，同时应具有高超的外科护理技术和操作能力。

一、微创外科的新进展

近年来，微创手术因其创伤小、恢复快而取得了快速发展，以往需外科开放手术治疗的许多疾病已被腔镜手术治疗技术所替代。目前，腔镜治疗不仅成为外科系统疾病的主要治疗方法，而且还逐步扩展到其他系统疾病的诊断和治疗，避免了开放外科手术的创伤和麻醉带来的危险，同时也给无开放手术适应证的患者带来更多的诊断和治疗机会。例如，主动脉夹层是严重威胁人类健康的疾病，且非手术治疗和手术治疗病死率都极高，随着微创技术在腔内手术中发展，主动脉夹层腔内隔绝术和主动脉夹层置入技术解决了这一难题。微创外科手术的广泛应用，为现代外科学的发展提供了丰富的内容，目前广泛应用于普通外科、神经外科、泌尿外科、妇产科、心血管外科、骨科、肿瘤等多学科的手术中，减少了术中损伤，使患者得到了微创的、最佳的治疗，大大减少了患者并发症的发生。介入超声与微创外科的有机结合，进一步促进多学科的融合，也使护理工作逐渐专业化、程序化。有效的术前心理护理和充分的术前准备有助于提高患者手术的安全性，术后密切观察并发症情况和细致全面的护理，是确保手术安全快速康复的有效措施。

二、远程医疗技术的新进展

随着医疗和网络信息技术的迅速发展，远程医疗已广泛应用于医疗卫生领域中。远程医疗是指通过计算机技术、通讯技术、医疗技术与设备，对数据、文字、语音和图像资料进行远距离传送，实现专家与患者、专家与医务人员之间异地“面对面”的医疗活动。狭义上，通常把 telemedicine 称为远程医疗；广义上，把 telemedicine 称为远程医学。远程医疗技术内容包括以检查诊断为目的远程医疗诊断系统、以咨询会诊为目的远程医疗会诊系统、以教学培训为目的远程医疗教育系统和以家庭病床为目的远程病床。监护系统，其最终目的是实现医疗资源的优化配置，为医疗资源欠缺地区提供高质量的医疗服务。远程医疗最大优点是资源共享的高效性、对紧急情况能紧急处理的时效性、节省医院和患者开支的经济性，因此远程医疗越来越为医学界所重视。远程医疗技术已经从最初的电视监护、电话远程诊断发展到利用高速网络进行数字、图像、语音的综合传输，并且实现了实时语音和高清晰图像交流，为现代医学应用提供了更广阔的发展空间。国外在这一领域发展已有多年历史，机器人技术、无线通讯技术等的进步，为远程医疗多样化发展开拓空间，如远程家庭监护、远程会诊车、远程微创手术工作站、电子病历、个人健康档案等多种形式服务，远程医疗应用范围正逐渐扩大。

我国从 20 世纪 80 年代才开始远程医疗探索，已经开展远程、异地、实时、动态电视直播会诊，成功进行大型国际会议全程转播、组织国内外专题讲座、学术交流和手术观摩，极大促进了我国远程医疗事业发展，标志着我国医疗卫生信息化事业跨入世界先进水平。伴随着通讯技术飞速发展，使得人们能在移动终端设备上进行快速、稳定的网页浏览，影视在线收看和下载、定位、电话会议、电子商务、环境监测、远程医疗、金融服务等活动。远程医疗业务更应朝着移动互联方向不断深入发展和应用，才能最大限度地发挥其本质作用。

三、生物医学材料技术的新进展

生物医用材料（biomedical materials），又称生物材料，是用于诊断、治疗、修复或替换人体组织、器官或增进其功能的一类高技术新材料，它不是药物，其作用不必通过药理学、免疫学或代谢手段实现。从材料学角度按照材料组成和性质来分，生物医用材料可分为生物医用高分子材料、生物医用金属材料、生物医用陶瓷材料、生物医用复合材料及生物衍生材料。

生物医用高分子材料是生物医用材料中发展最早、应用最广泛、用量最大的材料。按照材料的来源分为生物医用天然高分子材料和生物医用合成高分子材料。目前已使用到临床上的生物医用高分子材料有人工血管、人工关节及人工皮肤等。生物医用金属材料主要包括医用金属和合金，是一类生物惰性材料，具有很高的机械强度和抗疲劳性能，是临床上应用最为广泛的承力植入材料，主要用于骨和牙等硬组织的修复和替换、心血管和软组织的修复及人工器官制造中的结构元件。生物医用陶瓷材料主要指的是陶瓷、玻璃和碳素等无机非金属医用材料，其主要成分是氧化铝、生物碳、生物玻璃、羟基磷灰石、磷酸钙陶瓷等。生物陶瓷材料主要用于骨和牙、承重关节等硬组织的修复和替换及药物释放载体，生物碳还可以用作血液接触材料，如人工心脏瓣膜等。生物医用复合材料是采用多种不同特性的材料，通过相应的工艺方法复合而成，可用于对生命体进行诊断医疗、修复或替换生命体病变的器官组织及改善器官组织的高新材料。生物衍生材料主要是指由经过特殊处理的天然生物组织形成的生物医用材料，主要成分是活性生物组织。生物组织可以取自同种或者异种动物的体组织，其结构与人体组织极为相似，生物相容性好，主要用于人工瓣膜、皮肤、血管修复体、骨修复体等。

目前，研究热点是纳米生物材料，取得实质性进展的是纳米控释技术和纳米颗粒基因转移技术。这种技术是以纳米颗粒作为药物和基因转移载体，将药物、DNA 和 RNA 等基因治疗分子包裹在纳米颗粒之中或吸附在其表面，同时也在颗粒表面耦联特异性的靶向分子，如特异性配体、单克隆抗体等，通过靶向分子与细胞表面特异性受体结合，在细胞摄取作用下进入细胞内，实现安全有效的靶向性药物和基因治疗。

3D 打印技术的出现，使得生物医学材料在组织再生工程、口腔种植领域、药物输送系统及医学诊断等方面有了全新的应用。目前 3D 打印技术被广泛应用到生物医学领域，不仅包括骨、牙、人造肝、人造血管、药品制造等实体制造，而且在国际上也开始将此技术用于器官模型的制造与手术分析策划、个性化组织工程支架材料和假体植入物的制造，以及细胞或组织打印等方面的应用中。未来，可以利用 3D 打印技术打印出具有生物活性的人体器官，实现人造器官的临床应用。此外，3D 打印技术可以用于个性化治疗，降低治疗成本。将来开发更多的生物相容性和生物降解材料，与 3D 打印技术相结合可以减轻因材料的不足而对人体产生的伤害。3D 打印技术必将引领医疗领域的革命潮流。

第三节　如何学好外科护理技术

针对外科工作的需要，结合临床专科护理特点，进行护理技术操作时必须形成规范的护理行为。通过运用护理程序，即每项操作顺序按照目的、评估、操作过程、评价、健康教育、注意事项，使每一步骤相互关联，相互依存，体现护理操作的完整性。在操作过程中强调将健康教育贯穿于始终，减轻患者的恐惧感，得到患者理解和配合，体现出对患者的尊重，提高患者对治疗的依从性，展现护理专业的人文性。不仅要熟练掌握和运用外科护理操作技术，根据专科特点还应掌握和熟悉诊疗技术的护士配合内容，体现护理工作的专科性。通过自测试题和答案，学会检测对各项护理操作的理解和掌握情况。根据以上几方面的特点，建议在学习时注意以下几点。

1. 树立整体观念 本书着重于外科常见技术及医护配合操作知识，学习时应注意将各学科知识相互联系、融会贯通，全面掌握外科护理学的内涵。同时树立整体护理观，在护理操作过程中，不仅要关注患者的疾病，更要关注患者的心理变化等方面，提供全方位的整体护理

2. 抓住学习重点 每种常见护理技术操作内容包括六个共同方面，即目的、评估、操作过程、评价、健康教育和注意事项。学生应该在学习外科疾病诊疗护理知识的同时采取情境模式、角色扮演、专题讨论等教学活动，更好地把握各系统诊疗过程中相关的操作技术。

3. 理论联系实际 本书从临床出发，贴近临床，在学习中注意将理论知识和操作技能综合运用到临床实践中，解决实际问题，通过反复实践，不断总结经验，从而进一步提高自己发现问题、分析问题、解决问题的能力。

通过本课程的学习，要求学生达到如下目标：①树立以患者为中心的服务理念，培养关心、爱护、尊重患者的行为意识；②掌握外科常见护理操作技能，具有对患者进行护理评估、应用护理程序和实施常用护理技术的操作能力；③了解外科护理技术的新进展。

第二章

外科基本护理技术

第一节　术前准备护理

术前准备护理主要包括备皮和外科灌肠，本节介绍这两种术前准备的护理。

一、备　　皮

备皮是指在手术相应部位剃除毛发并进行体表清洁的手术准备，是对拟行外科手术患者在术前进行手术区域清洁工作，不仅仅是清除体毛，还包括皮肤清洗，有时术前还要做皮肤碘伏擦洗等。

【目的】

1. 去除毛发和污垢。
2. 在不损伤皮肤完整性前提下减少皮肤细菌数量。

【评估】

1. 患者手术切口部位，备皮范围内有无皮肤破损、感染、皮肤疾病等。
2. 患者有无乙醇、汽油、脱毛剂等过敏史。
3. 评估患者自理能力及配合程度。

【操作过程】

1. 护士准备　着装得体整洁，洗手，戴口罩（图 2-1）。

2. 物品准备　治疗盘内放一次性备皮刀、弯盘、纱布、治疗巾与一次性医用看护垫，毛巾、汽油、棉签、手电筒、软毛刷，治疗碗内盛放肥皂液，温水（图 2-2）。骨科手术另备手刷、75% 乙醇（酌情准备碘伏、苯扎溴铵、医用汽油、洗甲液等）、治疗巾、绷带，并检查一次性备皮刀、棉签及消毒制剂完好性及使用有效期（图 2-3）。

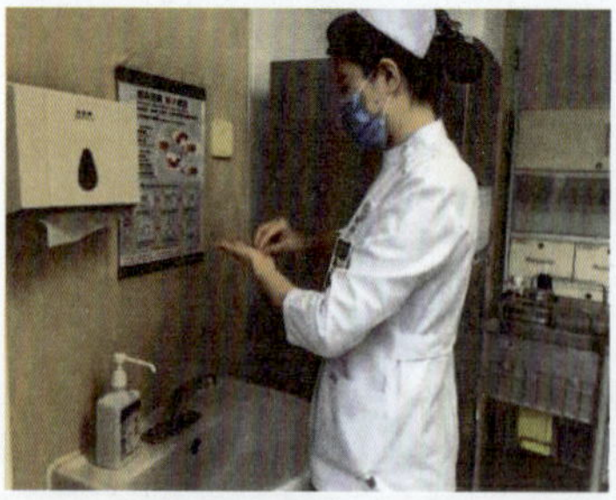

图 2-1　护士准备

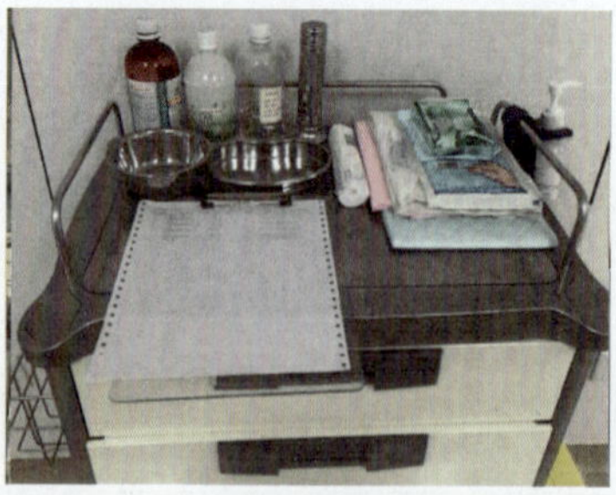

图 2-2　物品准备

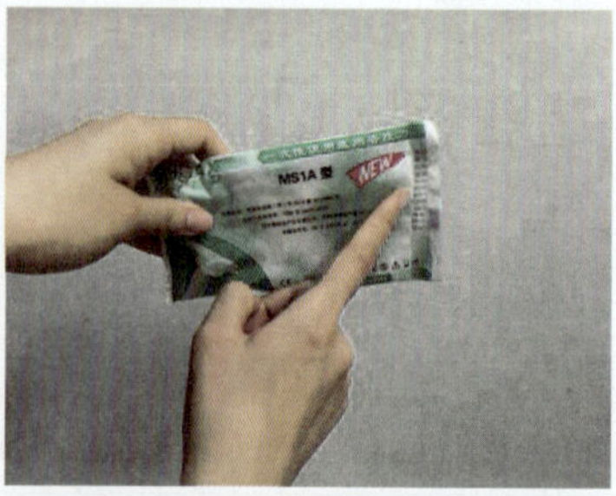

图 2-3　检查有效期

3. 环境准备　保持环境清洁、安静，关闭门窗，请无关人员回避，拉好床帘遮挡。

4. 核对医嘱，携用物至患者床旁（图 2-4）。

5. 查对患者，向患者及家属解释，包括备皮目的、过程及可能发生的情况（图 2-5）。

6. 向患者解释备皮目的、范围，注意保暖及照明，操作前洗手。

7. 协助患者取舒适卧位，备皮区域下垫一次性医用看护垫以保持清洁（图 2-6），按外科手术学备皮范围要求充分暴露手术备皮区域（图 2-7）。

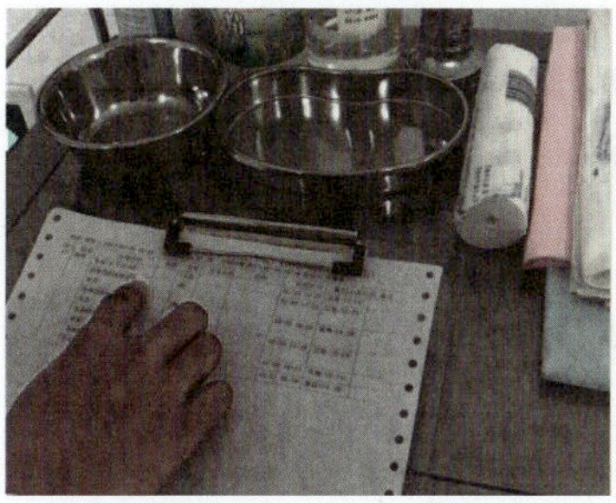

图 2-4 核对医嘱

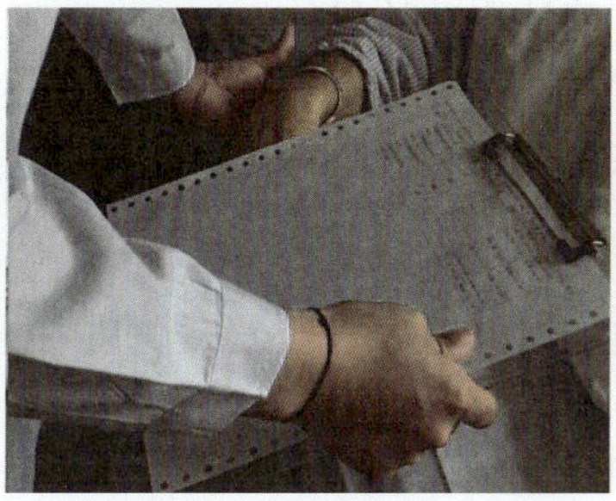

图 2-5 查对患者

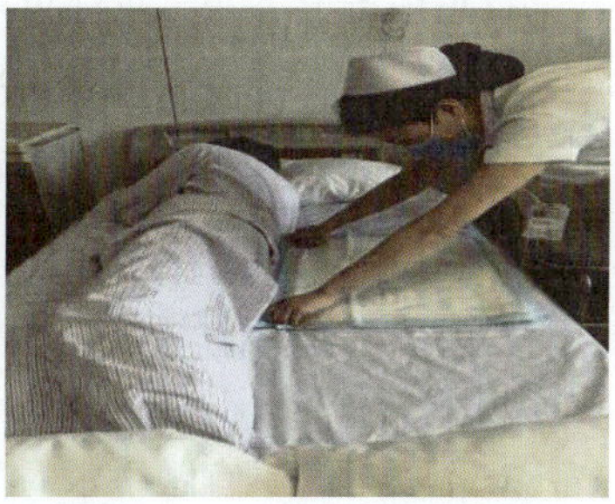

图 2-6 垫一次性医用看护垫

8. 戴手套，用肥皂水擦拭皮肤（图 2-8）。

9. 护士左手持纱布绷紧皮肤，右手持备皮刀，使备皮刀与皮肤成 45° 夹角，顺着毛发走向，从上到下依次分区剃净毛发（图 2-9 至图 2-11）。

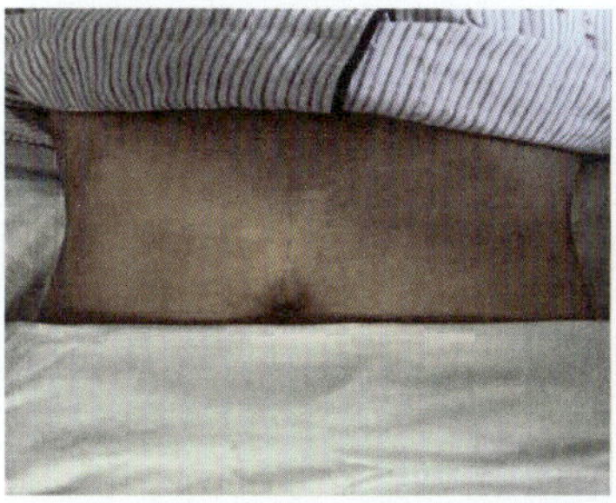

图 2-7 暴露备皮区域

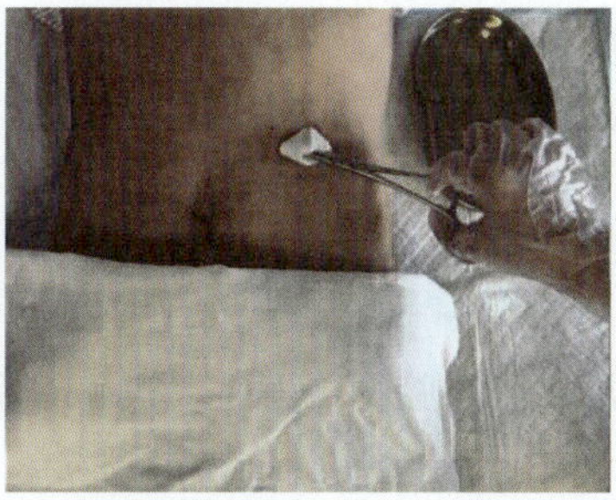

图 2-8 用肥皂水擦拭皮肤

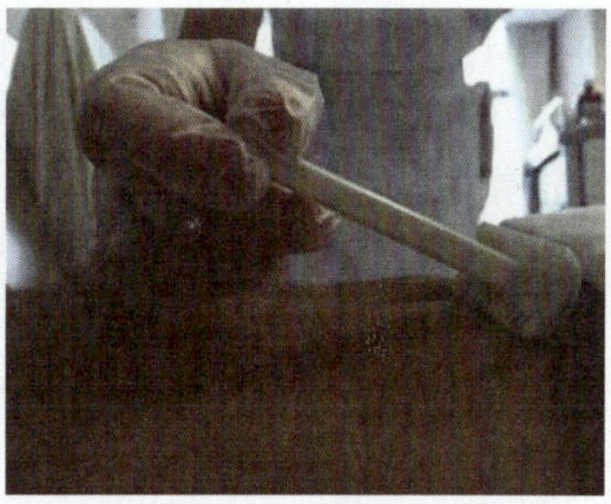

图 2-9 备皮刀与皮肤成 45° 夹角

10. 用手电筒照射，仔细检查毛发是否剃尽及有无刮破皮肤。

11. 用毛巾浸温水擦净局部皮肤（图 2-12）。

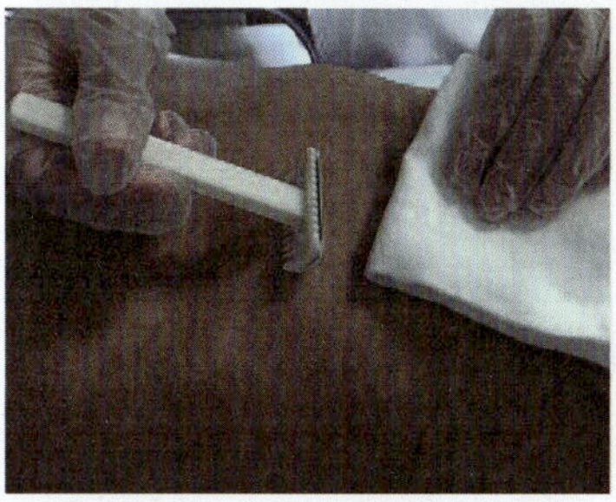

图 2-10 顺毛发走向备皮

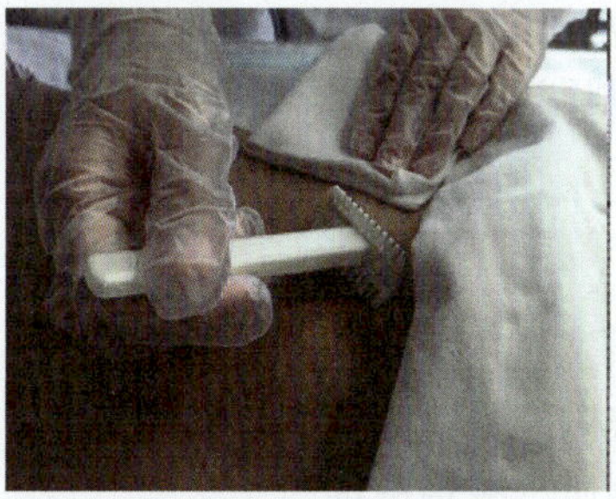

图 2-11 分区备皮

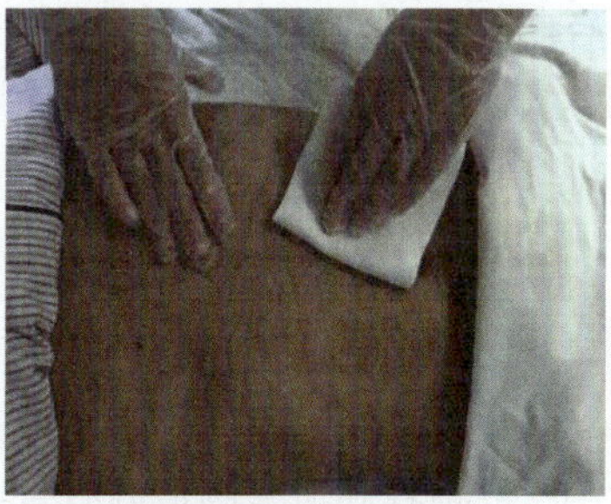

图 2-12 清洁皮肤

12. 腹部手术应用棉签蘸汽油清洁脐窝部污垢，然后用 75% 乙醇消毒。

13. 协助患者穿衣，予舒适体位，注意保暖。

14. 整理用物，洗手，记录备皮时间。

【评价】

1. 备皮过程顺利，备皮区域正确，符合手术要求。

2. 备皮区域无体毛残留、无皮肤破损及过敏等情况发生。

【健康教育】

1. 告知患者术前一晚洗澡、清洁皮肤的目的。

2. 告知患者备皮后可以洗澡或局部清洗擦拭，必要时给予协助。

3. 提醒患者洗澡、清洁皮肤期间注意安全，防止跌倒，预防感冒。

【注意事项】

1. 备皮时须顺着毛发生长方向，以免损伤毛囊，备皮刀与皮肤表面成 45° 夹角，切忌刮破皮肤。

2. 备皮时间不宜距手术时间太久，一般在手术前 1d 或当日进行。

3. 特殊部位的备皮方法

（1）手或足手术：入院后指导患者每日用温水泡洗手、脚 20min，剪去指（趾）甲，已浸软的胼胝应设法剪除，但应避免损伤皮肤，足部手术者备皮后禁止下地。

（2）骨、关节、肌腱手术：手术前 3d 开始准备皮肤，第一、二日先用肥皂水刷洗备皮区域，并用 5% 碘伏消毒，再用无菌巾包裹。手术前 1d 备皮，并用 75% 乙醇消毒，再用无菌巾包扎。手术日晨重新消毒后用无菌巾包裹。

（3）颅脑手术：术前 3d 剪短头发，并每天洗头一次（急症例外），术前 2h 洗净，并戴清洁帽子。

（4）阴囊、阴茎手术：患者入院后每日用温水浸泡，用肥皂洗净，术前 1d 备皮，范围同阴部手术。

（5）口腔手术：入院后经常保持口腔清洁卫生，进手术室前用复方硼酸液漱口。

二、外科灌肠

灌肠法是将一定量的液体由肛门经直肠灌入结肠，以帮助患者清洁肠道、排便、排气或由肠道供给药物或营养，达到诊断和治疗的目的。灌肠法包括不保留灌肠和保留灌肠。外科治疗以不保留灌肠为主。不保留灌肠又分为大量不保留灌肠、清洁灌肠和小量不保留灌肠，小量不保留灌肠还包括甘油栓灌肠剂、开塞露等灌肠。

（一）大量不保留灌肠

【目的】

1. 刺激肠蠕动，软化和清除粪便，排除肠内积气，减轻腹胀，解除便秘。

2. 清洁肠道，为手术、检查做准备，以减少污染。

3. 稀释和清除肠道内有害物质，减轻中毒。

4. 为高热患者降温。

【评估】

1. 患者病情、心理状态、自理情况、排便情况、合作及耐受程度。

2. 患者肛门周围皮肤黏膜状况。

【操作过程】

1. 患者准备

（1）向患者解释灌肠目的、操作方法、注意事项和配合要点，以取得患者同意。

（2）嘱患者排尿。

2. 护士准备　衣帽整洁，洗手，戴口罩。

3. 物品准备（图 2-13）

（1）治疗车上层：灌肠装置 1 套、灌肠量杯、肛管、血管钳、润滑剂（凡士林、液状石蜡等）、棉签、卫生纸、一次性洁净手套、一次性医用看护垫、弯盘、水温计。

（2）治疗车下层：便器。

（3）输液架。

（4）灌肠溶液：常用 0.1% ～ 0.2% 的肥皂液，生理盐水。成人每次用量为 500 ～ 1000ml，小儿 200 ～ 500ml。溶液温度一般为 39 ～ 41℃，降温时用 28 ～ 32℃，中暑用 4℃的溶液（图 2-14）。

（5）检查所有一次性物品完好性及有效期。

4. 环境准备　保持环境整洁、安静，温度适宜，光线充足，酌情关闭门窗，屏风遮挡患者以保护其隐私。

5. 核对

（1）核对医嘱，携用物至患者床旁（图 2-15）。

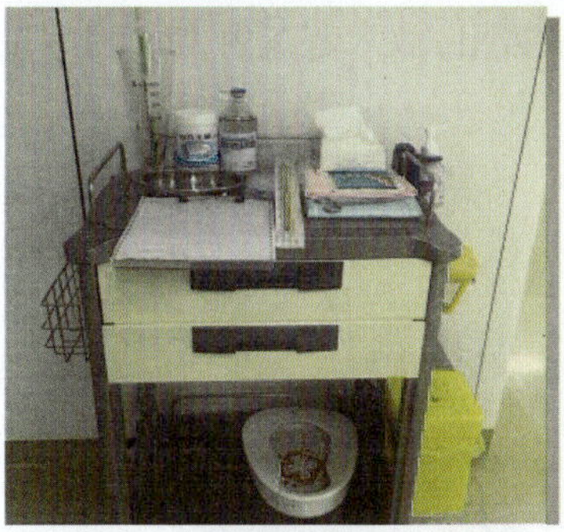

图 2-13　用物准备

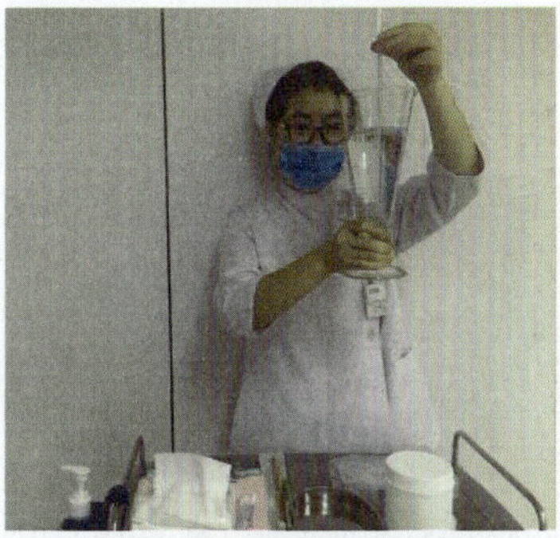

图 2-14　测量溶液温度

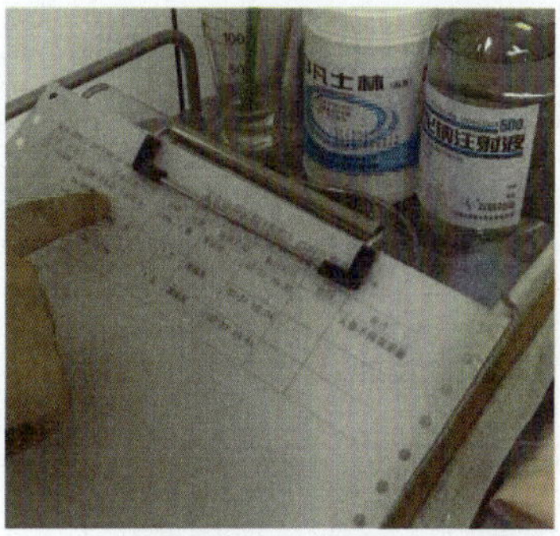

图 2-15　核对医嘱

（2）核对患者，核对患者床号姓名及灌肠溶液（图 2-16）。

6. 准备体位　协助患者取左侧卧位，双膝屈曲，褪裤至膝部，臀部移至床沿。

7. 垫巾　垫一次性医用看护垫于臀下（图 2-17）。

8. 盖好被子，只暴露臀部。

9. 准备灌肠袋、戴手套，将灌肠袋挂于输液架上，袋内液面高于肛门 40 ～ 60cm（图 2-18）。

10. 连接润滑肛管、排气　连接肛管，以凡士林润滑肛管前端（图 2-19），排尽管内气体，夹管。

11. 插入肛管　左手垫卫生纸分开肛门，暴露肛门口，嘱患者深呼吸，右手将肛管轻轻插入肛门 7 ～ 10cm，固定肛管（图 2-20）。

12. 灌液　开放管夹，使液体缓缓流入，观察液体流入及患者耐受情况。根据患者耐受程度，适当调整灌肠袋高度（图 2-21 至图 2-23）。

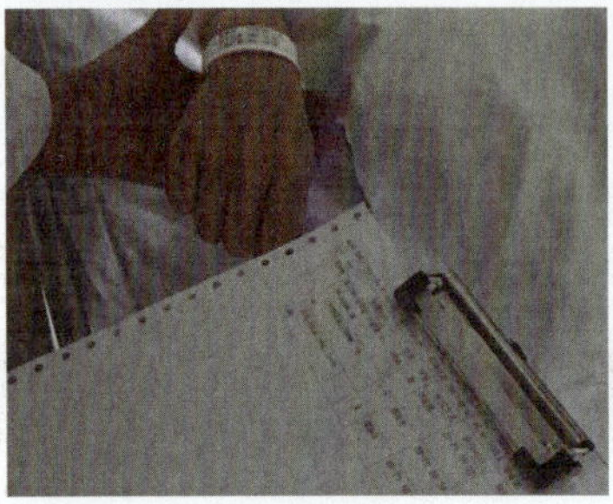

图 2-16　核对患者

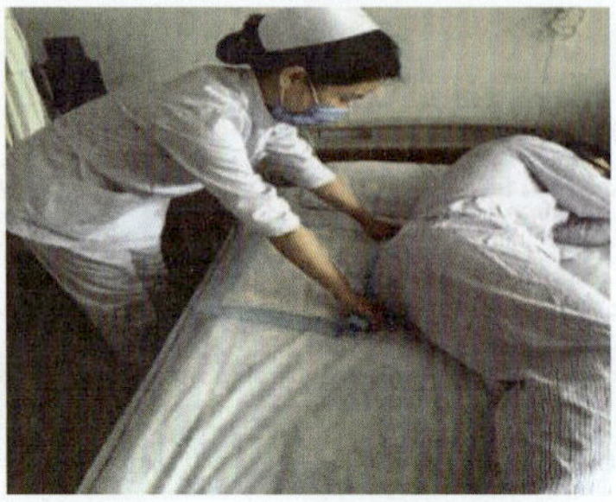

图 2-17　垫一次性医用看护垫

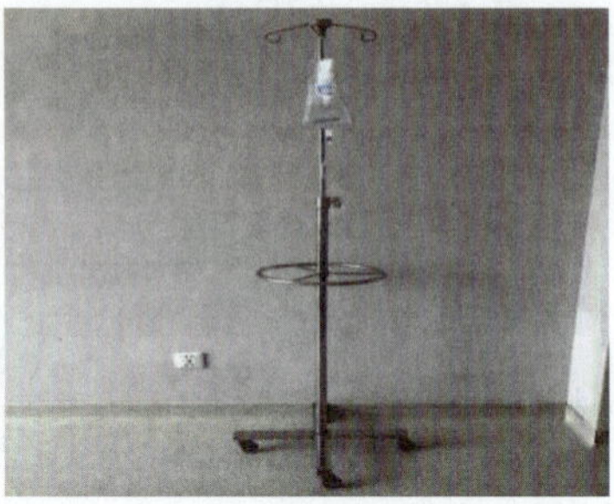

图 2-18　准备灌肠袋

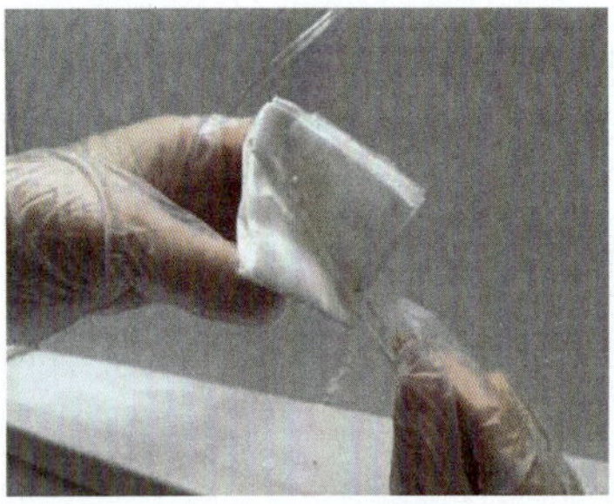

图 2-19　润滑肛管

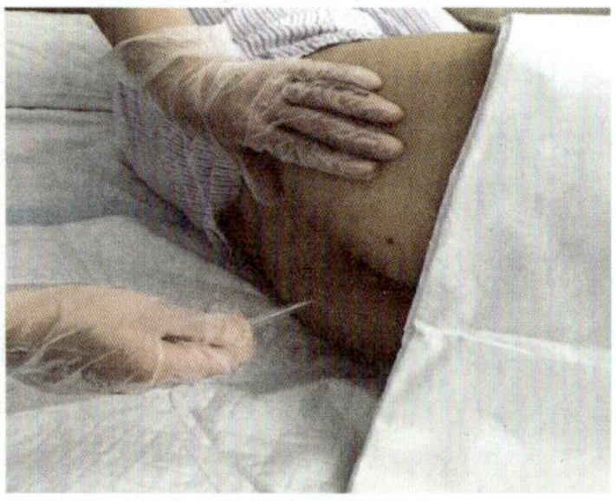

图 2-20　插入肛管

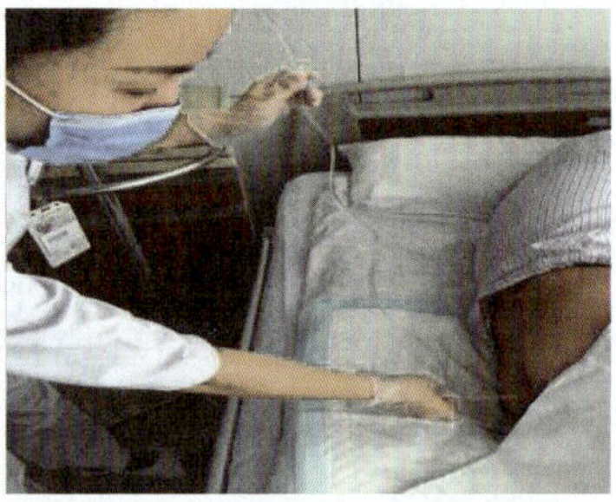

图 2-21　开放管夹，调节流速

13. 拔管　待灌肠液即将流尽时夹管，用卫生纸包裹肛管轻轻拔出，放入弯盘内，擦净肛门，注意肛管前端反折（图 2-24）。

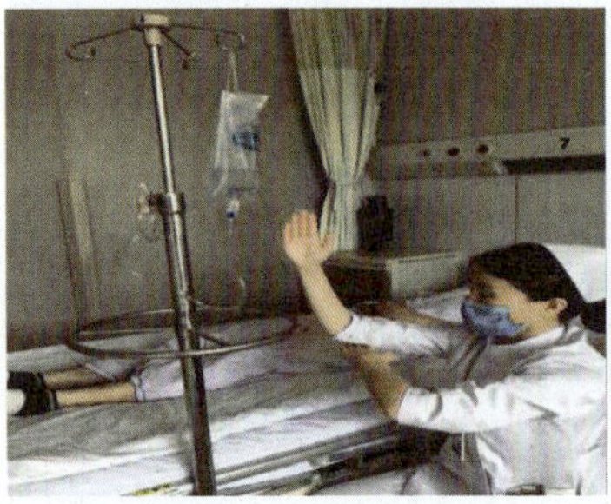

图 2-22　调节高度

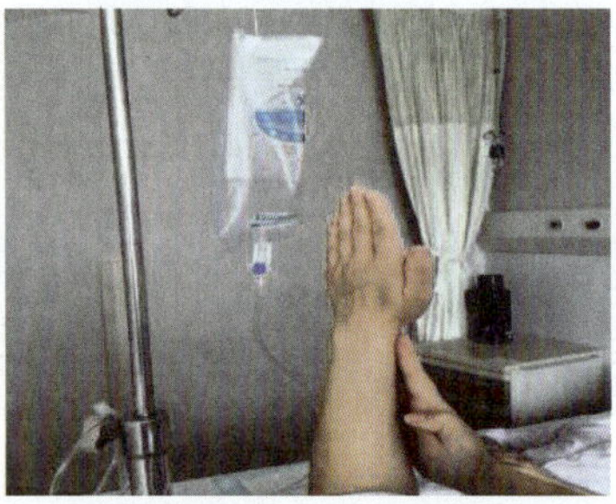

图 2-23　观察液面高度

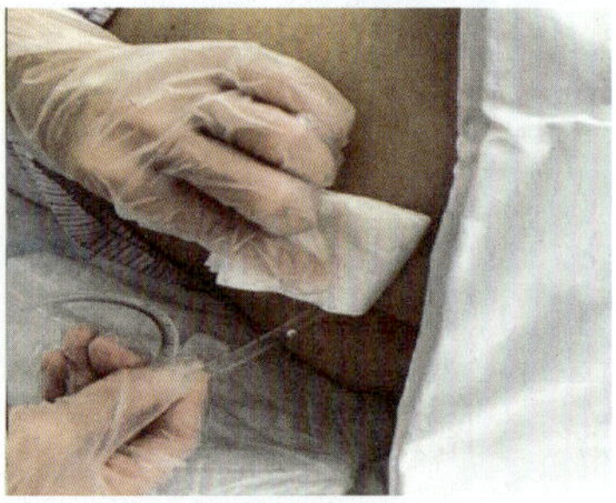

图 2-24　拔出肛管

14. 保留灌肠液　协助患者取舒适的卧位，嘱其尽量保留 5 ～ 10min 后再排便。

15. 排便　对不能下床的患者，给予便器，将卫生纸、呼叫器放于易取处。扶能下床的患者如厕排便。

16. 操作后处理

（1）整理用物：排便后及时取出便器，擦净肛门，协助患者穿裤，整理床单位，开窗通风。

（2）采集标本：观察大便性状，必要时留取标本送检。

（3）按相关要求处理用物。

（4）洗手，在体温单大便栏目处记录灌肠结果。

【评价】

1. 患者能排出肠道内积气和粪便。
2. 高热者体温下降。

【健康教育】

1. 提醒患者下地如厕期间注意防跌倒、受凉、虚脱、直立性低血压等，需要时请护士协助。
2. 向便秘者讲解便秘的危害性和预防便秘的方法。

【注意事项】

1. 妊娠、急腹症、严重心血管疾病等患者禁忌灌肠。
2. 伤寒患者灌肠时溶液不得超过 500ml，压力要低（液面不得高于肛门 30cm）。
3. 肝昏迷患者灌肠，禁用肥皂水，以减少氨的产生和吸收；充血性心力衰竭和水、钠潴留患者禁用 0.9% 氯化钠溶液灌肠。
4. 准确掌握灌肠时溶液的温度、浓度、流速、压力和溶液的量。
5. 灌肠时患者如有腹胀或便意时，应嘱患者做深呼吸，以减轻不适。
6. 灌肠过程中应随时注意观察患者的病情变化，如发现脉速、面色苍白、出冷汗、剧烈腹痛、心慌气急时，应立即停止灌肠并及时通知医师，采取急救措施。
7. 尽量减少暴露患者肢体，以保护患者自尊，防止受凉。
8. 插肛管时动作要轻柔，对有肛周疾病（如痔、肛裂等）的患者更应小心，以免受伤。
9. 作为术前或检查前处置的灌肠，应比规定时间提前进行，预留出充分的排便时间，尤其是对老年人、肛周疾病、肛门括约肌松弛的患者。
10. 没有达到灌肠目的及时联系医师。
11. 清洁灌肠应符合肠道清洁程度分级标准（表 2-1）。其中Ⅰ级、Ⅱ级为肠道准备有效，Ⅲ级为无效。

表 2-1 肠道清洁程度分级标准

分级	标准
Ⅰ级（肠道准备满意）	肠道内无粪便残渣，无粪水潴留，肠液清亮，操作顺利，观察良好
Ⅱ级（肠道准备比较满意）	肠腔无粪便残渣，肠腔有污浊粪水，操作比较顺利，观察基本清晰
Ⅲ级（肠道准备不满意）	肠腔有粪便残渣或粪块，操作不顺利，观察不清

12. 清洁灌肠压力要低，第一次用肥皂水，第二次以后用等渗盐水或温水，直到排出液无粪渣。因反复多次进行大量溶液灌肠，患者易产生疲劳和虚脱，应由专人陪同。
13. 清洁灌肠后协助患者取右侧卧位，使液体达到降结肠至横结肠，保证充分排便。
14. 观察和记录灌入量和排出量，使两者基本相符，防止发生水中毒。

（二）小量不保留灌肠（以甘油栓灌肠剂为例）

适用于腹部或盆腔手术后的患者、危重患者、年老体弱患者、小儿及孕妇等。

【目的】

1. 刺激肠蠕动，软化和清除粪便，排除肠内积气，减轻腹胀，解除便秘。
2. 清洁肠道，为手术、检查做准备，以减少污染。

3. 刺激术后患者肠蠕动。

【评估】

1. 患者病情、心理状态、自理情况、排便情况、合作及耐受程度。
2. 患者肛门周围皮肤黏膜状况。

【操作过程】

1. 患者准备

（1）向患者解释灌肠目的、操作方法、注意事项和配合要点，以取得患者同意。

（2）嘱患者排尿。

2. 护士准备 衣帽整洁，洗手，戴口罩。

3. 物品准备（图 2-25）

（1）治疗车上层备润滑剂、棉签、卫生纸、手套、一次性医用看护垫。

（2）治疗车下层备便器。

（3）输液架。

（4）甘油栓灌肠剂 110ml 一支。

4. 环境准备 酌情关闭门窗，床帘遮挡患者，保持合适室温，光线充足或有足够照明。

5. 核对 携用物至患者床旁，核对患者床号姓名及灌肠剂。

6. 准备体位 协助患者取左侧卧位，双膝屈曲，褪裤至膝部，臀部移至床沿。

7. 垫一次性医用看护垫于患者臀下。

8. 盖好被子，只暴露臀部。

9. 戴手套，挤出少量甘油栓灌肠剂，润滑灌肠剂前端，排尽管内气体，或用石蜡油棉签润滑灌肠剂前端（图 2-26）。

10. 置入灌肠剂 左手垫卫生纸分开肛门，暴露肛门口，嘱患者深呼吸，右手将甘油栓灌肠剂前端轻轻插入直肠 7 ～ 10cm，固定（图 2-27）。

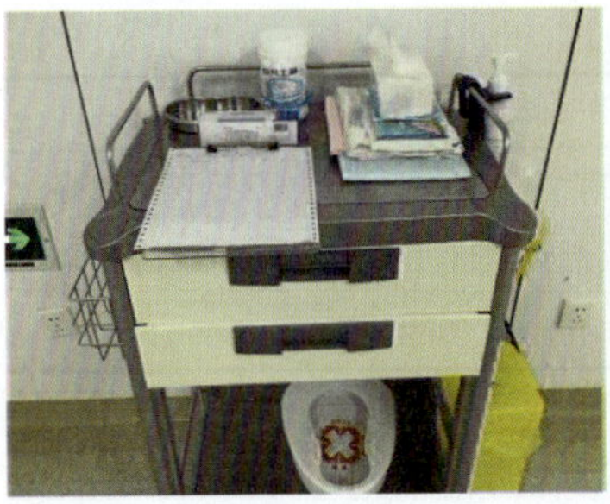

图 2-25 物品准备

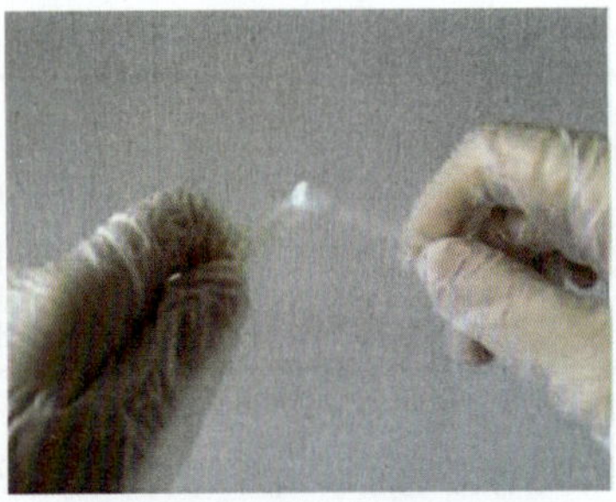

图 2-26 润滑灌肠剂前端

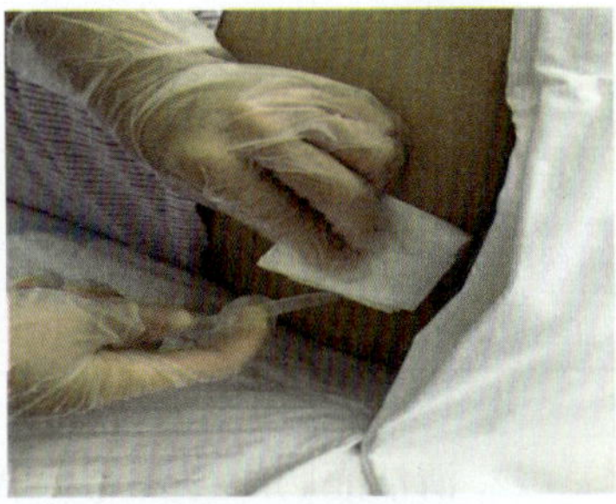

图 2-27 置入灌肠剂

11. 灌肠 轻柔挤压甘油栓灌肠剂尾部，使液体缓缓流入肠道（图 2-28）。

12. 观察灌入是否顺利及患者情况。

13. 拔管 待灌肠液即将灌入完毕，用卫生纸包裹灌肠剂前端轻轻拔出，注意灌肠剂前端反折（图 2-29），擦净肛门。

14. 保留灌肠液 协助患者取舒适卧位，嘱其尽量保留 5 ～ 10min 后再排便。

15. 排便 对不能下床患者，给予便器，将卫生纸、呼叫器放于易处。扶能下床患者如厕排便。

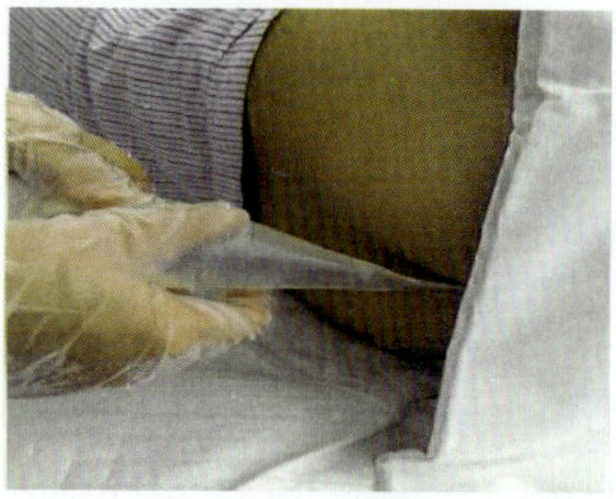
图 2-28 挤入灌肠液

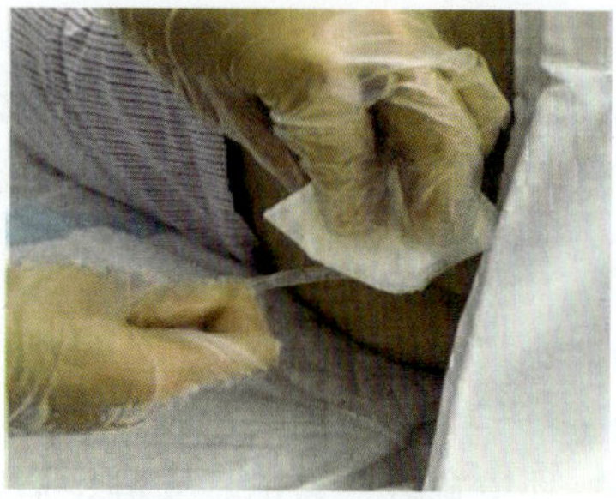
图 2-29 拔出灌肠剂

16. 操作后处理

（1）整理用物：排便后及时取出便器，擦净肛门，协助患者穿裤，整理床单位，开窗通风。

（2）采集标本：观察大便性状，必要时留取标本送检。

（3）按相关要求处理用物。

（4）洗手，在体温单大便栏目处记录灌肠结果。

【评价】

患者能排出肠道内积气和粪便，患者能有效保留药物在肠内。

【健康教育】

1. 提醒患者下地如厕期间注意防跌倒、受凉、虚脱、直立性低血压等，需要时请护士协助。

2. 向便秘者讲解便秘的危害性和预防便秘的方法。

3. 告知患者药物灌肠后不要立即排便，应尽可能保留到预计时间。

【注意事项】

1. 掌握灌肠剂灌入时的温度、容量、流速、压力。

2. 直肠、结肠和肛门等手术后及大便失禁的患者不宜灌肠。

3. 使用甘油栓灌肠剂时，先用少量药液润滑灌肠剂前端，冬季宜将甘油栓灌肠剂用 38 ～ 40℃温水预热后使用。

第二节 手术患者搬运

手术患者搬运主要包括手术患者搬运及转运及过床板使用，本节将重点介绍这两种搬运。

一、手术患者搬运及转运

手术患者搬运及转运是指运送术后不能下床的患者。

【目的】

运送手术前后不能自行移动的患者。

【评估】

1. 患者病情、意识状态。

2. 患者体重、躯体活动能力、皮肤情况。

3. 了解有无约束、各种管路情况，身体有无移动障碍。

4. 患者移动目的、活动耐力及自理能力。

【操作过程】

1. **护士准备** 着装整洁，洗手，戴口罩。

2. **物品准备** 平车。

3. **环境准备** 环境宽敞、整洁、安静，适宜操作。

4. 核对医嘱，携用物至患者床旁。

5. 核对患者，向患者及家属解释搬运患者目的及过程，并取得配合。

6. 妥善固定好患者留置的各种引流管及输液管等。

7. **搬运患者** 移开床旁桌、椅、松开盖被，协助患者穿好衣服、移至床边。

（1）挪动法：将平车紧靠床边，轮闸制动，协助患者按上半身、臀部、下肢的顺序依次向平车挪动，直至身体全部挪至平车上。

（2）将平车推至床尾，使平车头端与床尾成钝角，轮闸制动。

①一人法：协助患者屈膝（图 2-30），一臂自患者腋下伸至对侧肩部外侧，一臂伸入患者大腿下（图 2-31），嘱患者双臂交叉于搬运者颈后（图 2-32），抱起患者移步转身轻放于平车上。

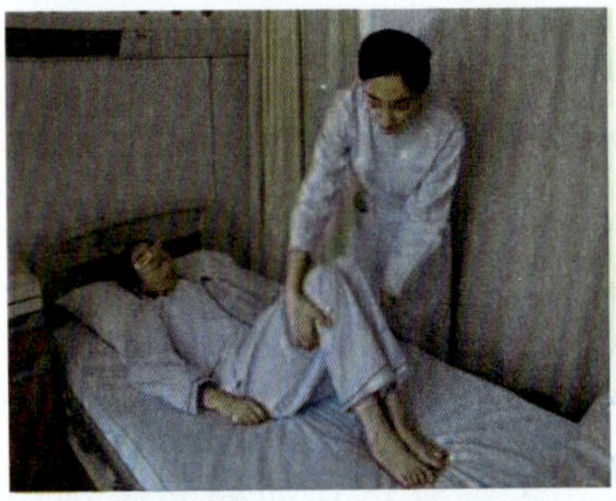

图 2-30 协助患者屈膝

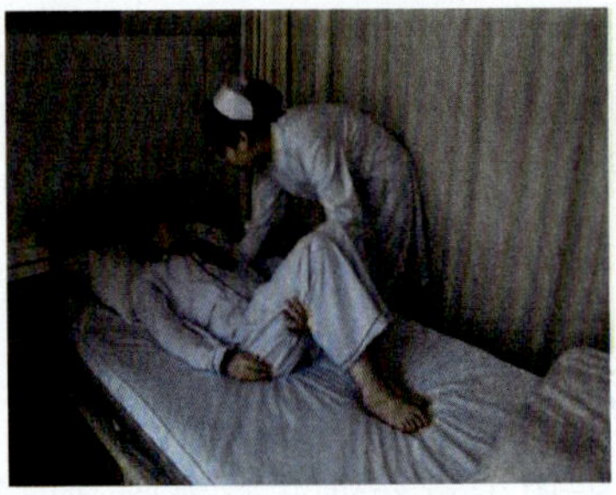

图 2-31 一人法

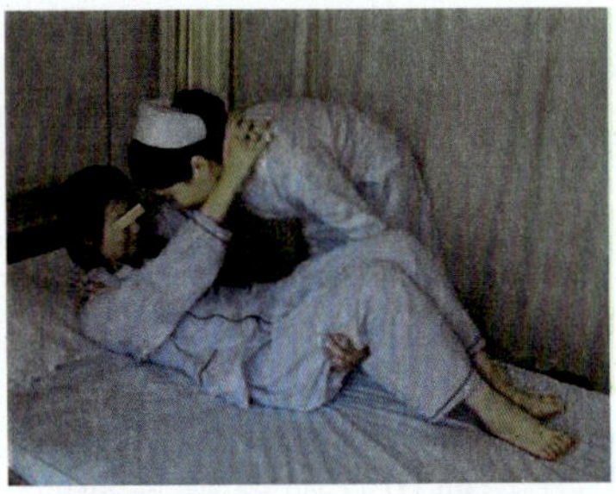

图 2-32 一人法抬起患者

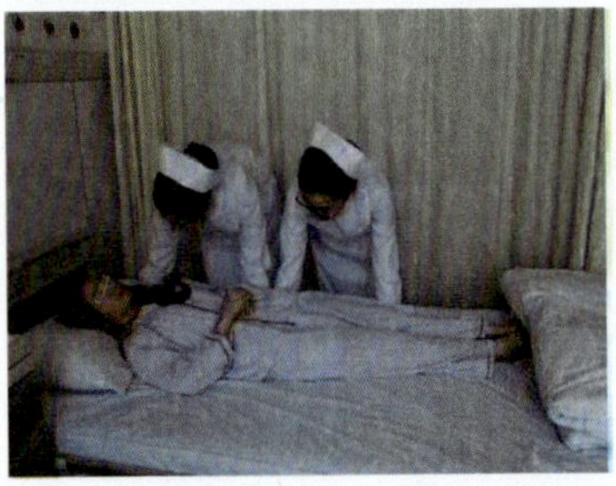

图 2-33 两人法

②两人法：两人站在床的同侧，一名护士一手托患者颈肩部，另一手托腰部；另一名护士一手托臀部，另一手托膝部，使患者身体向搬运者倾斜，合力抬起患者轻放于平车上（图 2-33）。

③三人法：一名护士一手托头、颈、肩，另一手托胸背部；另一名护士一手托腰部，另一手托臀部；第三名护士一手托腘窝，另一手托小腿部，使患者身体向搬运者倾斜（图 2-34），合力抬起患者轻放于平车上（图 2-35）。

④四人法：将平车紧靠床边，患者腰臀下铺中单。一名护士托患者头、颈肩部；另一名护士托双腿；另两名护士分别站于床及平车两侧，紧握中单四角，合力抬起患者轻放于平车上（图 2-36）。

【评价】

患者被安全转运至平车上，未发生意外。

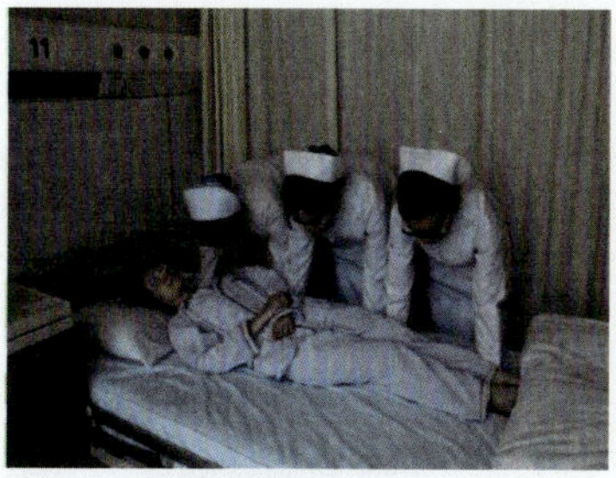

图 2-34　三人法

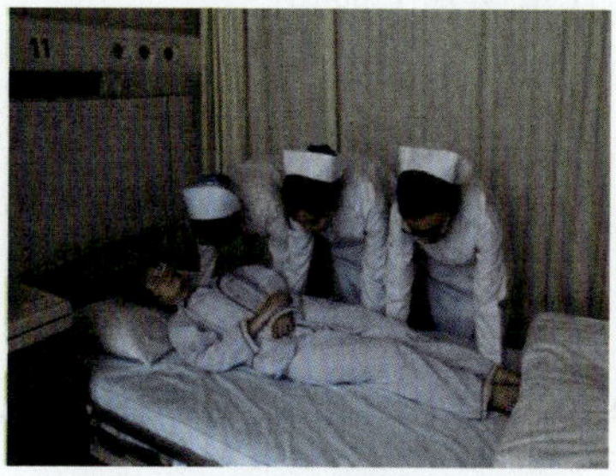

图 2-35　三人法抬起患者

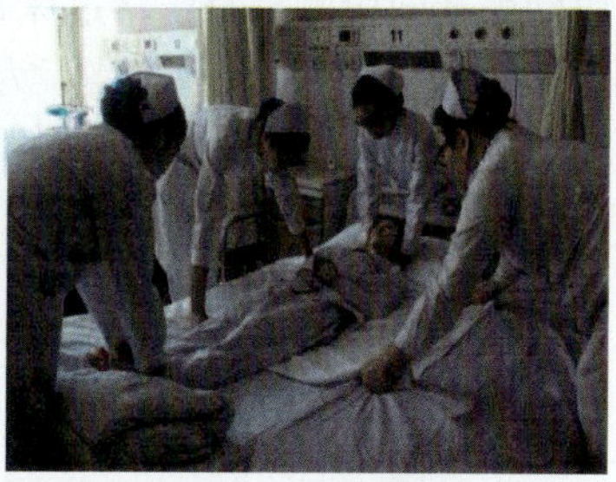

图 2-36　四人法

【健康教育】

1. 告知患者搬运过程中要配合护士，切勿自行随意挪动，以防发生坠床。

2. 告知患者在平车上双手抱胸或平放于身体两侧，避免将手臂伸出到平车护档以外，避免发生危险。

【注意事项】

1. 搬运患者时动作轻稳，协调一致，确保患者安全舒适。

2. 尽量使患者靠近搬运者，以达到节力。

二、过床板使用

适用于不能自行挪动的患者。

【目的】

转移不能自行活动的患者。

【评估】

1. 患者病情、意识状态。

2. 患者体重、躯体活动能力、皮肤情况。

3. 了解有无约束、各种管路情况、身体有无移动障碍。

4. 患者移动目的、活动耐力及自理能力。

【操作过程】

1. **护士准备**　着装整洁，洗手，戴口罩。

2. **物品准备**　平车，过床板。

3. **环境准备**　病室整洁、明亮、宽敞，适宜操作。

4. 核对医嘱，携用物至患者床旁。

5. 查对患者，向患者及家属解释搬运患者目的及过程，并取得配合。

6. 妥善固定好患者留置的各种引流管及输液管等。

7. 将平车与床平行并紧靠床边，平车与床平面处于同一水平，固定平车和床。

8. 护士分别站于平车与床两侧并抵住，站于床侧护士协助患者向床侧翻身，将过床板平放在患者身下 1/3 或 1/4 处（图 2-37），向斜上方 45° 轻推患者。

9. 站于平车侧护士，向斜上方 45° 轻拉协助患者移向平车（图 2-38），待患者上平车后，协助患者向床侧翻身，将过床板从患者身下取出。

10. 妥善安置各种管路，为患者盖好盖被（图 2-39）。

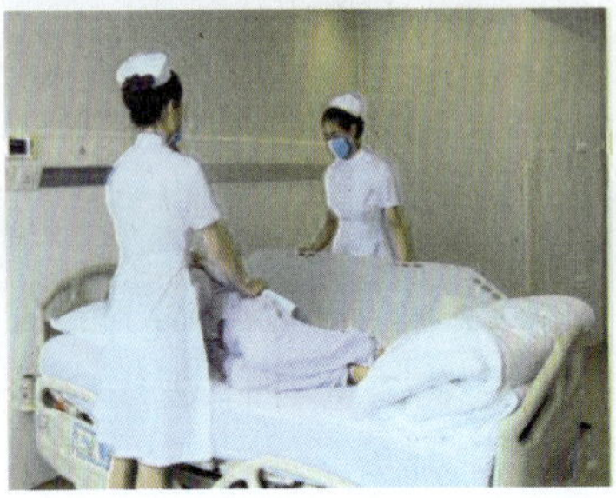
图 2-37 放置过床板

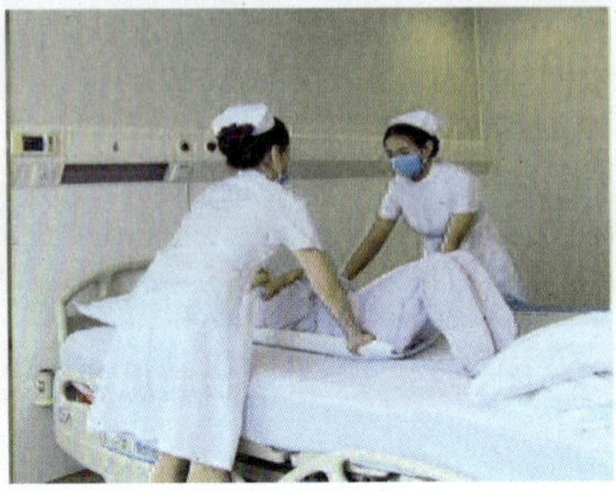
图 2-38 轻拉患者

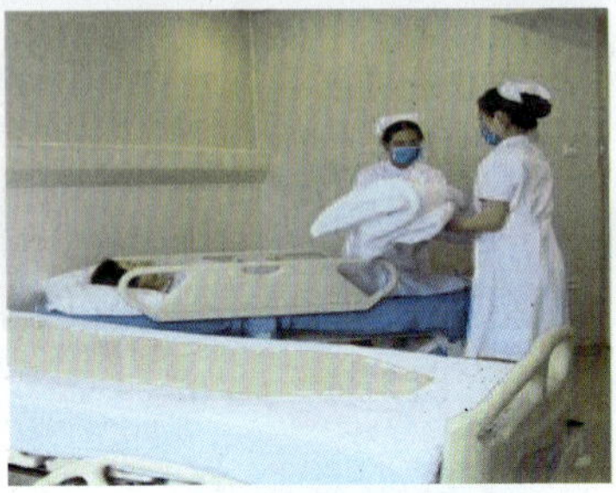
图 2-39 盖好盖被

【评价】

患者被安全转运至平车上，未发生意外。

【健康教育】

1. 告知患者搬运过程中要配合护士，切勿自行随意挪动，以防发生坠床。

2. 告知患者平车行进过程中，双手抱胸或平放于身体两侧，避免将手臂伸出到床档以外，避免发生危险。

【注意事项】

1. 推车过程中，护士站于患者头侧以观察病情，下坡时应使患者头部处在高处一端。

2. 在搬运患者过程中，妥善固定管路，以防管路打折或脱出。

3. 注意保暖，防止患者受凉。

第三章

外科营养支持技术

第一节　肠内营养护理

一、肠内营养配制

肠内营养（EN）是经胃肠道提供代谢需要的营养物质及其他各种营养要素的营养支持方式。肠内营养制剂按氮源分为三大类型：氨基酸型、短肽型（前两类也称为要素型）、整蛋白型（也称为非要素型）。临床常见的肠内营养制剂包括乳剂、混悬液、粉剂三种剂型，前两种可直接应用，粉剂则需加水配制。

【目的】

1. 为患者提供均衡全面的肠内营养制剂。

2. 满足患者治疗所需的营养和热量。

【评估】

1. 营养制剂包装是否完好及有效期。

2. 配制室环境是否符合配制条件。

【操作过程】

1. 护士准备　更鞋、洗手，戴口罩、帽子、穿连体工作服进入配制间。

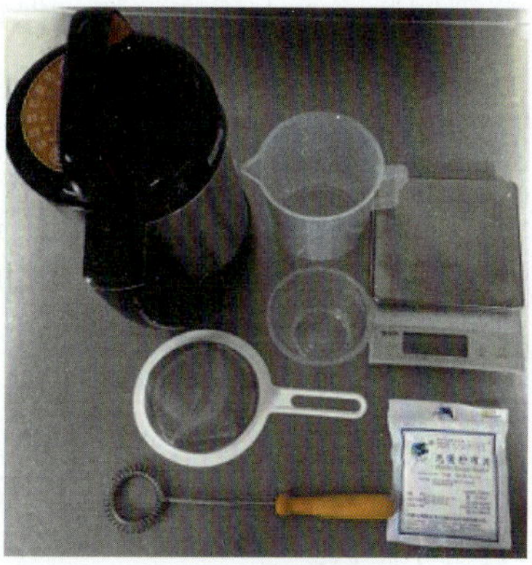

图 3-1　物品准备

2. 环境准备　准备室、配制间、洁净台的准备符合要求。

3. 物品准备　秤、量筒、漏斗、搅拌棒、搅拌机、无菌纱布、肠内营养液容器（图 3-1）。

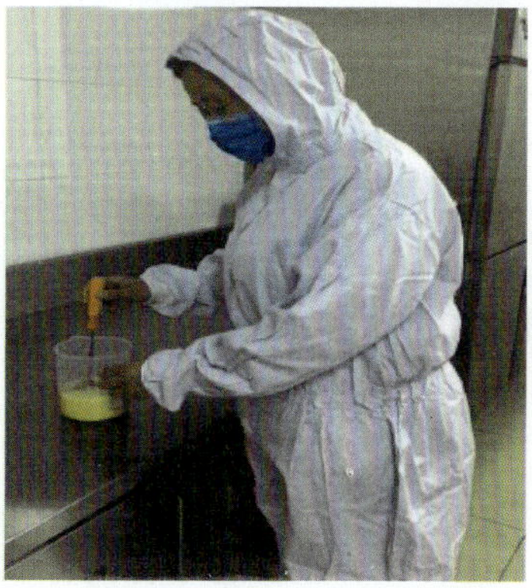

图 3-2　进行搅拌

4. 核对医嘱

5. 按医嘱配制相应制剂

（1）要素制剂的配制：根据当日预计输注的营养量和浓度，计算出要素制剂的重量，准确称取后，放于带有容量刻度的容器中，先用少量温开水（50℃）调成糊状，再用温开水（60～70℃）稀释至一定容积，并充分搅拌成均匀溶液（图 3-2），然后用纱布过滤，分装到容器内，放置 10min 后即可使用。

（2）匀浆奶的配制：根据配方选择特定食物按一定数量称量备用，牛奶、豆浆、蔗糖等煮沸消毒，并与全部食物混合，装入电动搅拌机内磨碎搅成匀浆。然后用纱布过滤，分装到容器内，放置 10min 后即可使用。

6. 将患者姓名、床号及配制日期分别写在标签上，贴在容器外面。
7. 记录配制日期、时间、护士签名。
8. 配制完毕后，将配制台清洗干净，仔细清洗器具，然后进行灭菌处理。

【评价】

1. 营养制剂按量配制、不污染。
2. 安全运送交接。
3. 配制后能及时输注。

【注意事项】

1. 护士应严格按照配制肠内营养液的要求和步骤进行操作，防止污染。
2. 营养液尽可能现配现用，将配制的营养液存放于4℃冰箱内保存，限24h内使用。
3. 运送、存放和应用时防止存放营养液的容器破损。

二、肠内营养管饲方法

肠内营养是经胃肠道提供代谢需要的营养物质及其他各种营养要素的营养支持方式，包括鼻胃管、鼻十二指肠管、鼻空肠管和胃空肠造瘘管等。对不能经口进食的患者，从肠内营养管饲通路灌入流质食物，保证患者摄入足够的营养、水分和药物。输注方式可分为滴注及营养液输注泵泵入。

【目的】

1. 对不能经口进食的患者给予肠内营养支持。
2. 促进肠道功能恢复，保护肠道黏膜屏障，防止细菌移位。

【评估】

1. 患者的病情、意识状态、合作程度及营养状况。
2. 患者肠内营养管饲通路情况、输注方式，患者有无误吸风险，有无腹胀、腹泻、恶心、呕吐等症状。

【操作过程】

1. 滴注

（1）护士准备：着装整洁，洗手，戴口罩。

（2）物品准备：治疗车、治疗盘、治疗巾、治疗碗、注射器、手套、听诊器、温开水、营养液、胃肠标记牌、一次性肠内营养重力滴注管（图3-3）。

（3）环境准备：治疗室环境宽敞、整洁、安静。

（4）核对医嘱，携用物至患者床旁。

（5）核对患者，向患者及家属解释管饲营养液的目的及过程，并取得配合。

（6）戴手套。

（7）夹闭一次性肠内营养重力滴注管，将营养液倒入，悬挂在输液架上，排气；将胃肠标记牌悬挂在输液架上。

（8）鼻胃管饲者根据病情取坐位、半坐位或抬高床头30°～35°，空肠造瘘管饲者取舒适卧位，检查伤口周围皮肤及敷料情况。

（9）治疗碗内倒入温开水。

（10）鼻胃管饲者，将治疗巾垫于患者颌下；空肠造瘘管进行管饲者，将治疗巾垫于患者腹部，检查管路外留刻度，是否妥善固定。检查管路是否在胃内或肠内（回抽有胃液或肠液、听气过水声判断）空肠造瘘管脱开或暴露后先消毒横切面（图 3-4）。

（11）用注射器回抽胃内容物或肠内容物，残余量少于 150ml 时，予 20ml 温开水以脉冲方式冲管（图 3-5），确认管路通畅。连接滴注管与饲管，妥善固定。

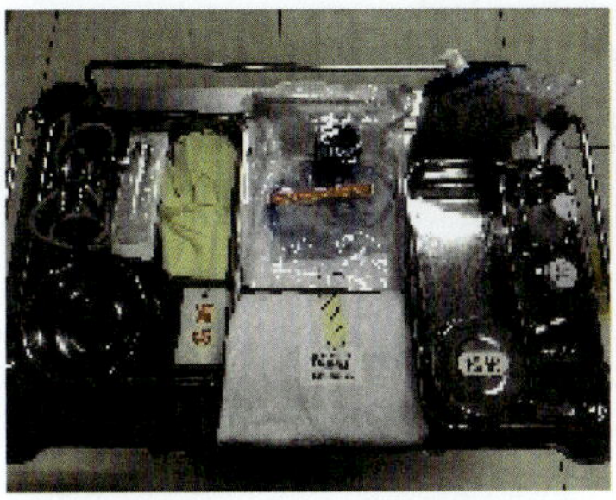

图 3-3　物品准备

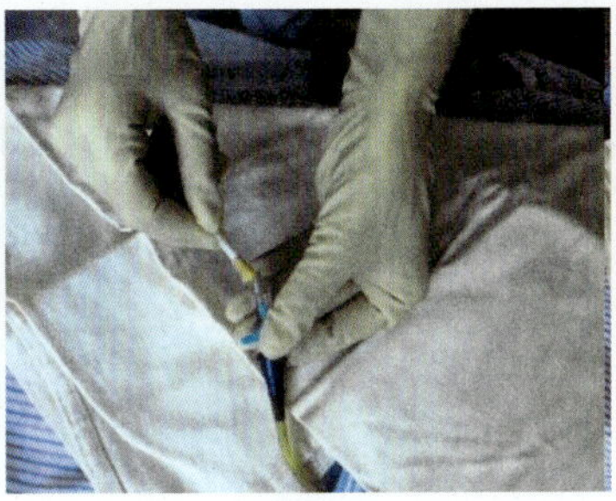

图 3-4　消毒空肠造瘘管横切面

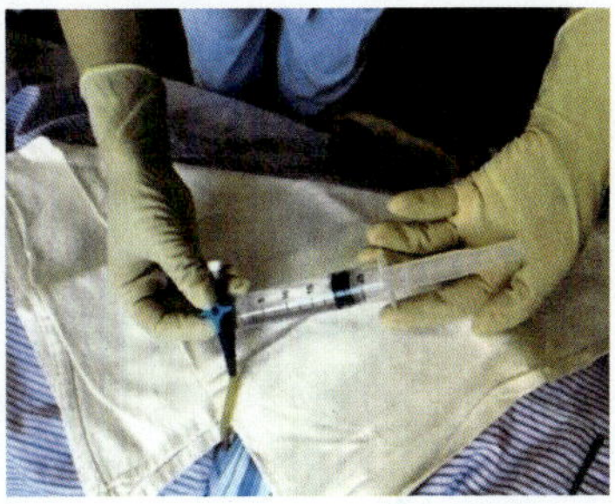

图 3-5　管饲前冲管

（12）调节滴速。

（13）连续滴注营养液者，滴注期间每 4h 用至少 20ml 温开水冲管一次。

（14）管饲结束后，再注入至少 20ml 温开水冲洗管腔，正确处理并固定饲管末端。鼻胃管饲者维持原卧位 20 ～ 30min。

（15）整理用物。

（16）脱手套、洗手。

（17）记录：营养液输注时间、滴速、营养液量、胃肠道反应。

2. 营养液输注泵泵入　见“胃肠泵的使用”。

【评价】

1. 肠内营养管饲通路通畅、无脱出，患者通过管饲获得基本的蛋白质、热能和水等。
2. 患者未发生误吸及胃肠道反应等并发症。

【健康教育】

1. 告知患者管饲的方法和重要性。
2. 告知患者肠内营养可能的并发症和预防方法。
3. 告知患者在营养液滴注期间可适当活动，并适当翻身。
4. 告知患者防止饲管扭曲、脱出的自我防护事项。

【注意事项】

1. 管饲前检查饲管是否在胃内或小肠内（方法：看刻度，回抽有胃液或肠液，听气过水声）。
2. 管饲前评估患者能否进行灌注，残余量超过 150ml 时，应当通知医师减量或者暂停鼻饲。
3. 管饲给药时应先研碎，溶解后注入，管饲前后均应用 20ml 温水脉冲式冲洗管饲管，防止管路堵塞。
4. 营养液温度在 37 ～ 40℃，输注速度适宜，浓度从低到高。
5. 营养液开瓶后，如不能一次用完，须将剩余部分放入冰箱储存，24h 内用完。

6. 长期管饲患者每天进行口腔护理 2 ~ 3 次。

7. 管饲后 30min 内应避免搬动患者或进行可能引起误吸的操作，如吸痰等。若痰液较多者应在管饲前进行吸痰。

8. 观察患者有无发生误吸及胃肠道反应。

三、胃肠泵的使用

肠内营养是经胃肠道提供营养物质及其他各种营养素的营养支持方式，胃肠泵由于泵入量精确，泵入速度均匀，不易堵管或走空，发生障碍后能及时报警，极大地提高了安全性，在临床上得到了广泛应用。

【目的】

1. 掌握胃肠泵的使用方法。
2. 了解使用胃肠泵的意义。

【评估】

1. 患者的合作程度及营养状况。
2. 患者胃肠营养的输注通路。
3. 胃肠泵清洁完好备用。

【操作过程】

1. **护士准备** 着装整齐，洗手，戴口罩。

2. **物品准备** 治疗车、治疗盘、治疗巾、治疗碗、注射器、手套、听诊器、温开水、营养液、胃肠标记牌、胃肠泵、一次性肠内营养输注泵管（图 3-6）。

3. **环境准备** 病房安静，室温适宜，适当遮挡。

4. 核对医嘱，携用物至患者床旁。

5. 核对患者，安装营养泵，并连接电源。

6. 戴手套。

7. 将营养液输注泵固定在输液架上、开机：再次核对医嘱，将营养液倒入营养袋内，将泵管安装于胃肠泵。将胃肠标记牌悬挂在输液架上。

8. 患者取合适体位，垫治疗巾，检查残余量及连接泵管与饲管见“肠内营养支持技术”。

9. 胃肠泵清零，设置喂养模式（图 3-7）

（1）按 KEEP SETTINGS 保持上次喂养设置。

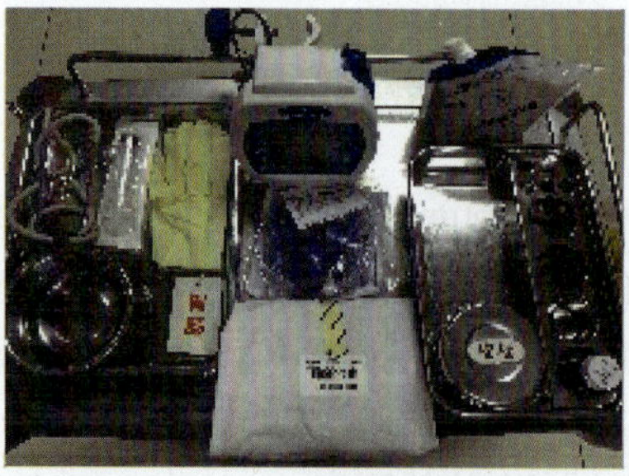

图 3-6　物品准备

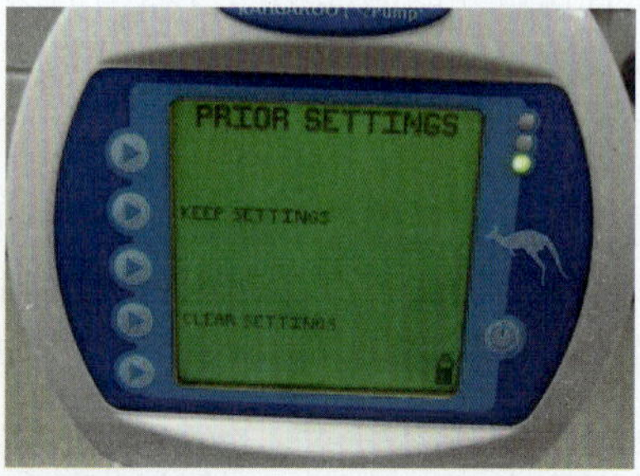

图 3-7　清零及设置喂养模式

（2）按 CLEAR SETTINGS 清除上次喂养设置。

10. 排气　按 AUTO PRIMP 进行泵管的排气。

（1）按 AUTO PRIME 自动预灌注。

（2）按 HOLD TO PRIME 进行手动预灌注。

（3）完成后，按 DONE 返回上级菜单。

11. 按 ADJUST FEED 进行喂养参数设置（图 3-8）

（1）按 FEED RATE 设置喂养速度（1 ～ 400ml/h），按 ENTER 确认。

（2）按 FEED VTBD 设置喂养总量（1 ～ 3000ml），按 ENTER 确认。

（3）按 DONE 返回上级菜单。

12. 连接营养袋管路与胃肠营养管，按 RUN 开始喂养（图 3-9）。

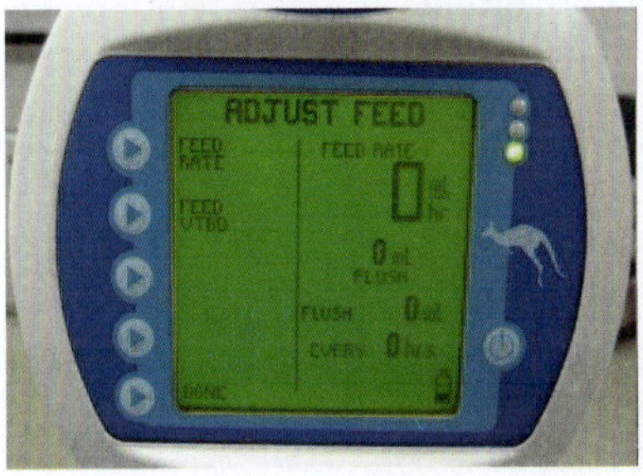

图 3-8　设置喂养参数

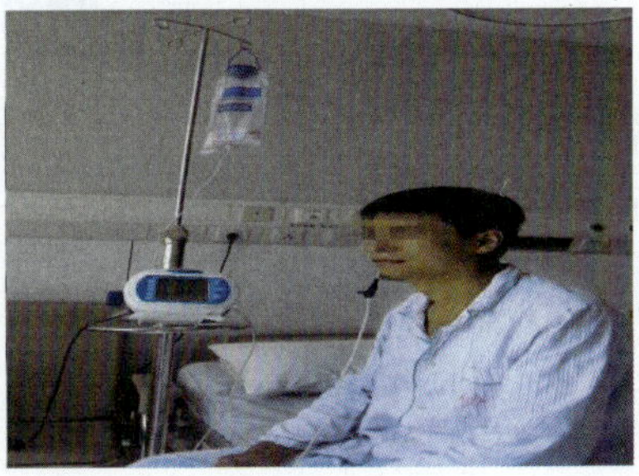

图 3-9　开始喂养

13. 管饲过程中每 4h 用至少 20ml 温开水冲管一次。

14. 结束肠内营养时，按 HOLD 停止喂养，关闭胃肠泵，断开营养袋管路与胃肠营养管，注射器抽取至少 20ml 温开水冲洗胃肠营养管路，后妥善封闭固定。

15. 整理用物，洗手，记录喂养过程。

【评价】

1. 胃肠营养管路通畅，无脱出。

2. 胃肠泵泵入营养液顺利，泵速合适，无报警。

3. 患者无腹痛、腹胀、腹泻及呕吐症状。

【健康教育】

1. 告知患者防止胃肠营养管脱出的方法。

2. 告知患者胃肠营养可能出现的不适症状及预防方法。

3. 告知患者胃肠泵报警时不要惊慌，及时告知护理人员并进行处理。

【注意事项】

1. 根据胃肠泵选择合适的营养袋与之正确连接。

2. 胃肠泵闲置时，每月充电一次。

3. 胃肠泵避免在潮湿环境下使用，定期检修，保证完好备用。

4. 常见报警的处理

（1）Hold Error 等待错误：等待时间过长，及时进行下一步。

（2）Feed Error 喂养错误：检查喂养管是否输注完或阻塞。

（3）Flow Error 流量错误：泵管阻塞、安装部位的阀套潮湿或弄脏。

（4）Pump Set Dislodged 泵管安装异位：关机重装。

（5）Battery Low 电量低：及时充电。

（6）Feedi ng Complete 喂养完成：及时处理。

（7）System Error 系统错误：关机重装。

第二节　肠外营养支持技术

肠外营养支持技术主要包括肠外营养配置技术和肠外营养输注技术，本节主要介绍这两方面的护理技术。

一、肠外营养配制

肠外营养液配制是指将葡萄糖、脂肪、氨基酸、维生素、电解质和微量元素等药品按照医师处方进行混合。

【目的】

1. 营养均衡，有利于机体的代谢和利用。

2. 保证用药合理性，减少单独输注的不良反应。

3. 无菌条件下配置，减少污染。

【评估】

1. 配液室层流风机运转正常，温度、湿度适宜。

2. 根据处方要求，核对预配置的药物。

3. 检查洁净台的清洁度。

4. 严格检查静脉营养输液袋的外包装，查看输液袋及管道有无破损，检查有效期。

【操作过程】

1. 护士准备　配制人员在半清洁区更换仓内用拖鞋，按六步洗手法在洗手池洗手消毒，在清洁区穿戴连体工作服、口罩、帽子，进入配液间。

2. 物品准备　一次性注射器、肠外营养袋、治疗盘、瓶套、消毒剂、砂轮、无菌纱布、医用垃圾袋、生活垃圾袋。

3. 环境准备　在调配操作前 30min，按操作规程启动洁净间和洁净工作台的净化系统，并确认其处于正常工作状态。

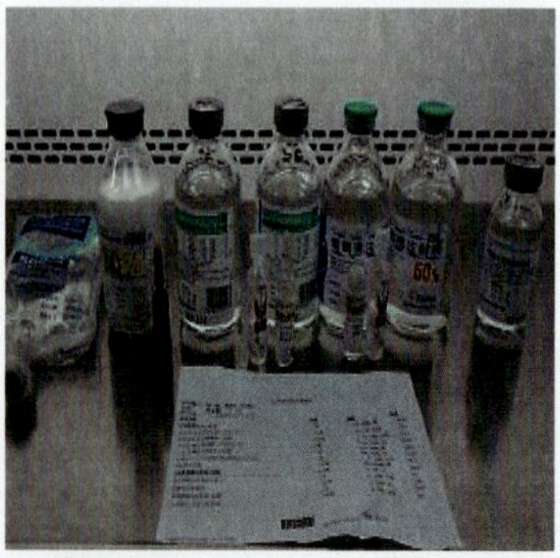

图 3-10　核对医嘱

4. 核对医嘱　配液前应充分了解处方要求，核对药品的名称、规格、剂量、数量、有效期。检查药物完整性（图 3-10）。

5. 按照配置顺序配液

（1）将全部药品应用 75% 乙醇擦拭外包装后放入洁净台内。

（2）应用消毒剂消毒药物瓶口和安瓿瓶颈。

（3）将磷酸盐制剂加入氨基酸或葡萄糖注射液。

（4）将多种微量元素、电解质注射液加入氨基酸或葡萄糖注射液，电解质注射液也可加入氯化钠注射液、葡萄糖氯化钠注射液中。

（5）将脂溶性维生素加入水溶性维生素中，充分溶解混合后再加入脂肪乳中。

（6）将配制好的氨基酸溶液、葡萄糖溶液等除脂肪乳外所有的溶液混合于肠外营养袋中，肉眼检查输液袋内有无浑浊、异物、变色及沉淀生成（图 3-11）。

（7）完成上步检查后，加入脂肪乳。因脂肪乳有遮蔽效应，故澄明度检查必须在脂肪乳加入前完成。

（8）在混合所有溶液全过程中，均需要不断轻轻振摇肠外营养袋，以促使混合均匀（图 3-12）。

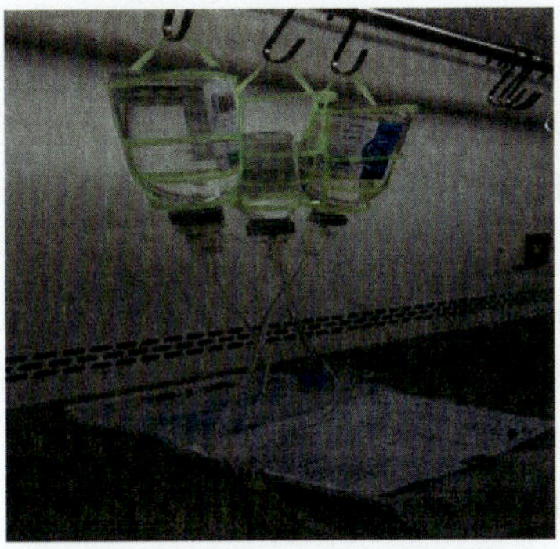

图 3-11　将溶液混合于肠外营养袋

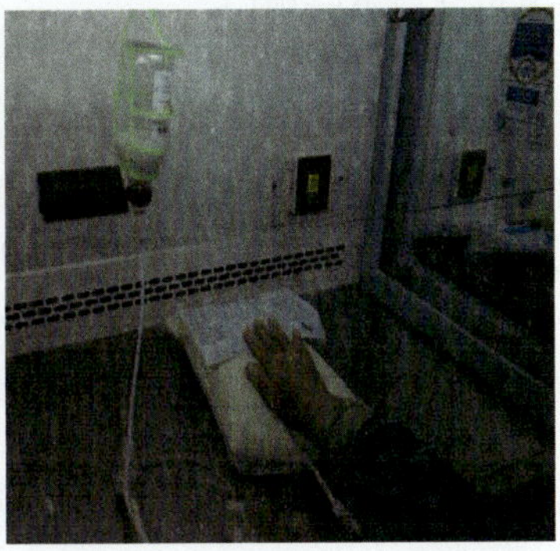

图 3-12　轻轻振摇肠外营养袋

（9）全部液体导入完毕后，逐一拔下输液管连接插头，将肠外营养袋直立，在保持输液管水平始终高于肠外营养袋前提下摘除给药管线并丢弃，排净残存在成品肠外营养袋内的空气并关闭排气处的输液管夹及螺旋帽，悬挂 15 ～ 20min，观察药液是否有渗漏、沉淀、异物、变色等异常情况发生（图 3-13 至图 3-15）。

（10）再次对配置药物剂量进行核对，配液人员签字或盖章确认。

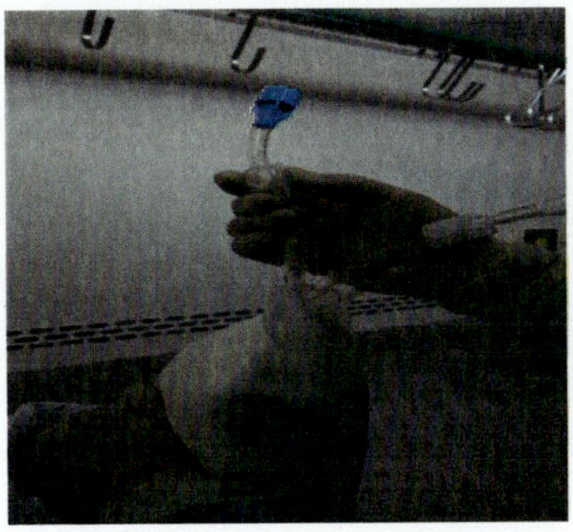

图 3-13　排气并夹闭管夹

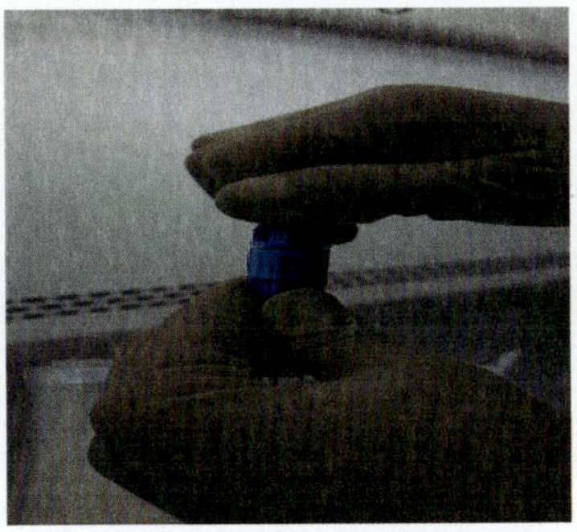

图 3-14　封闭螺旋帽

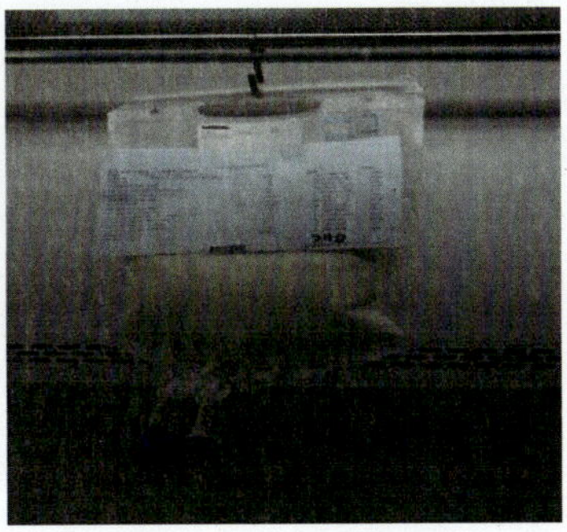

图 3-15　悬挂观察

【评价】

1. 排气　为了减少肠外营养液成分的氧化反应。

2. 配液单包含内容　病区名称、处方号、处方二维码，患者姓名、床号、病案号、身高、体重、诊断、处方营养素汇总信息、输注途径、使用时间、配制时间等内容。

3. 出仓　需按照处方对药品空包装进行逐一核对剂量，再次检查配置好的肠外营养液的性状及螺旋口的密封性。

【健康教育】

1. 每日监测体温变化。
2. 定期检验肝、肾功能。
3. 定期对输注途径进行评估。
4. 监测体重变化。

【注意事项】

1. 由于操作间室内外存在一定的压差，因此进入配液仓过程中应注意随手关门，确保前一扇门关闭状态下再开启下一扇门。

2. 穿戴连体工作服前应查看消毒包裹是否在有效期内，避免穿着消毒过期的连体工作服。

3. 打开安瓿时对着层流台侧壁，不要对着高效过滤器打开，以防药液溅在过滤器上。

4. 药物瓶盖或拉环、输液袋包装属于普通垃圾，应置于普通垃圾袋；废弃的注射器、棉签、纱布、输液管、帽子、口罩、手套属于医疗垃圾，应置于黄色医疗垃圾袋；废弃的针头、安瓿掰下的上半部分、输液管插头应置于锐器桶。

5. 袋装脂肪乳剂应额外检查其酸度指示剂是否变色，如有颜色变深说明过度氧化则不应使用。

6. 混合液内不得加入其他药品，除非已有资料报道或验证过。

7. 出仓复核人与配制人不能同一人承担。

二、肠外营养输注

肠外营养输注是肠外营养的必要保证，是指患者所需全部营养通过静脉方式输注给患者，满足其机体需要。输入营养液有三种途径：经外周静脉（图 3-16）的肠外营养、经中心静脉（CVC）（图 3-17）的肠外营养、经外周静脉至中心静脉（PICC）（图 3-18）的肠外营养。

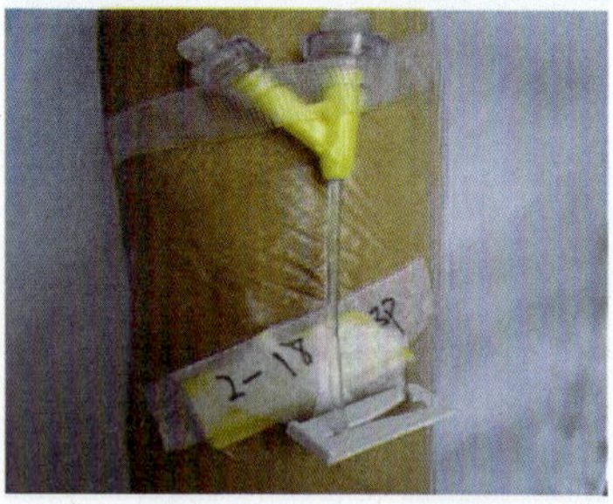

图 3-16　外周静脉

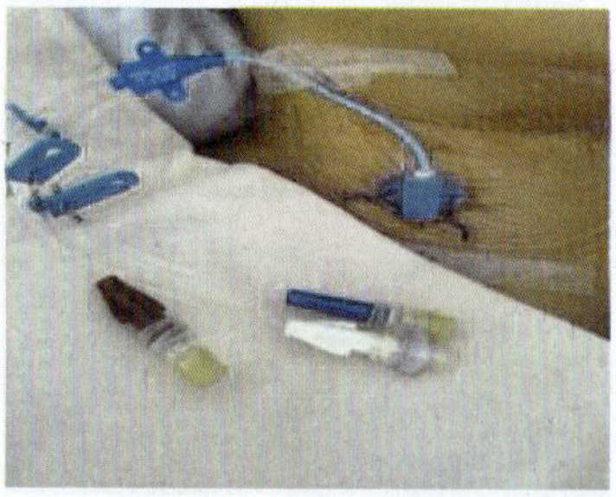

图 3-17　中心静脉

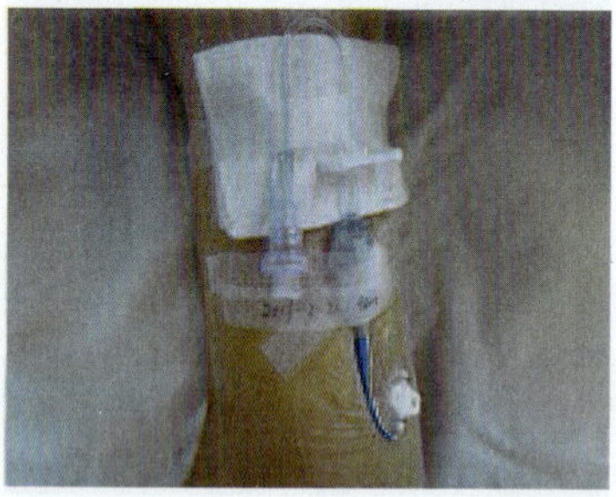

图 3-18　PICC

【目的】

1. 通过静脉途径满足营养不良或有营养不良可能的外科围术期患者的机体需要，促进患者康复。

2. 为胃肠道功能丧失或胃肠道功能不全患者提供能量和营养支持。

【评估】

1. 患者意识、病情、禁食时间及配合程度。

2. 患者输注管路留置情况。

3. 病室环境，尽量避免阳光直射。

【操作过程】

1. **护士准备**　着装整洁，洗手，戴口罩。

2. **物品准备**　治疗车、治疗盘、治疗巾、0.9% 氯化钠 10ml、一次性 10ml 注射器、输液架、胶布、手消液、全肠外营养液（TPN）（图 3-19）、医嘱单。

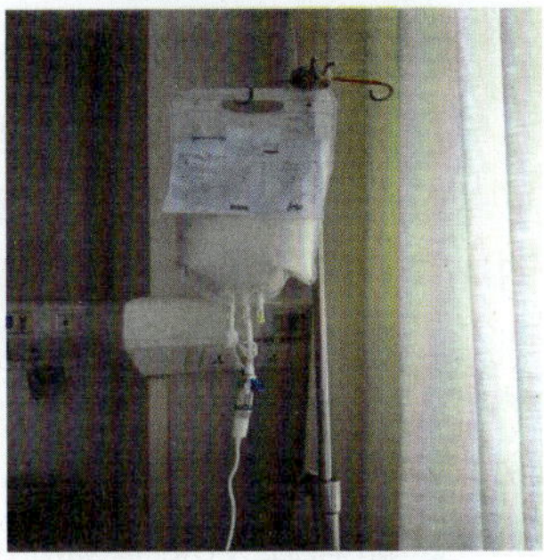

图 3-19　全肠外营养液

3. **环境准备**　病室整洁安静，温度适宜，光线充足，适宜操作。

4. 核对医嘱，携用物至患者床旁。

5. 核对患者，向患者及家属解释操作目的及过程，并取得配合。

6. 协助患者取舒适卧位，充分暴露静脉穿刺部位。

7. 将肠外营养液挂于输液架上，并排气。

8. 以安尔碘棉签螺旋消毒留置针接头两遍（图 3-20）。

9. 用 0.9% 氯化钠 10ml 脉冲式冲管（图 3-21），观察患者穿刺局部是否有胀痛及液体外渗。若患者留置的静脉通路为中心静脉，还需回抽看有无回血，抽出回血方可使用（图 3-22）。

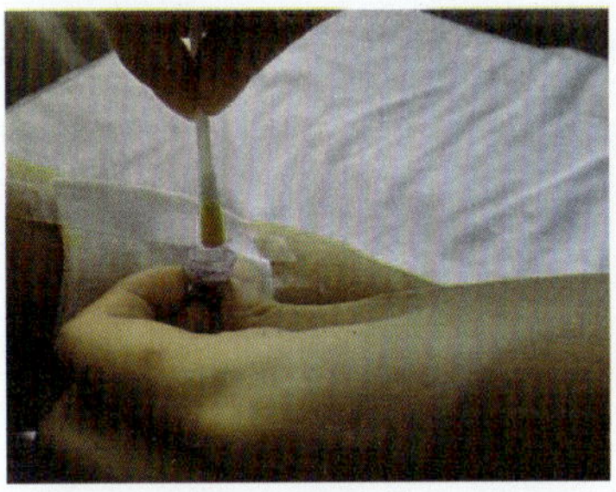

图 3-20　消毒留置针接头

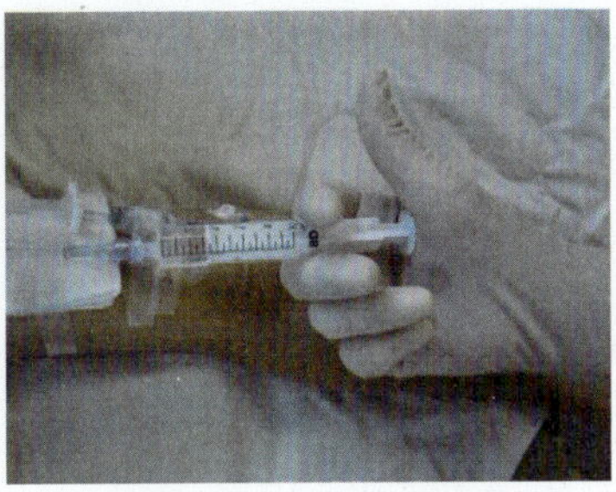

图 3-21　脉冲式冲管

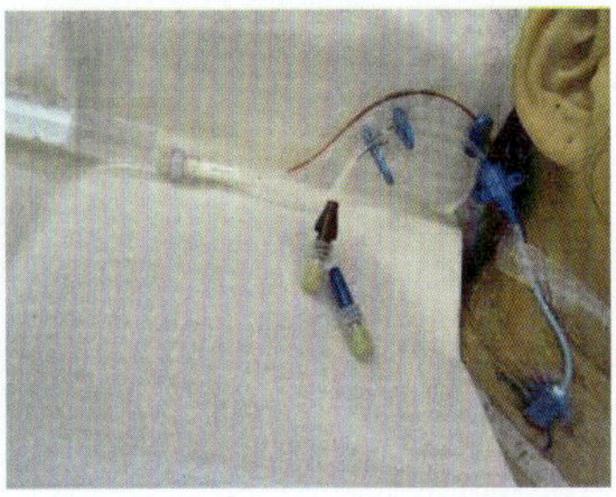

图 3-22　抽回血

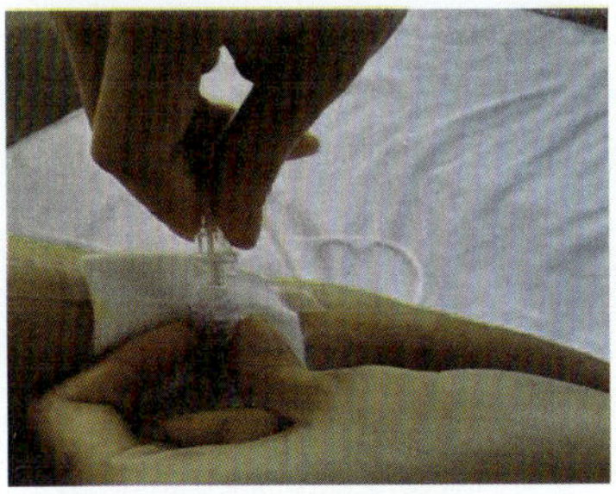

图 3-23　连接营养液

10. 再次排气，核对患者姓名，将输液器与输液接头相连接（图 3-23）。

11. 根据患者病情调节滴速。

12. 再次核对患者及所输液体。

13. 协助患者摆舒适体位，宣教输注的注意事项。

14. 整理用物，洗手，签字，并记录输注肠外营养液的时间。

【评价】

1. 全肠外营养液输注过程安全顺利，输注管路通畅。

2. 患者未诉不适。

3. 未发生空气栓塞、静脉血栓、输液反应、导管感染等并发症。

【健康教育】

1. 告知患者在输注全肠外营养液过程中，不要随便调节滴速。

2. 告知患者留置针期间的自我防护要点。

3. 告知患者在输注全肠外营养液过程中如感到心慌、头晕、憋气、发热等不适症状时及时按呼叫器呼叫医护人员。

【注意事项】

1. 全肠外营养液输入速度一般不宜过快。

2. 深静脉插管只用于输营养液，并应防止回血，避免堵塞导管，输注结束后用0.9%氯化钠冲管，肝素盐水封管。给药、抽血检验、输血等应另外选用周围静脉。

3. 若输注的全肠外营养液为TPN溶液，应避免阳光直接照射。

4. 为糖尿病患者输注TPN时，为有效控制血糖，可加用胰岛素泵，根据患者血糖调节胰岛素泵速度。

5. 配制好TPN溶液应及时输注，不要放置时间过长，超过24h应停止继续输注。

6. 根据输注液体情况合理选择静脉通路，输注TPN溶液时避免使用周围静脉输注，以免引起静脉炎，影响液体输入。

第四章

普通外科常用护理技术

第一节　引流管的护理

一、T 型引流管引流护理

T 型引流管引流是行胆总管手术时将一根 T 型引流管放置入胆总管内，以引流胆汁、观察病情、造影取石的一种外科引流方法。

【目的】

1. 引流胆汁和减压，引流残余结石。
2. 支撑胆道，经 T 型引流管造影等。

【评估】

1. 患者引流管基本情况及引流管周围皮肤状况。
2. 患者病情、生命体征及腹部体征，如有无腹痛、发热、黄疸等。
3. 患者自理能力、活动能力、健康教育知识掌握情况。

【操作过程】

1. **护士准备**　着装整洁，洗手，戴口罩（图 4-1）。
2. **物品准备**　别针、引流袋。
3. **环境准备**　环境宽敞、整洁、安静。
4. 核对医嘱，携用物至患者床旁。
5. 查对患者，向患者及家属解释 T 型引流管引流护理目的及过程，并取得配合。
6. **妥善固定**　将引流管末端接一次性引流袋，并用别针将引流袋妥善固定于床边（图 4-2）。

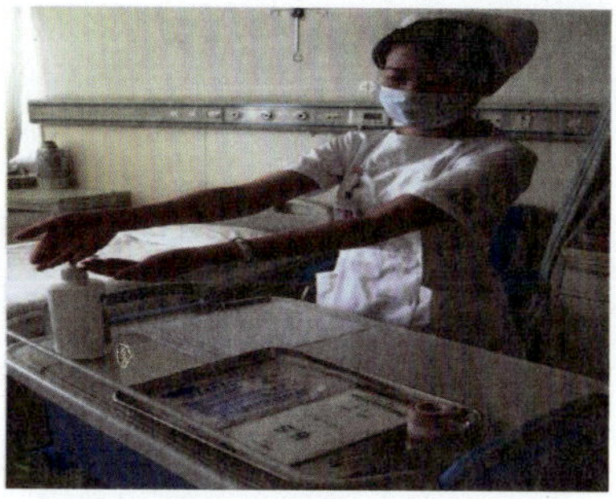

图 4-1　护士准备

7. 避免引流管打折、弯曲，活动时长度适宜，避免脱出。
8. 保持引流管通畅，定期从引流管近端向远端挤捏，以保持引流通畅。
9. 记录 T 型引流管引流出的胆汁量、颜色及性质（图 4-3）。
10. **拔管护理**　T 型引流管一般放置两周左右，拔管前应抬高引流管放置位置、夹闭 1～2d，并观察患者有无腹痛、恶心、发热、黄疸，观察食欲、大便颜色变化等。当胆道造影提示胆道通畅无残余结石，再持续开放 T 型引流管 24h 充分引流造影剂后，再次夹管 2～3d，患者仍无不适即可协助医师拔管。

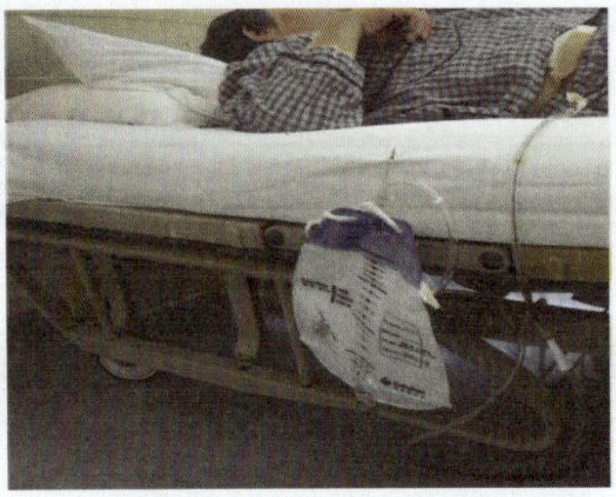

图 4-2 妥善固定

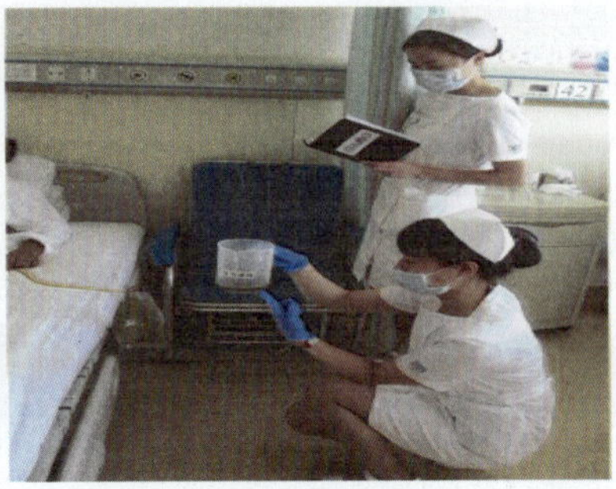

图 4-3 引流液的观察与记录

【评价】

1. 患者 T 型引流管引流有效，无胆道逆行感染。
2. 准确观察和记录胆汁量、颜色、性质，并及时发现病情变化。

【健康教育】

1. 告知患者 T 型引流管重要性，不可自行拔出 T 型引流管。
2. 告知患者避免举重物或过度活动，以防管道脱出或胆汁逆流。
3. 指导患者选择低脂肪、高蛋白、高维生素易消化食物，并定时进餐，避免过饱。

【注意事项】

1. 平卧时引流管远端不可高于腋中线，活动时 T 型引流管应低于伤口平面。
2. 保护 T 型引流管周围皮肤，如皮肤破溃应涂抹氧化锌软膏。
3. 拔管后可有短期局部渗液，应及时更换敷料。

二、鼻胆引流管引流护理

鼻胆引流管引流是指在十二指肠镜直视下施行胆道置管引流。

【目的】

引流胆汁，减轻胆管压力，解除胆管梗阻，降低胆红素浓度，改善患者肝功能。

【评估】

1. 患者鼻胆引流管固定情况及胆汁的量、颜色、性质。
2. 患者有无腹痛、发热、黄疸等。
3. 患者自理能力、活动能力。

【操作过程】

1. **护士准备** 着装整洁，洗手，戴口罩。
2. **物品准备** 胶布、别针、引流袋。
3. **环境准备** 整洁、明亮、宽敞。
4. 核对医嘱携用物至患者床旁。
5. 查对患者向患者及家属解释鼻胆引流管引流护理目的及过程，并取得配合。
6. **妥善固定引流管** 一般采用双固定方法，一根胶布固定于鼻翼两侧，另一根胶布绕同侧耳郭后在面颊用胶布固定（图 4-4），若患者出现剧烈呕吐，则应对症处理，防止鼻胆引流管脱出或移位。将引流管末端接一次性引流袋，并用别针将引流袋妥善固定于患者上衣衣角处，便于患者下床活动。

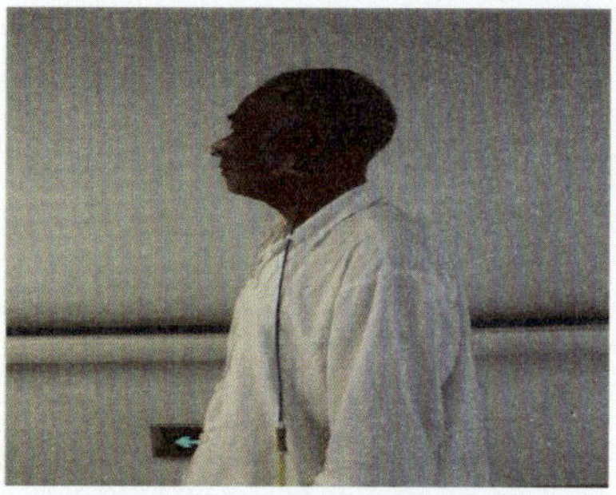
图 4-4　鼻胆引流管的固定

7. 记录鼻胆管在体外长度，巡视病房时观察引流管在体外刻度，评估引流管放置位置有无变化。

8. 每日定时倾倒引流液并记录。

9. 定期从引流管的近端向远端挤捏，以保持引流通畅。

10. 拔管护理　鼻胆引流管引流时间依病情而定，一般为体温、血常规、血淀粉酶恢复正常，腹痛、腹胀、黄疸缓解 3d 后可拔管。胆道取石患者需行鼻胆引流管造影后确认无残余结石方可协助医师拔管。

【评价】

1. 患者鼻胆引流管引流有效，无胆道逆行感染。

2. 准确观察和记录胆汁量、颜色、性质，及时发现病情变化。

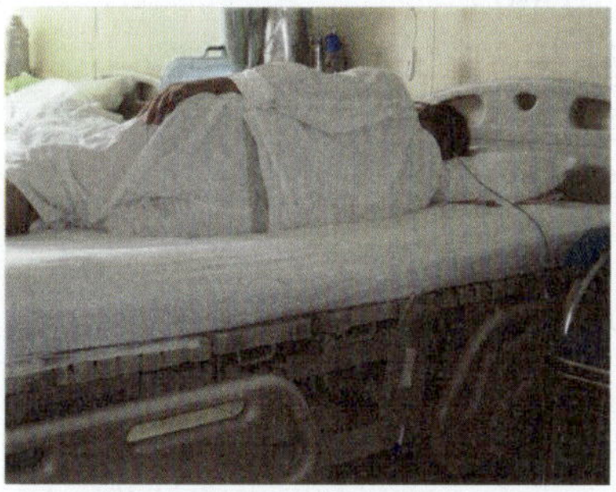
图 4-5　卧床时导管的固定

【健康教育】

1. 告知患者在床上翻身活动时，保留足够长度，下床行走时保护好导管，以防意外脱出（图 4-5）。

2. 告知患者鼻胆引流管引流术术后一般禁食不禁水 48h，留置鼻胆引流管患者在病情允许后一般可进低脂肪流食或半流食，指导患者每吞咽一口量为 20ml，不宜太多，以免引起呛咳。

3. 告知患者由于带管进食，食物不易吞咽，指导患者选择易吞咽、不易松散、密度均匀、有适当黏性、容易变形、又不在管上残留的食物，以保证进食过程顺利进行。

【注意事项】

1. 长期胆道梗阻的患者胆汁为深黄色或酱油色，若鼻胆引流管引流通畅 2 ～ 4d 后颜色渐渐变成淡黄色，同时患者腹胀、黄疸逐渐减轻，胆汁引流 400 ～ 1000ml/d，平均 500ml/d，说明引流通畅。

2. 若引流量少于 50 ～ 200ml/d，且色泽由淡黄色变为无色，则考虑导管可能置入胰管内，应及时向医师报告。

三、胃肠减压护理

胃肠减压术是将胃管自口腔或鼻腔插入胃内，利用负压吸引和虹吸原理，通过胃管将积聚于胃肠道内的气体及液体吸出，减低胃肠道内的压力和膨胀程度。

【目的】

1. 术前准备　腹部手术特别是胃肠手术，术前、术中持续胃肠减压，可防止胃肠膨胀，利于术野显露和手术操作；防止患者全身麻醉时发生误吸；术后有利于腹部手术切口愈合及胃肠吻合口愈合。

2. 治疗作用 吸出胃肠道内气体和液体，缓解或解除肠梗阻症状。

3. 给药 如胃十二指肠溃疡大出血时经胃管注入去甲肾上腺素冰生理盐水止血等。

【评估】

1. 患者病情、意识状态及合作程度，告知患者胃肠减压目的及操作中的配合方法。
2. 患者有无消化道狭窄或食管胃底静脉曲张。
3. 患者鼻腔是否通畅，有无鼻中隔偏曲，鼻腔黏膜有无破损或鼻息肉，根据患者具体情况选择合适型号的胃管。

【操作过程】

1. 护士准备 着装整齐，洗手，戴口罩。

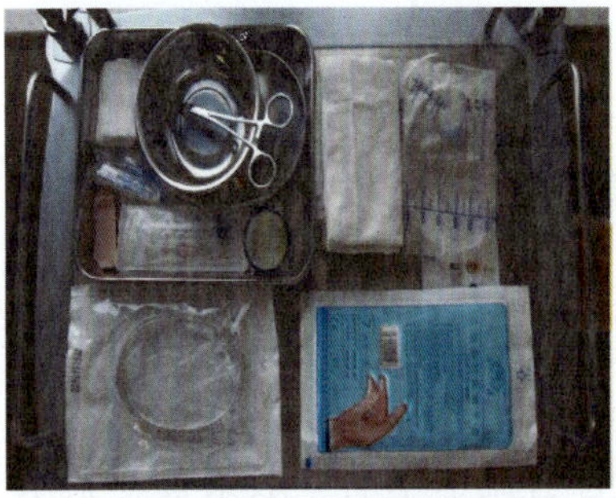

图 4-6 物品准备

2. 物品准备 胃管 1 根、治疗碗、弯盘 1 个、20ml 注射器 1 个、镊子 1 把、治疗巾 1 块、纱布 2 块、手套、石蜡油、棉签、胶布、别针、听诊器、手消液、胃肠减压装置、生活垃圾桶及医用垃圾桶（图 4-6）。

3. 环境准备 病房安静，室温适宜，适当遮挡。

4. 核对医嘱，携用物至床旁。

5. 查对患者，协助患者取坐位或半坐位，昏迷患者取去枕平卧位。

6. 颌下铺治疗巾，协助患者取出义齿，置弯盘于口角旁。

7. 湿棉签清洁鼻腔，戴手套。

8. 测量胃管插入长度，从发际至胸骨剑突处的距离（图 4-7），成人 45 ～ 55cm。

9. 石蜡油纱布润滑胃管前端，沿一侧鼻孔轻轻插入 10 ～ 15cm 时嘱患者做吞咽动作，同时迅速将胃管插至预定长度（图 4-8）。

10. 检查胃管是否在胃内的 3 种方法：胃管末端接注射器，可抽出胃液；用注射器从胃管末端注入 10ml 空气，用听诊器在胃部可听到气过水声；胃管末端放入盛水碗中，无气泡冒出。

11. 妥善固定胃管，注明置管时间及置管长度（图 4-9）。

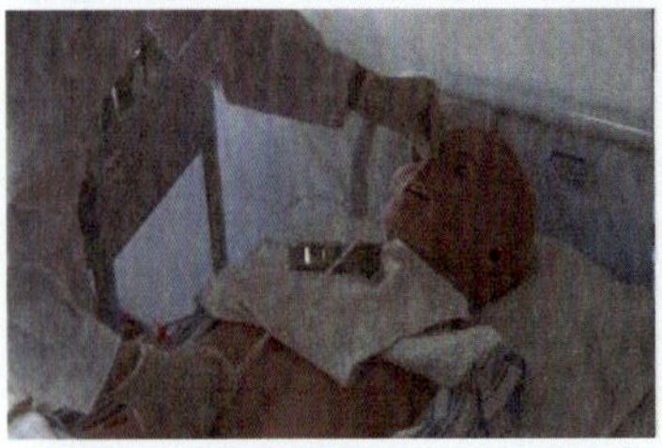

图 4-7 测量胃管插入长度

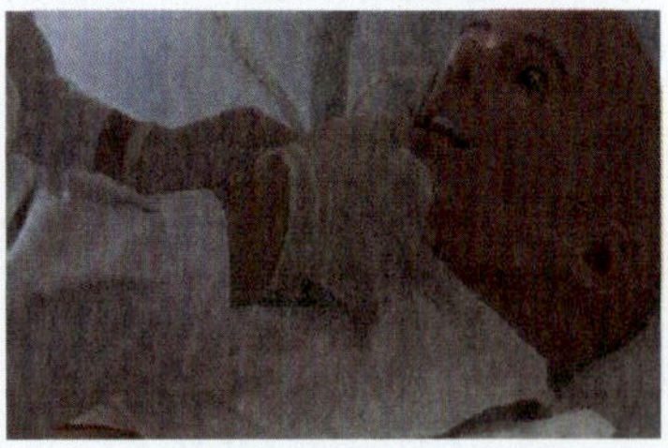

图 4-8 插入胃管

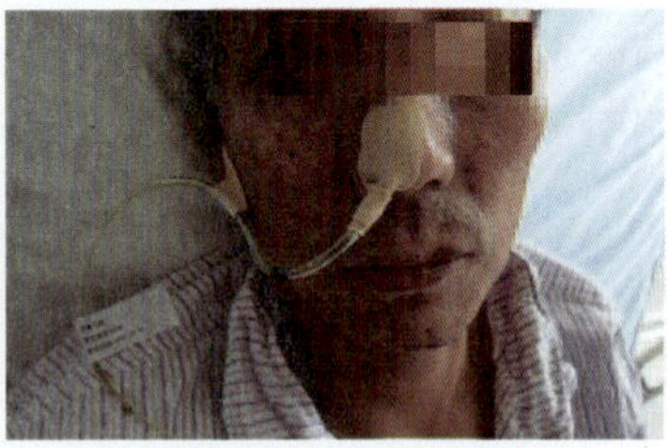

图 4-9 固定胃管

12. 调节负压装置并与胃管连接，观察引流液的颜色、性质和量。

【评价】

1. 胃管在胃内，置入深度合适。
2. 胃管与负压装置连接紧密稳妥。
3. 胃管引流通畅。

4. 患者无食管黏膜破损、出血或其他并发症。

【健康教育】

1. 告知患者胃肠减压期间禁食水，并保持口腔清洁。
2. 告知患者预防胃管脱出的方法。

【注意事项】

1. 昏迷患者放置胃管时去枕后将患者头部后仰，将胃管插入 15cm 时将患者头部托起，使下颌靠近胸骨柄，增加咽喉部通道弧度，使胃管顺利通过咽部。
2. 插管时动作轻稳，避免损伤食管黏膜。
3. 插管中如患者出现恶心，应嘱患者深呼吸，暂停片刻后插入；如出现剧烈呛咳、呼吸困难、发绀等，应立即拔出，休息片刻后重新插入。
4. 妥善固定胃管，防止打折或脱出，定时用生理盐水冲洗胃管，保证胃管引流通畅。观察引流液的颜色、性质和量，记录 24h 引流总量。
5. 胃管给药前先确定胃管位置，温水冲洗胃管后给药，给药后再次用温水冲洗胃管并夹闭胃管 0.5 ～ 1h。
6. 胃肠减压期间禁食水，加强口腔护理及对鼻腔黏膜情况的观察。

第二节　功能康复护理

一、腹带包扎法

腹带包扎法是指用腹带包扎腹部，以减轻腹部张力、保护创口、减轻疼痛等。临床主要用于开腹手术后、创伤、腹壁疝加压包扎等。

【目的】

1. 减轻腹部张力，保护创口，减轻疼痛。
2. 施加压力及支撑身体，保持舒适，固定敷料。

【评估】

1. 患者合作程度、腹围大小。
2. 患者腹部皮肤、伤口敷料、伤口渗出情况及各种引流管位置。
3. 患者是否有腹带包扎经历、对操作耐受水平。

【操作过程】

1. 护士准备　着装整洁，洗手，戴口罩。
2. 物品准备　根据患者腹围大小选择合适型号腹带（图 4-10）。
3. 环境准备　病室整洁，室温适宜，关闭门窗，隔离帘遮挡。
4. 核对医嘱，携用物至患者床旁。
5. 查对患者，向患者及家属解释操作目的、意义、方法及过程，以取得患者同意。
6. 如病情允许，协助患者取平卧位，将腹带平放于患者腰背部，展开两侧带脚。
7. 两侧腹带条，一条压一条左右交替包扎患者腹部，沿腹带重叠次序逐一将带脚紧贴腹部包裹，带脚互相交错压住，松紧度要适宜（图 4-11）。

8. 将最后两根腹带条贴紧腹部打结或用医用胶布固定，并整理平整（图 4-12）。

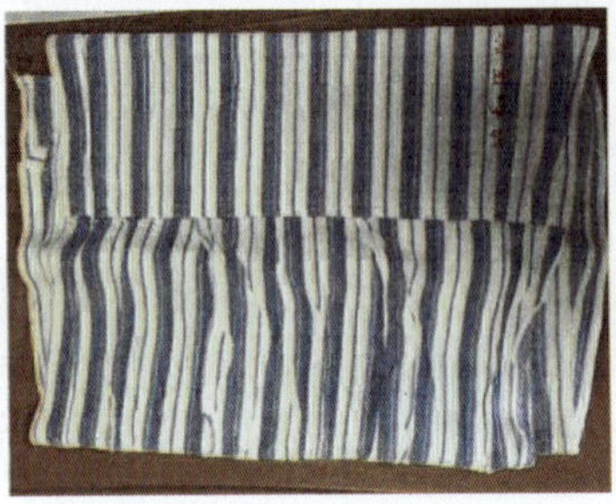

图 4-10　用物准备

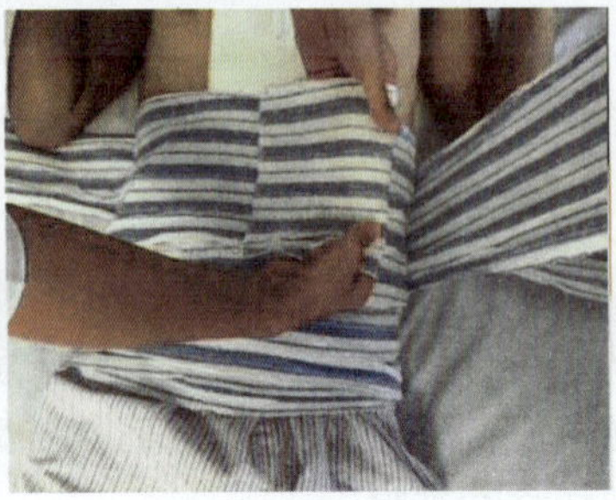

图 4-11　交替包裹

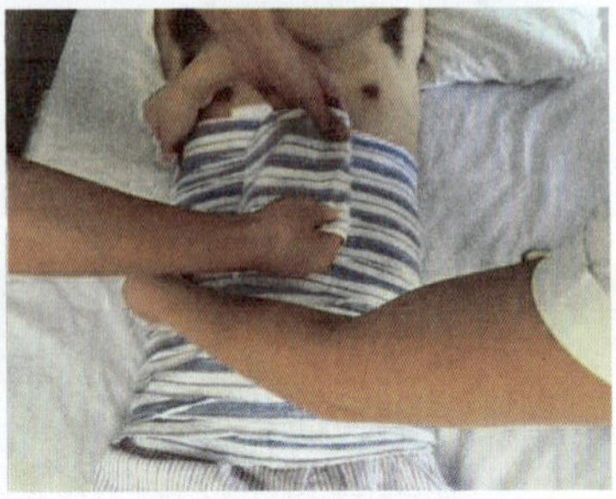

图 4-12　整理固定

【评价】

1. 腹带松紧度适宜，患者无不适主诉。
2. 引流管、造口从腹带合适位置穿出且无打折。

【健康教育】

告知患者如感觉腹带过紧、松脱、污染应及时告知护士。

【注意事项】

1. 如果伤口在上腹部，应由上而下包扎；如伤口在下腹部，则由下而上包扎。因此，放置腹带时要注意方向。
2. 最后打结时，打结部位应避开伤口、引流管、造口位置，并避开身体侧面。
3. 在患者变换体位时，胸、腹带容易松动，应及时观察并再次包扎。
4. 胸、腹带包扎时松紧要适宜，以伸进 1 个手指为宜。
5. 引流管从腹带条间穿出，避免在腹带内打折。

二、乳腺癌术后功能锻炼

乳腺癌是严重威胁女性健康的恶性肿瘤，近年来，发病率呈逐年上升趋势。手术治疗是乳腺癌主要治疗方式。然而，由于手术创伤导致上肢淋巴水肿发生率高达 5.6% ～ 28.2%，严重影响患者术后生活质量。医护人员为患者进行患肢功能锻炼指导可以有效地帮助患者减轻水肿程度、降低水肿发生率，提高患者术后生活质量。

【目的】

1. 降低患肢水肿发生率。
2. 减轻水肿程度。

【评估】

1. 患者术后患肢水肿程度。
2. 患者对健康指导知识接受能力。

【操作过程】

1. 选择合适时机，取得患者配合。

2. 护士操作过程如下。

（1）拔管前（术后 3d 内）：术后 24h，做伸指握拳动作（图 4-13）；术后 2 ～ 3d，练习屈肘、屈腕，前臂伸屈运动，亦可协助患者按摩患侧上臂和肩部的肌肉，或让患者自行收缩放松这些肌肉（图 4-14）。这些活动既不会对皮瓣贴合产生影响，又促进了静脉和淋巴回流，可以有效避免患侧上肢的早期水肿，避免皮瓣下和腋窝下出血和积液，同时也有助于手部精细运动的恢复。

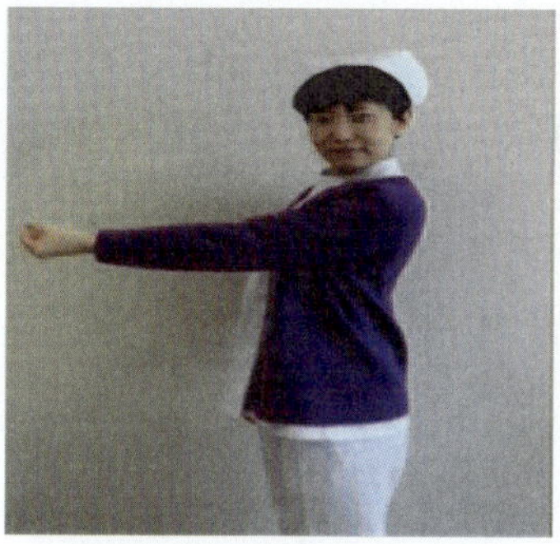
图 4-13　握拳

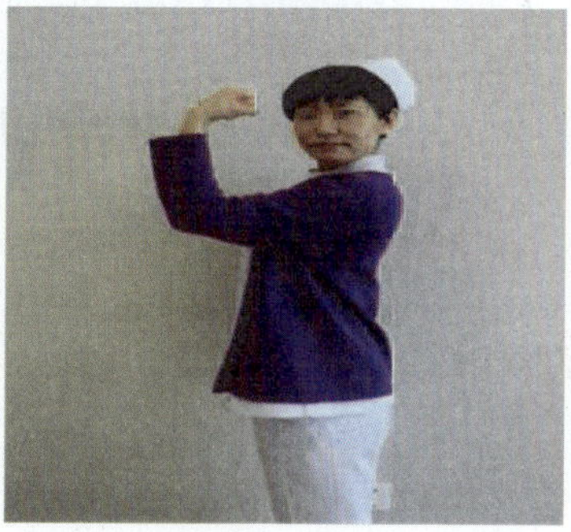
图 4-14　屈肘

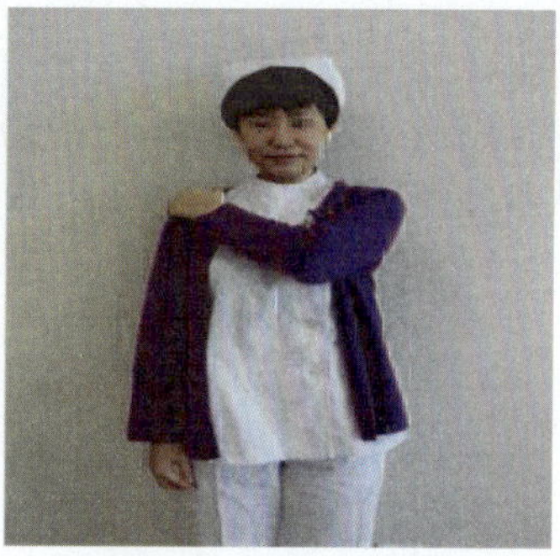
图 4-15　抬高至肩水平

（2）拔管后至术后两周：术后 4 ～ 7d，摸患侧耳；术后 8 ～ 10d，逐步抬高患侧上肢至平肩水平（图 4-15）；术后 11 ～ 14d，患侧肢体逐步触摸颈部（图 4-16）、对侧耳（图 4-17），亦可用患侧手臂触摸后背（图 4-18），此时运动和功能恢复锻炼可有效避免因瘢痕组织形成而造成活动范围受限，建议患者术后两周至 6 个月内，能够每日坚持患肢功能锻炼。

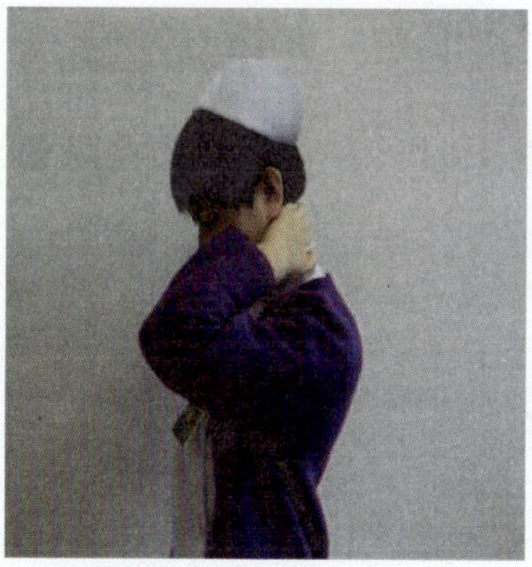
图 4-16　触摸颈部

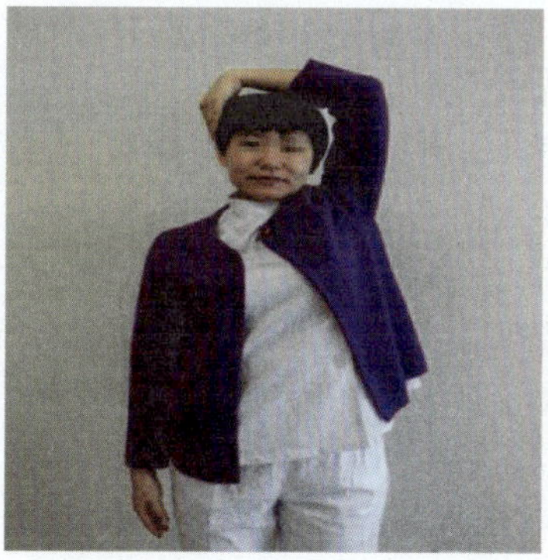
图 4-17　触摸对侧耳朵

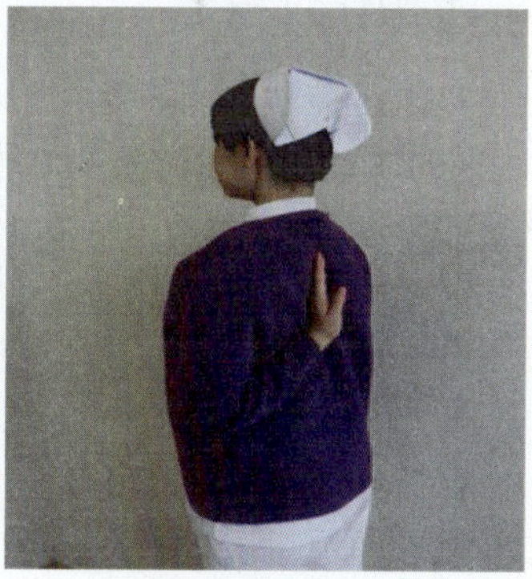
图 4-18　触摸后背

【评价】

1. 患者能够知晓术后早期功能锻炼的意义。
2. 患者能够口述术后功能锻炼的方法及步骤。

【健康教育】

1. 告知患者术后坚持早期功能锻炼的重要性。
2. 告知患者避免过度疲劳，功能锻炼应循序渐进，适可而止。
3. 告知患者术后半年内，避免肩关节负重或进行重家务劳动，如洗衣服、擦地等。

【注意事项】

1. 对有特殊情况的患者，如出现皮下积液、伤口愈合不良等情况，应酌情减少或延缓锻炼时间，但尽量不要停止练习。

2. 如康复期出现较严重的上肢水肿，应及时回医院就诊。

三、结肠造口护理

结肠造口是指外科医师为了治疗某些肠道疾病在腹壁上所做的人工造口，是将一段肠管从腹腔内拉出，翻转缝于腹壁，从而形成结肠造口。

【目的】

1. 观察造口黏膜及其周围皮肤情况。
2. 保持造口周围皮肤清洁。
3. 积极预防造口并发症的发生。
4. 帮助患者掌握正确护理造口的方法。

【评估】

1. 患者病情、意识状态、自理程度及合作程度。
2. 患者对护理造口方法和知识掌握程度。
3. 造口类型、功能状况及有无并发症。

【操作过程】

1. **护士准备** 着装整洁，洗手，戴口罩。

2. **物品准备** 治疗车、治疗盘、造口量度表、剪刀、防漏膏、造口袋、弯盘（内盛温水）、纱布、垫巾或看护垫、医用垃圾袋、手消液，必要时备屏风。

3. **环境准备** 病室整洁、明亮、宽敞，必要时采取遮挡。

4. 核对医嘱，携用物至患者床旁。

5. 查对患者，向患者及家属解释造口护理的目的及过程，并取得配合。

6. 协助患者取舒适安全卧位。

7. 暴露造口部位（图 4-19）、铺上看护垫或垫巾。

8. 一手固定皮肤、一手由上向下将造口袋连带造口底盘一同揭除，观察内容物性状。

9. 用温水清洁造口及周围皮肤，由内向外擦拭，并观察造口黏膜及周围皮肤的情况（图 4-20）。

10. 用造口量度表测量造口的大小、形状（图 4-21）。

11. 根据测量好的造口大小进行裁剪，直径比造口大 1 ～ 2mm（图 4-22）。

12. 撕开保护纸，将造口底盘从下到上平整粘贴在皮肤上并用手轻压（图 4-23）。

13. 将造口袋粘贴在造口底盘上（图 4-24）。

14. 协助患者取舒适体位。

15. 消毒双手，记录签字。

16. 整理用物后再次洗手，做记录。

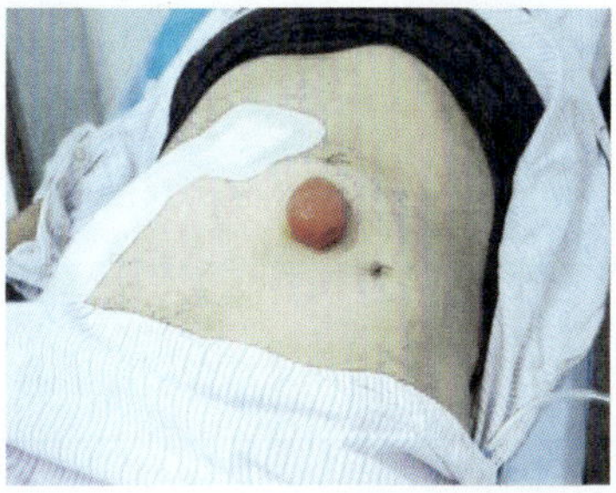
图 4-19　暴露造口部位

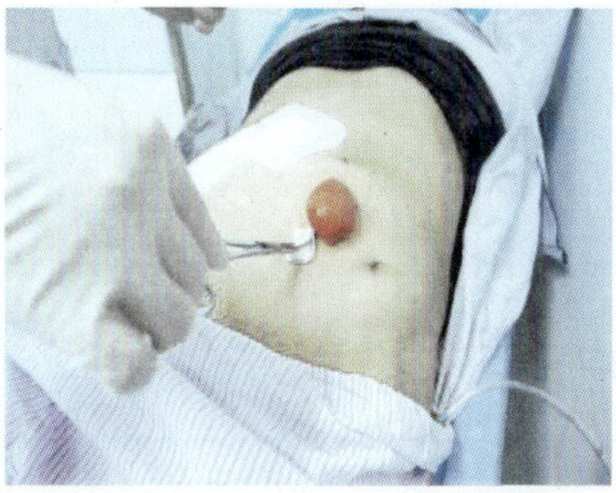
图 4-20　清洁造口周围皮肤

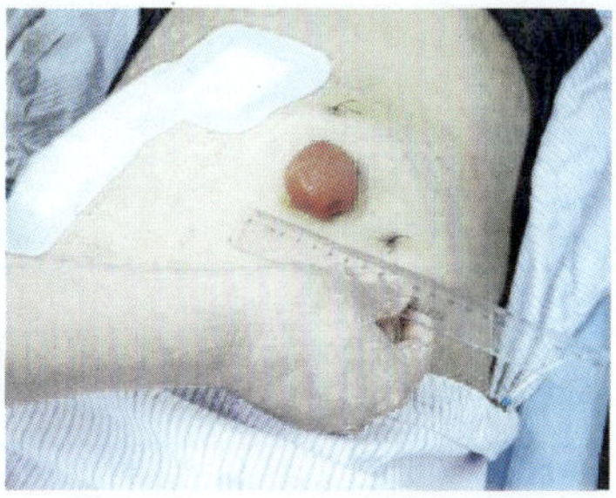
图 4-21　测量造口大小

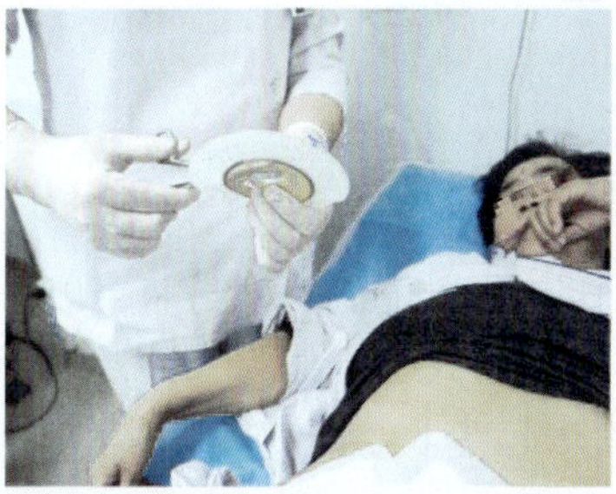
图 4-22　剪裁造口底盘

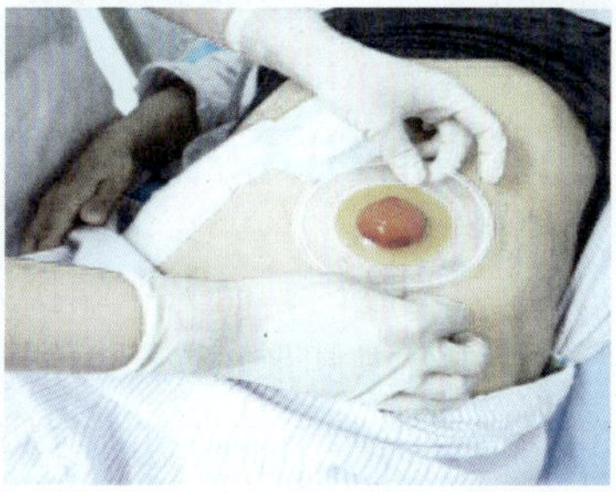
图 4-23　粘贴造口底盘

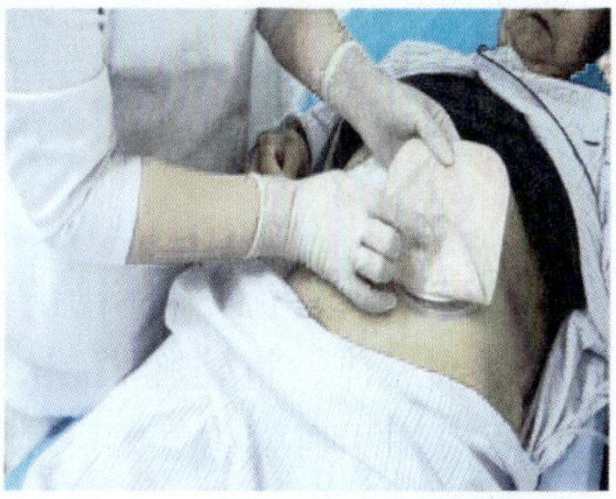
图 4-24　粘贴造口袋

【评价】

1. 造口袋粘贴牢固，无粪便渗漏。

2. 造口黏膜及其周围皮肤完好，及时发现并发症。

【健康教育】

1. 注意造口与伤口距离，保持伤口清洁，防止污染伤口。

2. 造口袋中粪便勿积累太多，不要超过造口袋容积的 1/2，以防袋子过重造成渗漏。

3. 注意观察造口血运及周围皮肤情况，防止并发症的发生。

【注意事项】

1. 去除造口袋时应注意保护皮肤，防止皮肤损伤。

2. 造口袋底盘与造口黏膜之间保持适当空隙（1 ～ 2mm）。空隙过大，粪便刺激皮肤易引起皮炎；空隙过小，底盘背面与黏膜摩擦将会导致不适甚至出血。

3. 粘贴造口袋前应当保证造口周围皮肤干燥。

4. 注意底盘粘贴要平整，不留褶皱。

第五章

心胸外科常用护理技术

第一节　引流管的护理

一、胸腔闭式引流护理

胸腔闭式引流是将引流管一端放入胸腔内，而另一端接入比其位置更低的水封瓶，以排出气体或液体，重建胸膜腔负压，使肺组织复张而恢复功能。胸腔闭式引流作为一种治疗手段广泛应用于血胸、气胸、脓胸的引流及开胸术后，对于疾病治疗起着十分重要的作用。

【目的】

1. 引流胸腔内积血、积液和积气。
2. 重建胸膜腔内负压，维持纵隔正常位置。
3. 促进肺复张，防止感染。

【评估】

1. 患者合作程度。
2. 患者留置胸腔闭式引流管的目的。
3. 患者是否为开胸术后，是否有血胸、气胸、脓胸、支气管胸膜瘘、食管胃吻合口瘘等指征。
4. 患者伤口敷料情况及引流管位置、引流管根数。

【操作过程】

1. **护士准备**　着装整洁，洗手，戴口罩。
2. **物品准备**　听诊器、管路标识、卫生纸、护理记录单。
3. **环境准备**　安静、光线明亮，室温适宜，必要时采取适当遮挡。
4. 核对医嘱，携用物至患者床旁。
5. 核对患者信息，向患者及家属解释胸腔闭式引流的目的、重要性及过程，取得配合。
6. 患者取半卧位（图 5-1），以利于呼吸和引流，协助患者解开上衣。
7. 检查胸腔闭式引流管插管处敷料情况，有无渗血、渗液（图 5-2），固定是否牢固，由上至下检查引流管有无扭曲、打折。
8. 胸腔闭式引流瓶置于床旁地面，保持其直立位，引流瓶应低于胸壁引流口平面 60 ～ 100cm（图 5-3）。
9. 检查引流管路密闭性，引流瓶盖旋扣紧密，水封瓶长管没入水中 3 ～ 4cm。
10. 检查胸腔闭式引流管通畅情况，每 30 ～ 60min 挤压一次（图 5-3）。

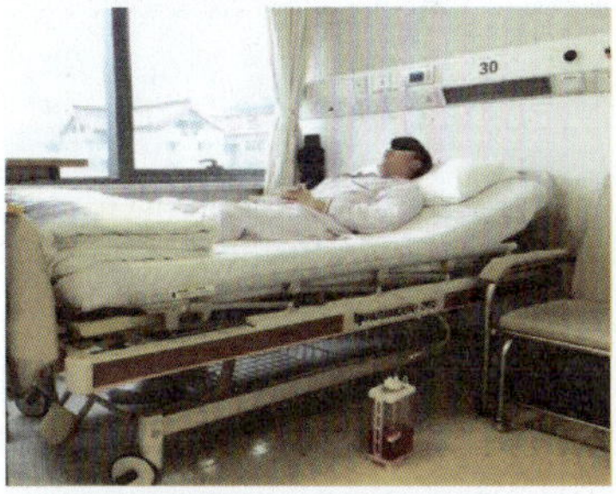

图 5-1　半卧位及胸瓶放置位置

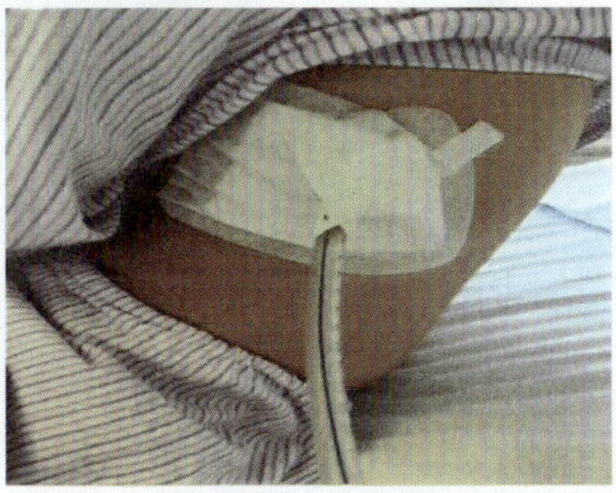

图 5-2　观察引流管周围敷料情况

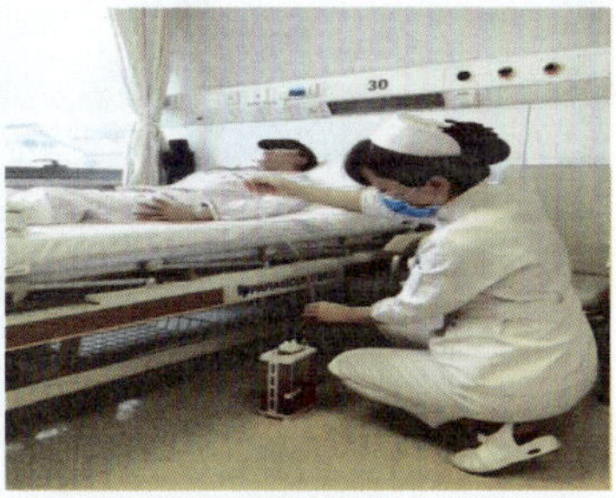

图 5-3　检查引流管及观察引流液

11. 嘱患者深呼吸，有效咳嗽咳痰，观察胸管内水柱波动情况，正常波动范围 4 ～ 6cm。

12. 观察并准确记录引流液性质、颜色和量（图 5-4），有无气体溢出。

13. 将胸腔闭式引流管置管时间写标识并贴于引流管（图 5-5）。

14. 听诊双肺呼吸音（图 5-6）。

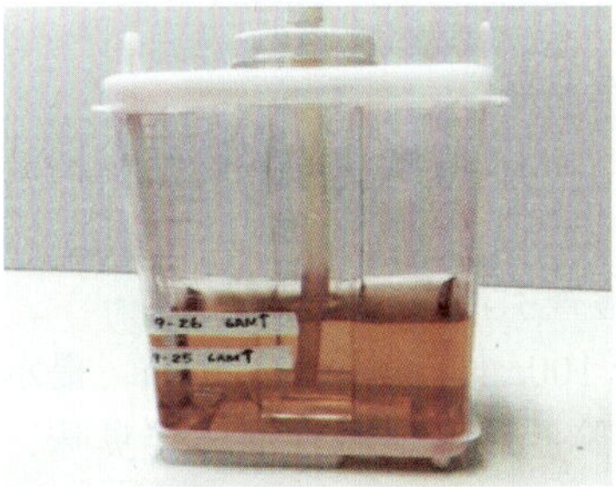

图 5-4　准确记录引流量

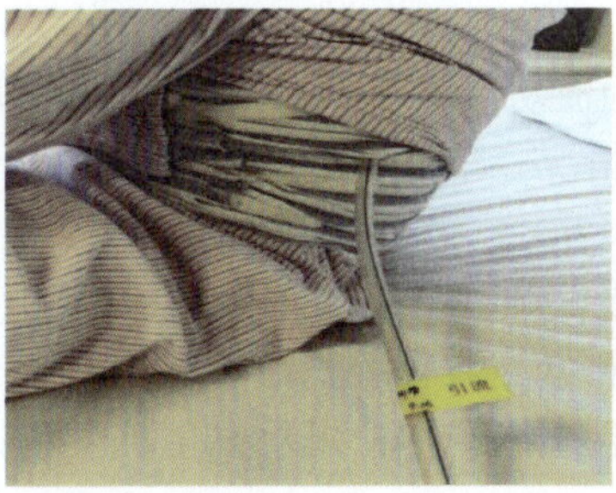

图 5-5　贴标识

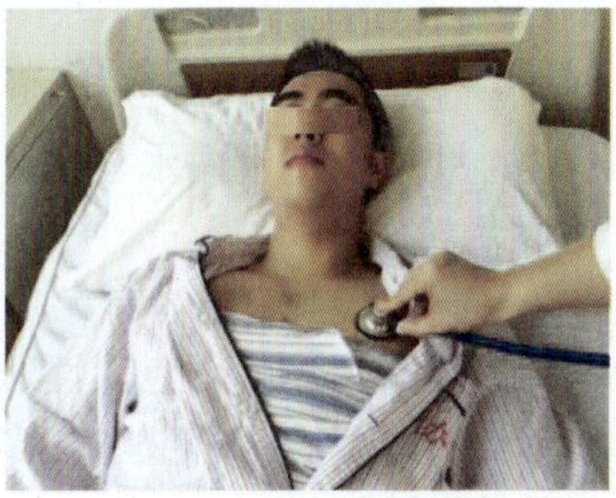

图 5-6　听诊呼吸音

15. 拔管护理　24h 胸腔积液量小于 50ml；胸片示肺膨胀良好；水柱波动变小或消失，且无气体溢出；听诊呼吸音清晰；患者生命体征平稳，无呼吸困难，即可协助医师拔管。拔管时，嘱患者深吸气并屏气，待胸管拔出后再呼气。

【评价】

1. 胸腔引流管固定好，管路密闭，引流通畅，引流瓶放置正确。

2. 准确记录引流颜色、性质和量。

3. 胸腔引流管内有少量液体引出，引流管内有正常水柱波动。

4. 插管处敷料清洁干燥，无渗血渗液。

【健康教育】

1. 指导患者尽量采取半坐卧位，活动时注意保护引流管，防止牵拉、扭曲管路以免引起疼痛或管路脱出，指导患者管路滑脱时应立即封闭插管处。

2. 告知患者活动时，引流瓶必须置于插管水平位以下 60 ～ 100cm，摆动幅度不可过大，避免引流液反流入胸腔导致胸腔逆行感染。

3. 指导患者有效咳嗽、咳痰（图 5-7），利于引流液排出，促进肺复张。

4. 指导患者上肢肢体功能锻炼及屈腿抬臀运动（图 5-8，图 5-9）。

5. 告知患者一旦出现胸闷憋气、伤口渗液及脱管等情况，立即呼叫医护人员。

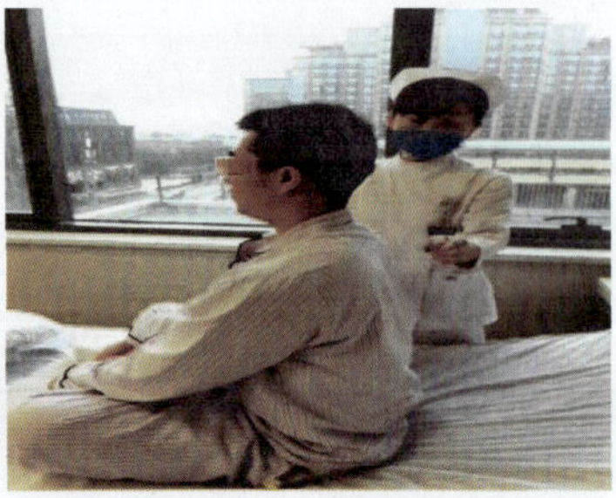

图 5-7　协助拍背咳痰

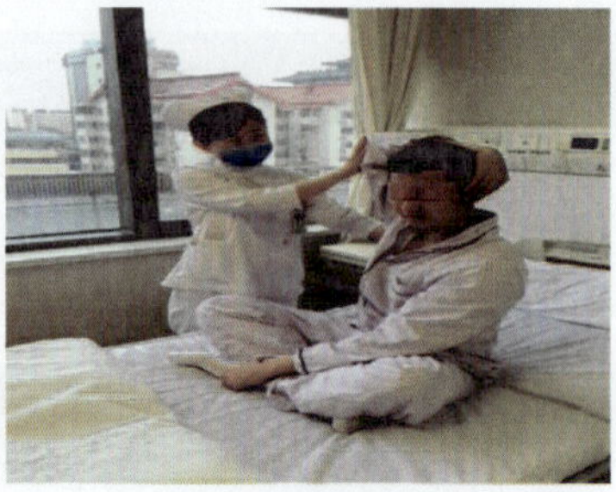

图 5-8　患侧上肢功能锻炼

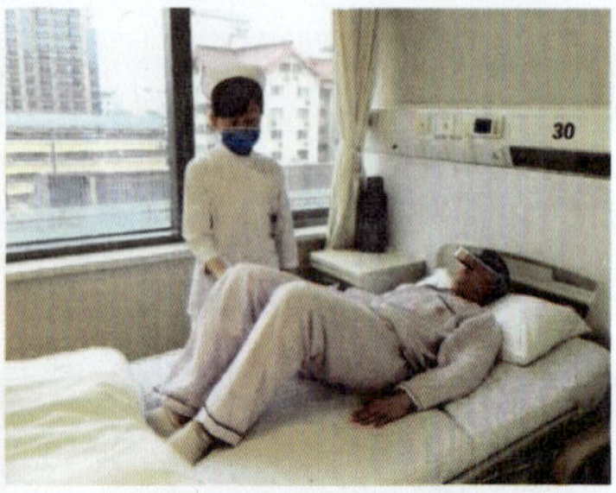

图 5-9　屈腿抬臀运动

【注意事项】

1. 检查引流管插管处缝线及固定情况，各接头连接情况，防止松动、脱落。

2. 密切观察胸腔闭式引流装置的密闭性，更换引流瓶时应双重夹闭引流管上方，以防空气进入胸腔。严格无菌操作，防止逆行感染。

3. 引流瓶置于安全处并保持直立位，以免意外踢倒。引流瓶应低于插管水平位 60 ～ 100cm。

4. 定时挤压引流管，以防血凝块或组织阻塞管腔，保持引流通畅。

5. 观察引流管内水柱波动情况，平静呼吸时水柱波动 4 ～ 6cm，呼吸功能锻炼时水柱波动增大。

6. 拔管后观察患者有无呼吸困难、胸闷憋气及皮下气肿，检查引流口敷料情况。

7. 观察引流液颜色、性质和量。若胸腔积液量每小时大于 100ml，且持续 2 ～ 3h，提示活动性出血；胸腔积液量增多且呈米汤样，提示发生乳糜胸；胸腔积液呈脓性液体伴臭味，提示发生脓胸。

二、心包引流护理

心包纵隔引流管是将引流管一端 Y 形分叉分别放置于患者心包腔和纵隔腔内，而另一端连接比其位置更低的水封瓶，以引流心包、纵隔内残存的积血及积气。心包纵隔引流作为一种治疗手段，广泛应用于心脏体外循环及非体外循环术后，是预防心脏术后大出血及心脏压塞、纵隔偏移的重要手段。

【目的】

1. 引流心包腔及纵隔内渗血、渗液、积气，预防纵隔移位。

2. 防止心脏压塞引起心搏骤停等并发症。

3. 预防感染，促进肺复张。

【评估】

1. 患者意识及合作程度。

2. 患者是否为心脏体外循环或非体外循环术后，是否有血胸、气胸等指征。

3. 患者置管位置，是否有胸管置入，伤口敷料情况。

【操作过程】

1. **护士准备**　着装整洁，洗手，戴口罩。

2. 物品准备　胶布、管路标识、护理记录单。

3. 环境准备　安静、光线明亮，室温适宜，采取适当遮挡。

4. 核对医嘱，携带用物至患者床旁。

5. 评估患者意识，查对患者信息，准确识别患者。

6. 向清醒患者及家属解释心包纵隔引流目的及重要性，取得配合。

7. 术后未清醒及镇静患者，床头抬高 30º；已清醒患者协助患者取半坐卧位，协助患者解开上衣。

8. 观察心包纵隔引流管处敷料有无渗血、渗液，用胶布将引流管 Y 型分叉处妥善粘贴固定，防止脱出。检查引流管有无打折、受压。

9. 心包纵隔引流瓶置于床旁地面，保持直立，引流瓶位置应低于引流管置管处 60 ～ 100cm（图 5-10）。检查引流管及水封瓶是否处于密闭状态。

10. 观察引流管是否通畅，即管内液面是否随呼吸上下波动（图 5-11），术后 8h 内应每隔 15 ～ 30min 挤压心包纵隔引流管一次。

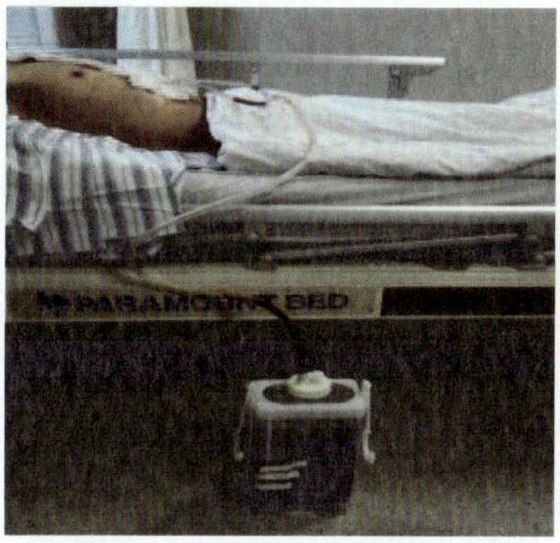

图 5-10　引流瓶放置位置

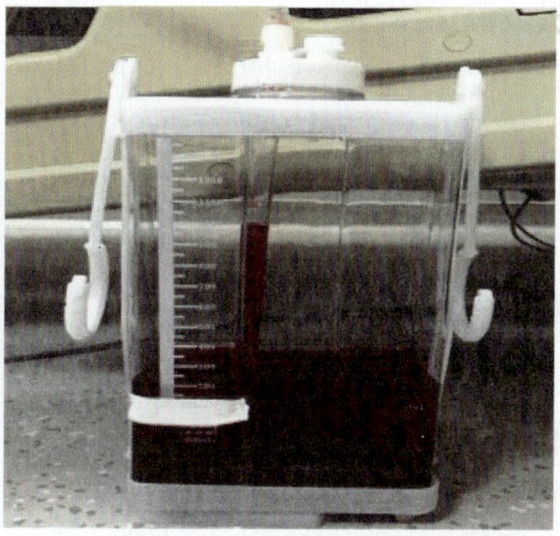

图 5-11　引流管内水柱

11. 心包纵隔引流管挤压手法　用右手捏紧引流管近皮肤处，然后用左手顺着引流管向下挤捏使引流管管腔变窄变扁产生负压，然后先松开右手再松开左手，交替进行（图 5-12，图 5-13）。如此反复每 15 ～ 30min 进行一次。

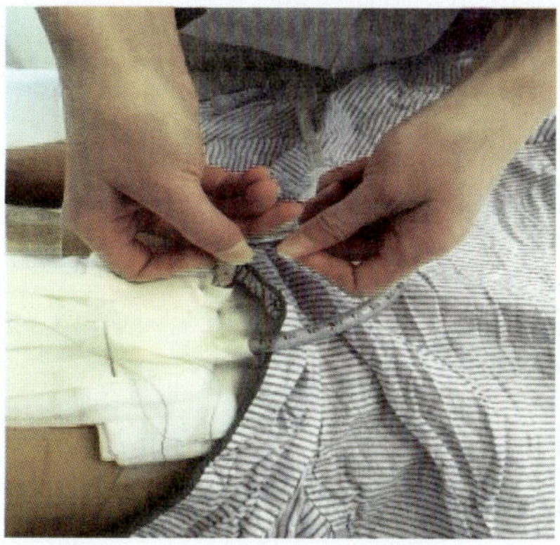

图 5-12　挤压引流管手法（一）

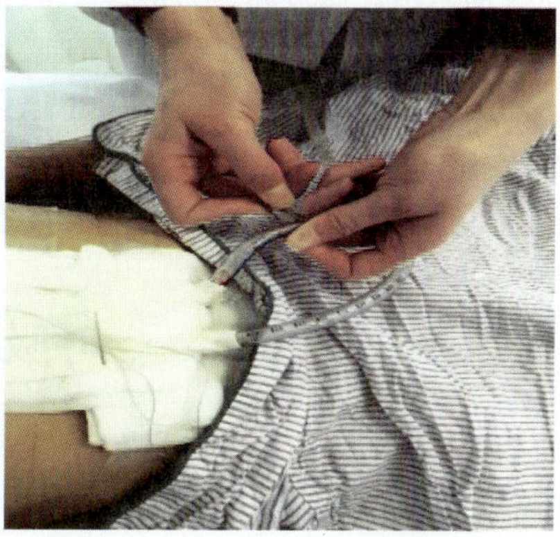

图 5-13　挤压引流管手法（二）

12. 观察引流液的量、性质、颜色，准确记录每小时引流量及 24h 引流量。

13. 将心包纵隔引流管名称及置管时间写于管路标识，贴于引流管。

14. 拔管护理 术后 48 ～ 72h，引流量明显减少，且颜色变淡逐渐转变为淡红色或浅黄色液体，引流量在 50ml/24h 以下，即可协助医师拔管。

【评价】

1. 插管处敷料清洁干燥，无渗血、渗液。

2. 胶布固定引流管 Y 型端方法正确，管路及水封瓶密闭，引流通畅。

3. 挤捏心包纵隔引流管手法正确，引流管内可有少量引流液流出。

4. 可正确描述并记录引流液性质、颜色，准确记录每小时及 24h 引流量。

【健康教育】

1. 指导清醒患者采取半坐卧位，以利于呼吸及引流，翻身及床上活动时注意保护引流管，动作轻柔，防止引流管受压及意外脱管。

2. 指导患者下地活动时，引流瓶必须保持低于引流管置管处 60 ～ 100cm，防止引流瓶位置过高造成引流液逆流感染。

3. 告知患者一旦出现心率增快、呼吸困难、意外脱管等情况，立即呼叫护理人员。

4. 拔管时做好患者心理护理，告知患者医师拔管同时深吸气后屏气，待引流管拔出后再呼吸，以防止拔管时气体进入。

5. 拔管后如出现渗血或渗液，及时告知护理人员。

【注意事项】

1. 检查引流管置管处缝线及各接头固定情况，防止意外脱管。引流瓶应妥善直立放置于床旁，防止翻倒，一旦出现翻倒应立即扶起。

2. 保持引流装置密闭，更换引流瓶时应双重夹闭引流管上方，以防空气进入。严格无菌操作，防止逆行感染。

3. 定时挤压引流管，如发现引流液颜色鲜红、有血块、触之温热，量大于 100ml/h，应警惕有活动性出血的可能，及时通知医师处理。

4. 如发现患者心率增快伴大汗、面色苍白，清醒患者自觉胸闷、呼吸困难，出现血压下降、中心静脉压升高，并观察引流液量较前突然减少或引流管内有血块，应警惕患者心脏压塞的可能。应立即告知医师，做好床旁开胸或二次手术准备。

5. 拔管后应观察患者伤口敷料有无渗血、渗液，同时观察伤口有无红、肿、痛，如出现上述情况，应立即通知医师予以换药。

第二节　呼吸功能促进护理

一、呼吸功能锻炼

呼吸功能锻炼是以进行有效的呼吸、增强呼吸肌，特别是膈肌肌力和耐力为主要原则，以减轻呼吸困难、提高机体活动能力、预防呼吸肌疲劳、防止发生呼吸衰竭及提高患者生活质量为目的的治疗方法。

【目的】

1. 扩大胸廓，扩张小气道和肺泡，增加肺泡通气，减少生理死腔量，得到最大肺活量。

2. 增强肺通气功能，提高呼吸肌功能，促进痰液排出。

【评估】

1. 患者理解及合作程度。
2. 患者咳痰能力，是否有呼吸功能锻炼经历，对操作耐受水平。
3. 患者疼痛情况，是否有影响训练的基础疾病，如瘫痪、营养不良等。

【操作过程】

1. **护士准备**　着装整洁，洗手，戴口罩。
2. **物品准备**　备气球或呼吸功能训练仪、护理记录单。
3. **环境准备**　安静、光线明亮、室温适宜。
4. 核对医嘱，携用物至患者床旁。
5. 查对患者信息，向患者及家属解释呼吸功能锻炼目的及过程，取得合作。
6. 呼吸功能锻炼具体方法如下。

（1）缩唇呼吸法：是指吸气时用鼻子，呼气时口呈缩唇状，施加一些抵抗慢慢呼气的方法（图 5-14）。可帮助控制呼吸频率，使更多的气体进入肺部，减少呼吸功耗。操作步骤如下：

①取舒适放松体位，经鼻深吸气。

②呼气时缩唇微闭，缓慢呼气 4 ～ 6s。

③吸气与呼气的时间比以 1 ∶ 2 或 1 ∶ 3 为宜。

④根据机体耐受情况选择合适练习次数及时长。

⑤呼气时缩唇大小程度由患者自行选择调整，不要过大或过小。

（2）腹式呼吸：又称膈式呼吸，是指吸气时让腹部凸起，呼气时腹部凹陷的呼吸法（图 5-15），主要是靠腹肌和膈肌收缩来进行。关键在于协调膈肌和腹肌在呼吸运动中的活动。操作步骤如下。

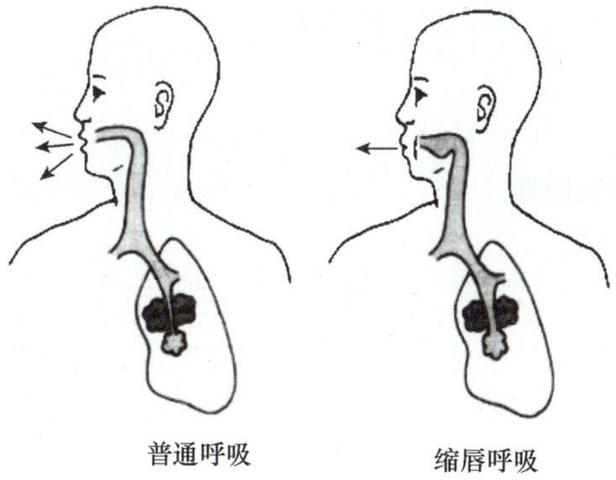

图 5-14　缩唇呼吸

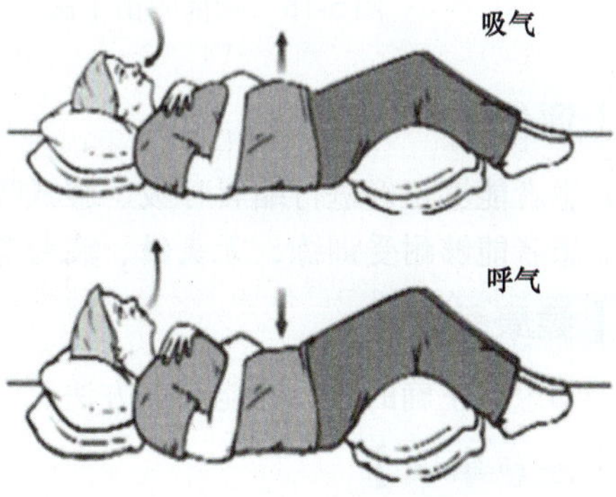

图 5-15　腹式呼吸

①取仰卧位或半坐卧位，两膝半屈使腹肌放松，一手放在胸骨柄部，以控制胸部起伏，另一手放在腹部，以感觉腹部隆起程度，在呼气时用力向上向内推压，帮助腹肌收缩。

②用鼻慢深吸气，膈肌松弛，尽力将腹部挺出。

③缓慢呼气，腹肌收缩，腹部下凹。避免上胸部运动。呼吸节律应缓慢、深长。避免用力呼气或呼气过长，以免发生喘息、憋气、支气管痉挛。

④深呼吸练习时以每次 3 ～ 4 次呼 / 吸气为宜，避免过度通气。

⑤如有呼吸困难或胸闷憋气等不适症状应暂停练习。

（3）有效咳嗽：是指能够帮助过多支气管分泌物排出气道的咳嗽方法。具体操作方法如下：先深吸一口气，屏气2s，然后腹部用力，用全身的力量，让痰液冲出，咳嗽时一定要张开嘴，让气流快速将痰送出来，这样有力的咳嗽动作只需要两三下即可将痰咳出。

（4）胸部叩击：是一种借助叩击所产生的震动和重力作用，使滞留在气道内的分泌物松动，并移行到中心气道，最后通过咳嗽排出体外的方法。操作步骤如下：患者取侧卧位或坐位，叩击者手指合拢、微屈，手掌握起，呈杯状（图5-16），利用腕关节力量在患者背部，由外向内，由下向上叩击。注意不可在裸露的皮肤上叩击，叩击时避开伤口和骨突（脊椎、胸骨、肩胛骨）部位。合并气胸、肋骨骨折时禁止做叩击。手术患者避免术侧叩击。叩击完一侧再叩另一侧，每一肺叶叩击3～5min，发出一种空而深的拍击音表示叩击手法正确。操作中密切关注患者意识及生命体征变化，如有异常，应立即停止叩击。

（5）吹气球或使用呼吸功能训练仪

①如病情允许，协助患者取坐位或半坐卧位。

②吹气球前深吸一口气，对着气球口慢慢吹，直到吹不动为止（图5-17）。

③使用呼吸功能训练仪时，嘱患者用嘴含住咬嘴深慢地吸气，吸满后移开咬嘴缓慢做。

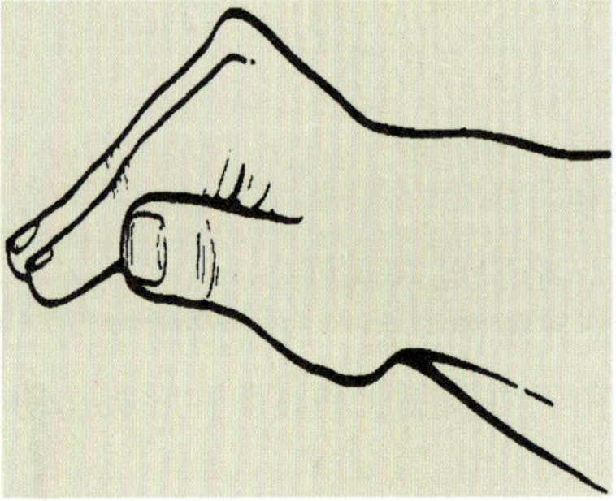

图5-16　胸部叩击手法

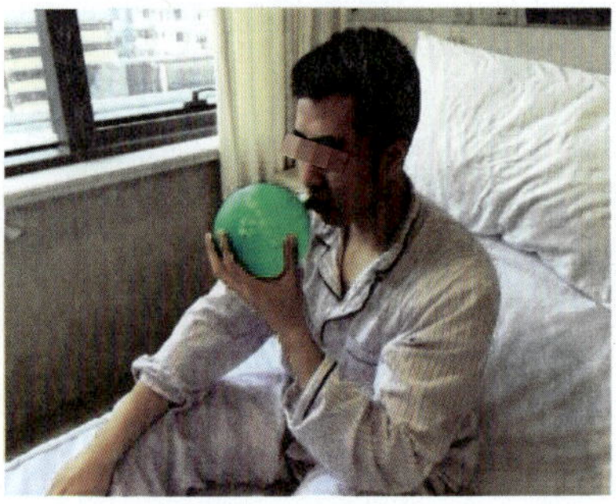

图5-17　吹气球

【评价】

1. 患者能够正确进行缩唇呼吸、腹式呼吸、有效咳嗽。
2. 患者能够耐受训练，无头晕、疲劳等不适症状。

【健康教育】

告知患者正确的呼吸功能锻炼方法。

【注意事项】

1. 训练过程要由简至繁，待患者掌握动作要领后再进行下一步训练。
2. 训练过程中患者出现不适或疲劳症状时应及时给予终止。
3. 评估训练效果，如咳痰次数、量及肺复张情况。

二、胸带固定

胸带固定技术是指用胸带固定胸部，以减轻胸部张力，保护创口，减轻疼痛等。临床用于开胸手术后、胸腔镜手术后、创伤、肋骨骨折、气胸包扎等。

【目的】

1. 减轻胸部张力，保护创口，减轻疼痛。
2. 减少胸廓活动度，用于多根多处肋骨骨折的连枷胸患者。

【评估】

1. 患者合作程度、胸围大小。
2. 患者胸部皮肤、伤口敷料、伤口渗出情况及各种引流管位置。
3. 患者是否有胸带包扎经历、对操作耐受水平。

【操作过程】

1. **护士准备**　着装准备，洗手，戴口罩。
2. **物品准备**　根据患者胸围大小选择合适型号的胸带（图 5-18）。
3. **环境准备**　关闭门窗，室温适宜，隔帘遮挡。
4. 核对医嘱，携用物至患者床旁。
5. 核对患者信息，向患者及家属解释胸带包扎目的及过程，并取得配合。
6. 如病情允许，协助患者取半坐卧位。
7. 将胸带置于患者胸背部，平铺于床上。
8. 两侧胸带条，一条压一条左右交替包扎患者胸部（图 5-19）。
9. 将最后两条胸带条贴紧胸部整理平整用医用胶布固定（图 5-20）。

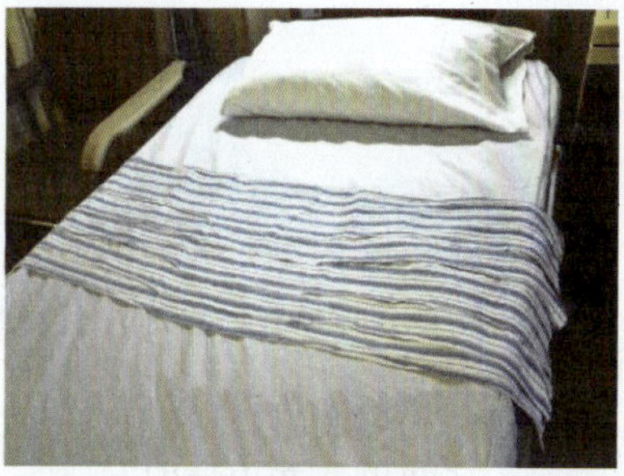

图 5-18　物品准备

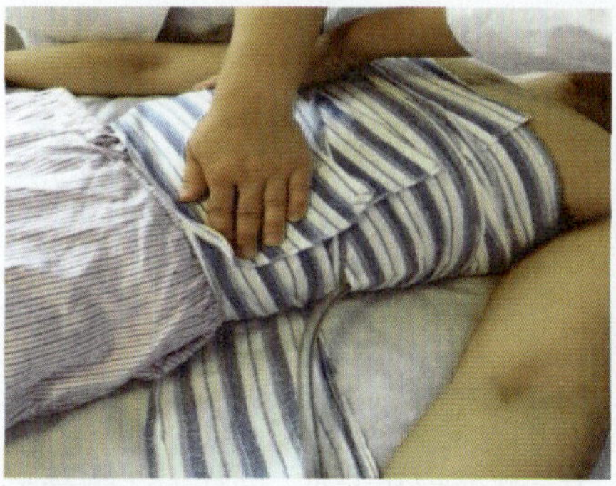

图 5-19　包扎胸带

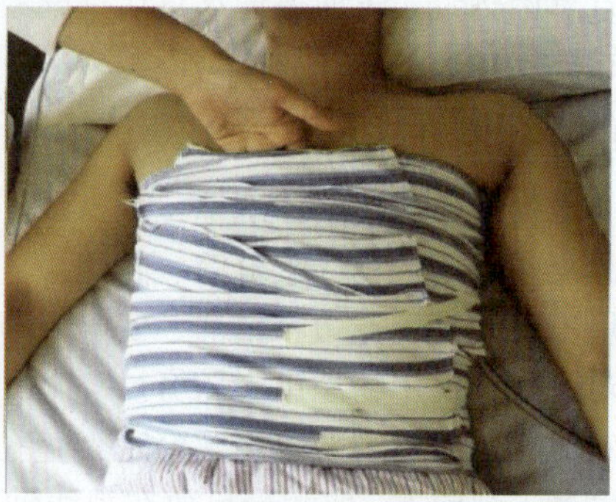

图 5-20　固定胸带

【评价】

1. 胸带松紧度适宜，患者无不适主诉。
2. 各引流管从胸带合适位置穿出且无打折。

【健康教育】

告知患者如感觉胸带过紧、松脱、污染，应及时告知护士。

【注意事项】

1. 胸带包扎松紧适宜，以可伸进一指为宜，如松脱或移位应及时整理。
2. 固定胸带时避开伤口、引流管位置，并避开身体侧面。
3. 引流管从胸带条间穿出，避免在胸带内打折。

第六章

神经外科常用护理技术

第一节 病情观察

一、瞳孔观察

神经系统特别是颅脑发生病变时，瞳孔常发生变化。通过对瞳孔的密切观察，对神经系统疾病的诊断和病情演变，有重要帮助。

【目的】

1. 了解患者意识情况。
2. 观察患者有无脑疝发生。

【评估】

1. 患者意识状态、生命体征及合作程度。
2. 患者既往有无眼部疾病及手术经历。

【操作过程】

1. **护士准备** 着装整洁，洗手，戴口罩。
2. **物品准备** 治疗车、手电筒、瞳孔尺、手消毒液。
3. **环境准备** 环境宽敞、整洁、安静。
4. 核对医嘱，携用物至患者床旁。
5. 查对患者，向患者及家属解释观察瞳孔的目的及意义，并取得配合。
6. 嘱患者正视前方，取测量尺放在视线轴下方，测量瞳孔大小。同样方法测量另一侧瞳孔。
7. 记录双侧瞳孔大小。
8. 观察两侧瞳孔是否等大、等圆、对称。
9. 观察瞳孔边缘是否规则、位置是否在正中线上。
10. **直接对光反射** 用手电筒在距离眼 3 ～ 5cm 处，从外向内迅速照射瞳孔，观察瞳孔是否缩小；移除光源后观察瞳孔是否恢复之前大小。同样方法观察另一侧瞳孔（图 6-1）。
11. **间接对光反射** 用左手掌放在两只眼睛中间，用手电筒从外向内迅速照射一侧瞳孔，观察另一侧瞳孔是否缩小，并在移除光源后恢复之前。同样方法观察另一侧瞳孔（图 6-2）。
12. 将呼叫器放置患者身边，协助患者舒适卧位，告知患者瞳孔检查结果，进行健康指导。

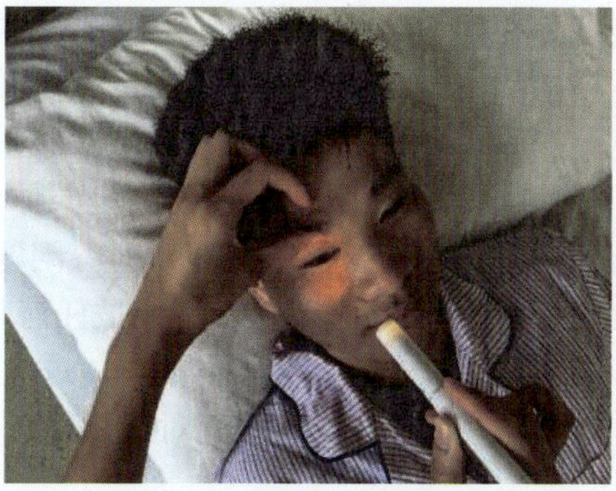

图 6-1　直接对光反射

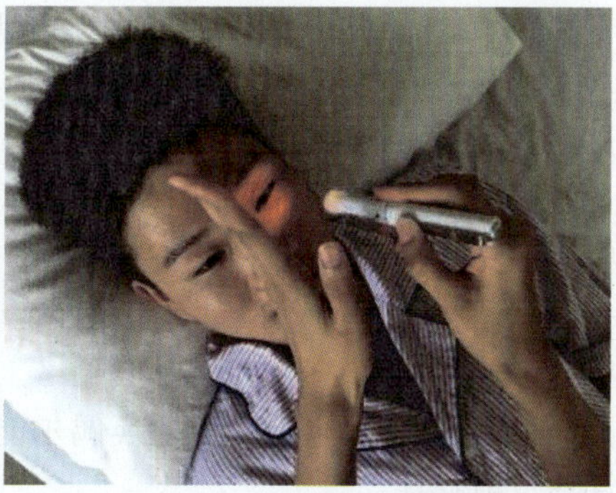

图 6-2　间接对光反射

13. 洗手，做记录。

【评价】

1. 患者瞳孔等大等圆，对光反射灵敏。
2. 准确观察和记录瞳孔大小、对光反射，并及时发现病情变化。

【健康教育】

1. 告知患者瞳孔观察的目的及重要性。
2. 告知患者强光照射后会有不适，为正常反应。
3. 告知患者如果出现视物不清或头痛等症状及时告知医师或护士。

【注意事项】

1. 观察瞳孔应该在正常光线下，不宜过亮或过暗。
2. 若患者无法睁眼，可用拇指和示指拨开上、下眼睑。
3. 手电筒照射瞳孔时间不超过 1s。
4. 根据瞳孔对光反射灵敏度情况，可分为对光反射灵敏、对光反射迟钝、对光反射消失。

二、意识观察

意识是人脑对大脑内外表象的觉察。生理学上，意识脑区指可以获得其他脑区信息的意识区域（在前额叶周边）。意识脑区最重要的功能就是辨识真伪，此种辨识真伪的能力，任何其他脑区都没有。

【目的】

1. 了解患者意识状态，协助诊断。
2. 评估患者生命体征及瞳孔等变化，为实施治疗措施提供依据。

【评估】

1. **患者的年龄**　判断患者是否有对答能力，进而判断患者是否能正确对答。
2. **患者语种**　判断评价者与患者间是否存在沟通障碍问题。
3. **患者身体状况**　判断患者是否能完成评价者发出的指令性动作。
4. **评估标准**

（1）清楚：是指对外界刺激反应正常，各种生理反射存在，能正确回答问题。

（2）嗜睡：是指在足够睡眠时间以外，仍处于昏睡状态，对周围事物淡漠，对环境辨识能力较差，各种生理反射存在，但是较迟缓，对外界刺激有反应，唤醒后可以正确对答，但合作欠佳，刺激消失后随即睡去。

（3）朦胧：是指患者轻度意识障碍，定向力部分降低，对外界刺激反应迟钝。瞳孔角膜及吞咽反射存在，能主动变换体位，但检查不合作，呼之可应，但不能正确对答问题。

（4）昏迷：是指患者的意识完全丧失，运动、感觉和反射功能障碍，不能被任何刺激唤醒。分为3度昏迷。

①轻度昏迷：意识迟钝，反复呼唤偶尔能应，不能正确对答问题，对强烈疼痛刺激有逃避动作，深浅反射存在。

②中度昏迷：意识丧失，常有躁动，强烈疼痛刺激反应迟钝，浅反射消失，深反射减退或消失，角膜和吞咽反射尚存。

③深度昏迷：对外界一切刺激均无反应，深浅反射、瞳孔对光反射（图6-3）、角膜反射（图6-4）和吞咽反射均消失，四肢肌张力消失或者极度增强。

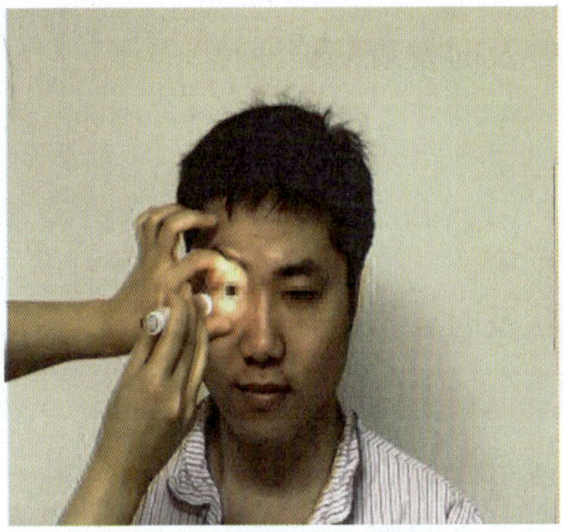

图6-3　观察瞳孔变化

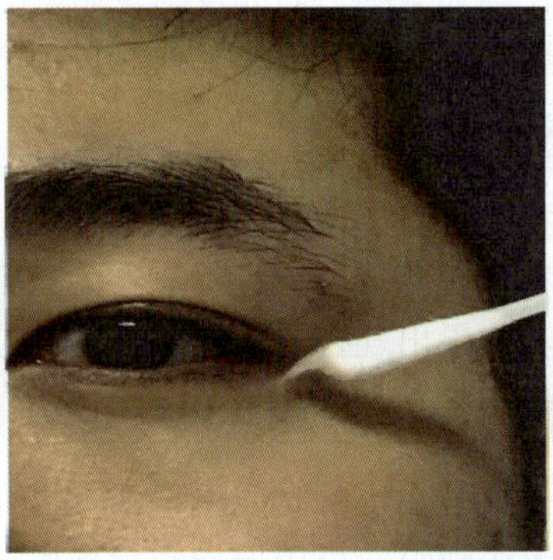

图6-4　观察角膜反射

格拉斯哥昏迷计分法（GCS）是从患者的睁眼、语言、运动3个方面反应情况给予计分。总分15分，12～14分为轻度昏迷，9～11分为中度昏迷，4～8分为深度昏迷（表6-1）。

表6-1　格拉斯哥昏迷计分法

睁眼反射	计分	言语反射	计分	运动反射	计分
自动睁眼	4	正确对答	5	遵嘱活动	6
呼唤睁眼	3	回答错误	4	刺痛定位	5
刺痛睁眼	2	语无伦次	3	躲避刺痛	4
不能睁眼	1	只能发声	2	刺痛屈曲	3
		不能发声	1	刺痛过伸	2
				不能活动	1

【操作过程】

1. 护士准备　着装整洁，洗手，戴口罩。到患者床旁。

2. 准备提问患者的问题　如您叫什么名字？您今年多少岁？您在哪里？您吃饭了么？您

吃的是什么？

3. 准备评价患者指令性动作　如请您睁眼。请您和我握握手。请您平躺在床上。请您抬高左腿。请您对抗我给您的阻力（图 6-5，图 6-6）。

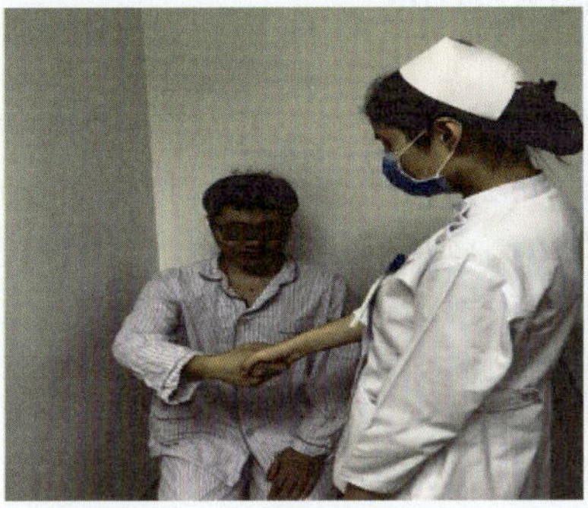

图 6-5　观察上肢肌力

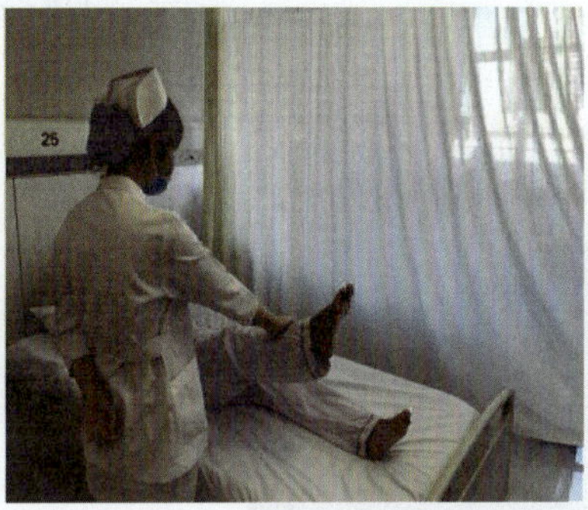

图 6-6　观察下肢肌力

4. 如果患者无法完成指令性动作，则给予患者疼痛刺激，观察患者有无睁眼反应。同时观察肢体对疼痛刺激反应，是否能够刺痛定位、躲避刺痛、刺痛屈曲或者刺痛过伸，或者对疼痛刺激无任何反应。

【评价】

1. 根据患者睁眼反射情况来评价患者得分。

2. 根据患者对答情况来评价患者得分。

3. 根据患者肢体活动情况来评价患者得分。

【健康教育】

1. 分析患者根据格拉斯哥昏迷量表计分情况，结合患者的疾病，为患者或家属提供相应健康宣教内容。

2. 鼓励清醒患者床旁活动，注意安全，合理膳食。

3. 嗜睡患者定时评价患者意识情况，为患者安装双侧床挡，防止坠床，给予患者营养丰富的食物以保证患者营养均衡。

4. 意识朦胧患者要卧床，卧床期间为患者安装双侧床挡，提供患者生活护理，鼓励家属为患者准备营养均衡的食物以避免营养失调。保护患者骨隆突处，防止压疮。

5. 昏迷患者要密切观察患者意识状况，评价患者意识状况，安装床挡，专人陪护，保障患者安全。根据患者情况遵医嘱给予患者鼻饲饮食或静脉营养支持。保护患者骨隆突处，防止压疮，每 2h 为患者翻身改变体位，加强患者被动活动，为患者拍背，鼓励患者咳痰或为患者吸痰。必要时遵医嘱给予患者更高级别的生命支持。

【注意事项】

1. 评价患者意识状况时应使用患者能听懂的语言，通俗易懂。

2. 给患者发出的指令性动作应简单易行。

3. 应用开放性问题与患者沟通，辨别患者意识是否清醒。

第二节 伤口护理

一、脑室引流护理

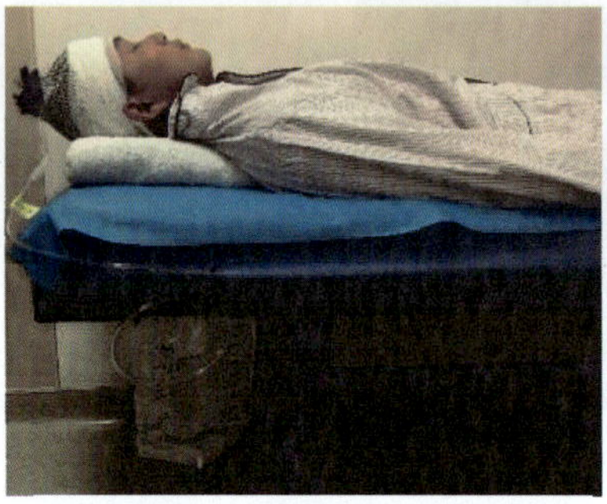
图 6-7 留置脑室引流管

脑室引流是指经过颅骨钻孔或锥孔穿刺侧脑室，放置引流管，将脑脊液引流至体外的一种引流方式。主要应用于脑室内出血、高颅压状态、脑积水、颅内感染患者的治疗（图 6-7）。

【目的】

1. 排出血肿或脑脊液，缓解颅内高压症状，防止脑疝。
2. 暂时缓解脑积水症状。
3. 观察脑室引流液的颜色、性质和量。

【评估】

1. 患者意识、瞳孔、生命体征及合作程度。
2. 患者伤口敷料是否清洁、干燥，有无渗血、渗液。
3. 患者自理能力、活动能力、健康教育知识掌握情况。
4. 脑室引流液的引流量、颜色、性质。
5. 病室、治疗室环境。

【操作过程】

1. **护士准备** 着装整洁，洗手，戴口罩。

2. **物品准备** 治疗车、无菌盘（治疗碗 2 个、弯盘 1 个、止血钳 2 把、纱球 6 个、治疗巾 1 块）、碘伏、无菌手套、止血钳 1 把、医用垃圾袋及生活垃圾袋、手消液、20ml 注射器（图 6-8）。

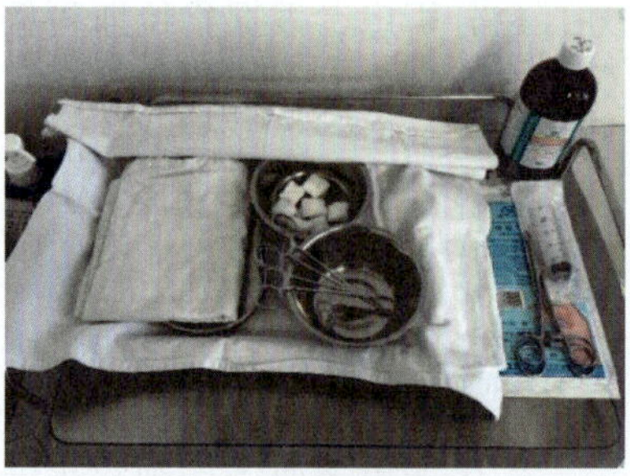
图 6-8 物品准备

3. **环境准备** 环境宽敞、整洁、安静。

4. 核对患者。

5. 正确挤压脑室引流管，判断是否通畅，观察引流管高度。

6. 用止血钳夹闭脑室引流管。

7. 打开无菌盘，向盛放纱球的治疗碗内倾倒碘伏。

8. 消毒手，戴无菌手套。

9. 将治疗巾置于床头，空治疗碗置于治疗巾上。

10. 再次核对患者。

11. 用止血钳夹取碘伏纱球，擦拭引流袋出口处，使用过的纱球置于弯盘内。消毒至少 3 遍，如污染严重可增加消毒次数。

12. 用止血钳打开引流袋出口处，倾倒引流液至空无菌碗内。

13. 用止血钳夹取碘伏纱球消毒引流袋出口处至少 3 遍，之后关闭引流袋出口。

14. 检查一次性引流袋下端出口是否关紧。
15. 摘除手套，撤治疗巾、弯盘、治疗碗于治疗车下。
16. 撤去夹闭引流管的止血钳，观察引流是否通畅。
17. 整理患者衣物及床单位，协助患者舒适卧位。
18. 再次核对患者，进行健康宣教。
19. 推车回处置室，分类处理垃圾，用注射器抽取引流液计量。
20. 洗手、记录。

【评价】

1. 患者脑室引流管引流是否有效。
2. 准确观察和记录脑室引流的量、颜色、性质，并及时发现病情变化。

【健康教育】

1. 告知患者脑室引流管的重要性，嘱患者活动时不可幅度过大，不可自行将引流管拔出。
2. 告知患者不可抓头部伤口敷料，以防引流管脱出。
3. 指导患者不可自行改变引流袋的位置。

【注意事项】

1. 至少用两种方式核对患者信息。
2. 脑室引流管高度以距离外耳道上 10 ～ 15cm 为宜，以维持正常颅内压。不可自行改变引流管的高度。
3. 密切观察脑室引流的颜色、性质及引流量，当引流量过多或过少时，应及时通知医师调节引流管的高度，一旦突然出现大量血性引流液流出，立即通知医师进行进一步检查。

二、弹力敷料加压套的应用

【目的】

防止患者头部的伤口敷料脱落，保证敷料不移位，伤口不被污染。

【评估】

患者伤口位置，以及敷料覆盖情况。患者意识状态，可配合程度。

【操作过程】

1. **护士准备**　着装整洁，洗手，戴口罩。引领患者到换药室。
2. **物品准备**　弹力辅料加压套[评估患者头围，为患者剪取长短合适的弹力辅料加压套(图6-9)]、剪刀、尺子、绷带、纱布、胶带、无菌手套（图 6-10）。
3. 嘱患者坐好，暴露患者伤口。
4. 主管医师予清洁消毒患者伤口后，戴无菌手套，选取合适大小的无菌纱布将伤口完全覆盖(图 6-11)，固定好纱布覆盖位置，用绷带固定头位一圈后用胶带妥善固定(图 6-12)。撑开剪取好的弹力辅料加压套（图 6-13）。由上向下套在患者伤口敷料处。妥善固定（图 6-14）。

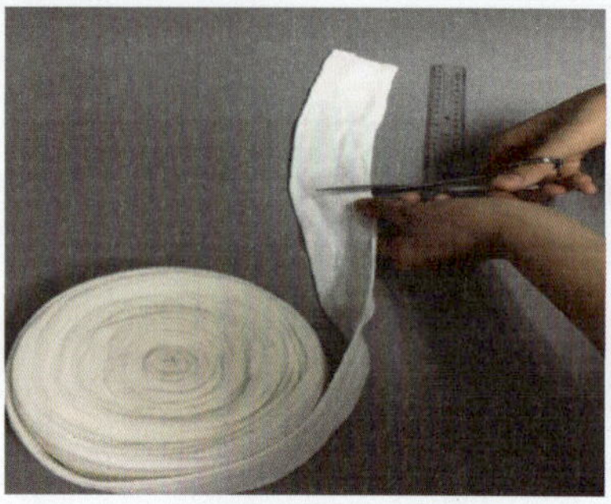

图 6-9　准备弹力绷带

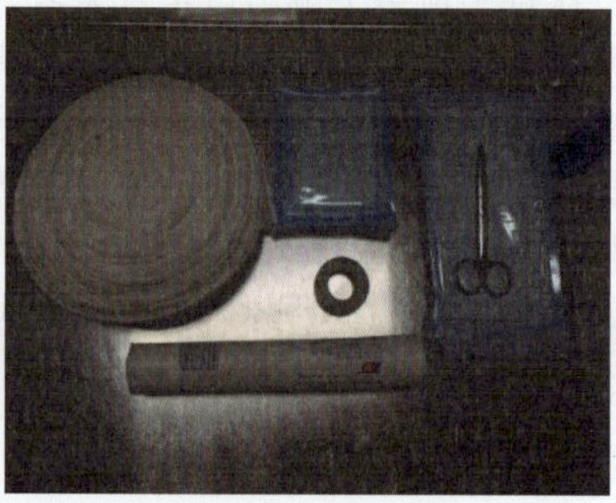

图 6-10　物品准备

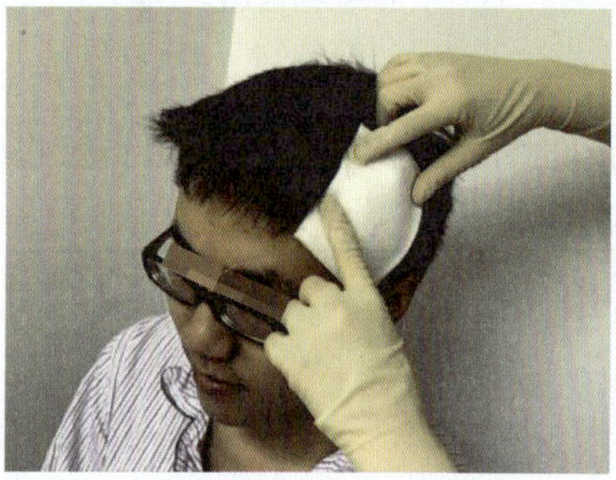

图 6-11　覆盖纱布

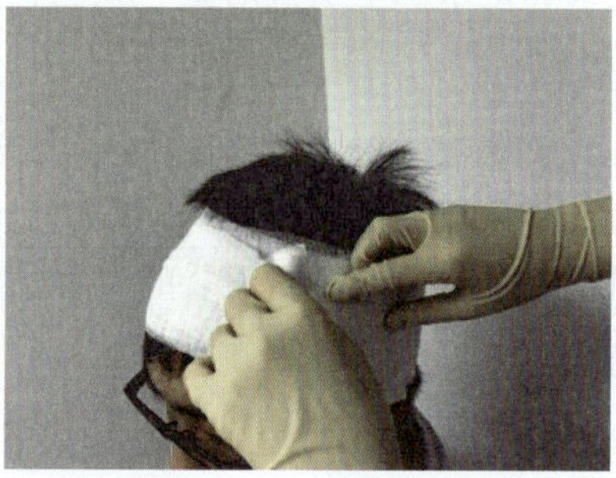

图 6-12　固定纱布

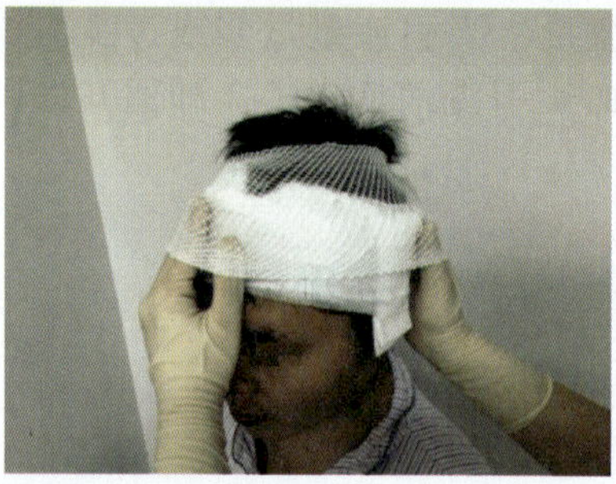

图 6-13　使用弹力绷带

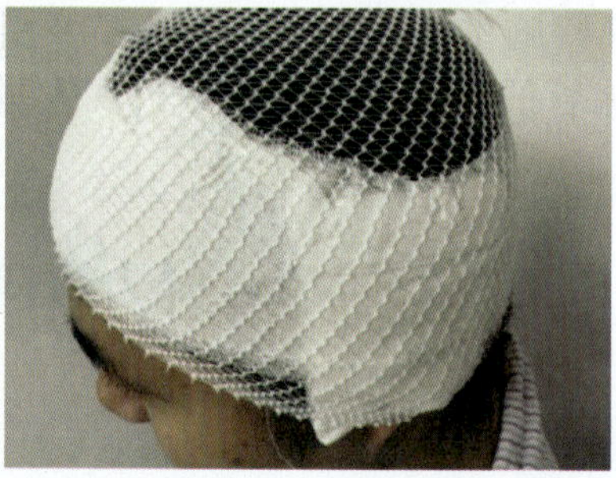

图 6-14　固定良好

【评价】

1. 患者伤口已充分覆盖。
2. 患者伤口敷料已充分加压，妥善固定。
3. 患者有无头部加压过紧等不适主诉。

【健康教育】

1. 告知患者不要用手抓弹力辅料加压套。
2. 告知患者要保持弹力辅料加压套及里层的敷料清洁干燥。
3. 当伤口敷料表面被打湿或有渗血时，立即通知护士或者医师。
4. 当患者出现头痛或者感觉头部加压过紧时立即呼叫医师。
5. 如弹力辅料加压套移位或脱落及时通知医师和护士进行消毒更换。

【注意事项】

1. 更换伤口敷料时让患者坐稳，防止跌倒。
2. 协助医师操作时注意严格执行无菌原则。
3. 戴弹力辅料加压套前应根据患者头围大小撑开合适的宽度。
4. 固定弹力敷料加压套时注意避免耳受压导致压疮。
5. 弹力辅料加压套有一定的固定伤口敷料防止其移位和脱落的作用，但不能绝对避免。为患者固定后注意宣教到位。嘱患者注意睡觉姿势，避免伤口受压或者致敷料脱落。

第七章

骨科常用护理技术

第一节　牵　　引

一、骨牵引护理

骨牵引是利用穿入骨内的骨圆针或颅环弓，对躯体患部进行牵引，牵引力直接作用于骨骼，能更好地对抗肌肉痉挛或收缩（较皮牵引力量大5～6倍以上），起复位、固定与制动作用。在骨牵引放置成功后，护士应做好后期牵引维护，保证牵引起到有效牵引，以及维护好牵引针道的护理，防止患者感染发生。

【目的】

1. 牵拉关节或骨骼，使脱位关节或错位骨折复位，并维持复位后位置。
2. 牵拉及固定关节，以减轻关节面所承受的压力，缓解疼痛，使局部休息。
3. 需要矫正和预防因肌肉挛缩所致的关节畸形。

【评估】

1. 患者是否适合应用骨牵引。
2. 环境是否安全、安静。

【操作过程】

安装骨牵引操作过程：

1. **评估患者**　是否适合应用骨牵引及环境是否安静、安全。

2. **护士准备**　着装整洁，洗手，戴口罩。

3. **物品准备**　骨牵引器械包1个（包括克氏针数枚）、切开包1个、牵引弓1个（颅骨牵引弓1个）（图7-1，图7-2）、牵引绳1.5m、牵引重锤、局部麻醉药（包括10ml、20ml注射器1～2个，0.5%～1%普鲁卡因10～20ml）、皮肤消毒盘（包括2%碘酊、75%乙醇、棉签等用物）、抗生素空瓶2个、无菌手套2副、护理记录单。

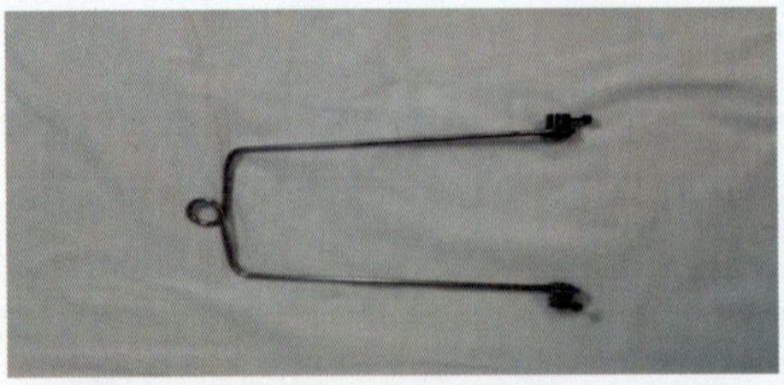

图7-1　牵引弓

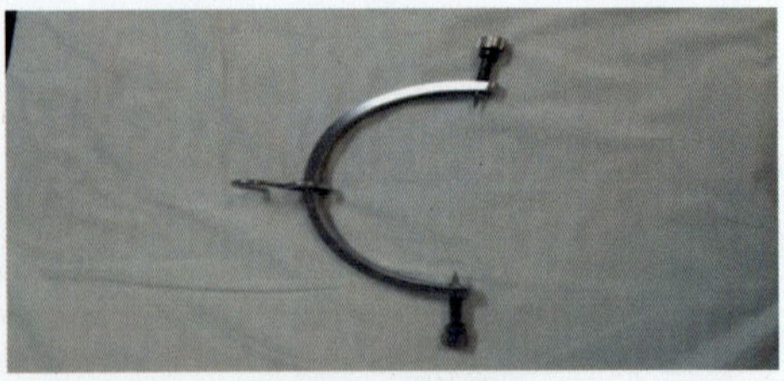

图7-2　颅骨牵引弓

4. 环境准备　关闭门窗，调室温，必要时屏风遮挡，请家属回避。

5. 核对医嘱，携用物至患者床旁。

6. 查对患者，向患者及家属解释骨牵引目的及过程，并取得同意。

7. 配合医师消毒皮肤，选择进针点并做标记，铺无菌巾。

8. 配合医师用 0.5% ～ 1% 利多卡因进行局部麻醉，针尖深达骨膜。骨圆针刺破皮肤。

9. 将骨圆针穿过骨膜（颅骨牵引固定者为颅骨牵引弓钉齿，其进针部位在双侧眉外 1/3 的上方 1cm 处和双侧耳上方 1cm 近乳突处）。

10. 安装牵引弓和牵引绳、滑轮、牵引支架系统，进行持续牵引。

11. 全面检查牵引架位置、角度、高度及牵引绳有无阻力等，确保牵引符合要求，牵引有效（图 7-3）。

12. 操作完毕，整理床位，患肢保暖。

13. 观察患肢骨牵引位置、患肢末梢血运情况，做好护理记录。

骨牵引针眼换药操作过程：

1. 评估针眼　评估患者针眼处是否渗血。

2. 护士准备　着装整洁，洗手，戴口罩。

3. 物品准备　换药盘 1 个（图 7-4）、0.5% 碘伏 1 瓶、无菌手套 1 副。

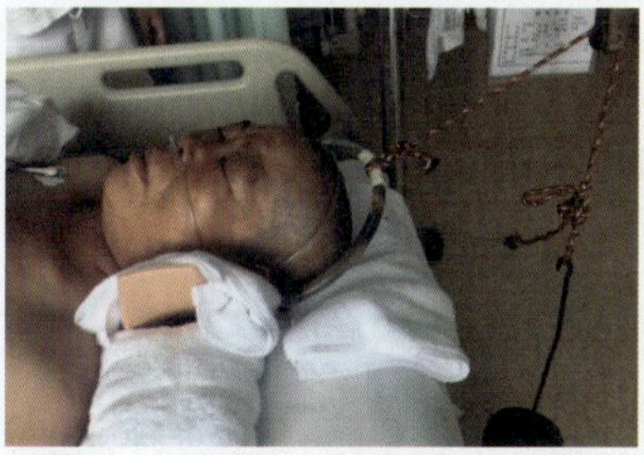

图 7-3　有效牵引

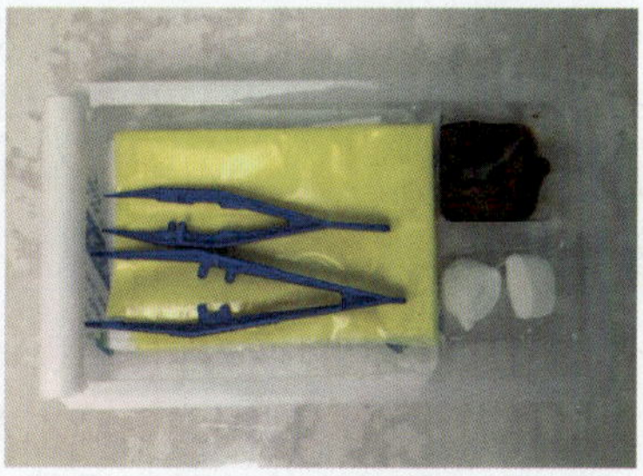

图 7-4　换药盘

4. 环境准备　关闭门窗，调室温，必要时屏风遮挡，请家属回避。

5. 核对医嘱，携用物至患者床旁。

6. 查对患者，向患者及家属解释骨牵引针眼换药目的及过程，并取得同意。

7. 换药过程

（1）注意无菌操作，动作轻柔，不过分刺激正常组织。针眼及钢针处的结痂，应湿润后清除。

（2）先针眼外，后针眼内，再针眼外顺序消毒。每一个步骤用 1 个棉签，钢针处必须按照由近针眼端到远针眼端方向消毒，禁止来回涂擦，钢针如偏向一侧，必须用碘伏进行严格消毒后方可移动（图 7-5）。

（3）彻底清除针眼内积脓，抗菌纱条不宜过大，上引流纱条时不可将针眼堵死。

（4）严格无菌操作，一份换药物品只供一个患者使用，不得与他人共用，防止交叉感染。

（5）年老体弱、营养不良者，需加强营养，增加机体抵抗力及组织修复能力。

（6）对糖尿病或血糖高的患者，必须控制好血糖，并及时配合静脉点滴进行抗感染治疗。

（7）加强心理护理，取得患者理解与配合。

8. 全面检查牵引架位置、角度、高度及牵引绳有无阻力等，确保牵引符合要求，牵引有效（图 7-6）。

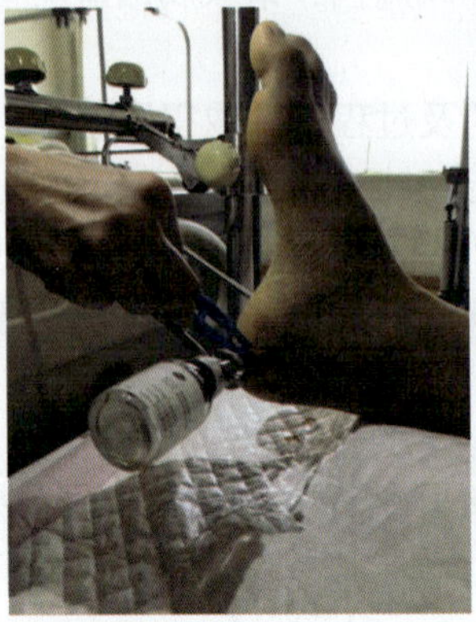
图 7-5　针眼换药

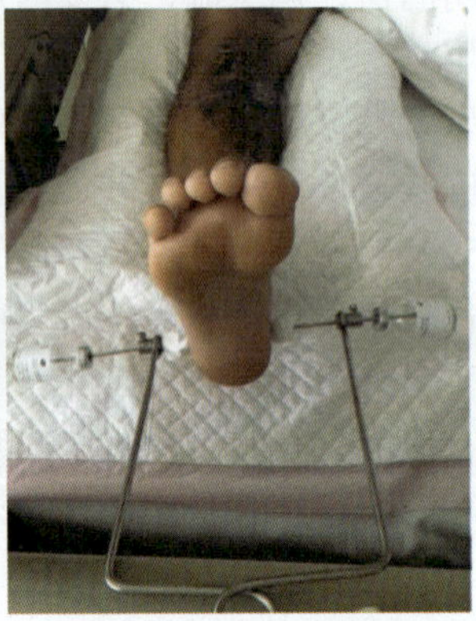
图 7-6　有效牵引

9. 操作完毕，整理床位，患肢保暖。

【评价】

1. 患者疼痛症状得到改善。
2. 患者牵引肢体末梢血液循环及活动、感觉情况良好。
3. 颅骨牵引患者无头晕、恶心、呕吐症状。
4. 患者骨牵引针眼处无血渗出，敷料干燥。
5. 患者患肢保持功能位，骨牵引维持在有效范围内。

【健康教育】

1. 告知患者牵引后配合事项　维持牵引体位；不随意增减牵引重量否则造成牵引失败而影响治疗。牵引肢体若出现局部疼痛、麻木及时向医护人员反映，当牵引患者叙述患处疼痛时，应认真分析原因，不可简单地减轻重量；行颅骨牵引患者，不可自由扭转颈部，防止脊髓损伤。

2. 告知患者牵引过程中应进行功能锻炼，如肌肉等长收缩练习、临近关节主动活动等，防止肌肉萎缩、关节僵硬、下肢深静脉栓塞、压疮、坠积性肺炎等并发症。

3. 告知颅骨牵引患者宜进软食，且缓慢进食，以防窒息。如有头晕、恶心、呕吐等不适，及时告知医护人员。

4. 牵引时患肢放置的位置应符合要求，如股骨颈骨折、粗隆间骨折时患肢需保持外展中立位等。

【注意事项】

1. 术前询问过敏史，尤其是普鲁卡因过敏史，如过敏可改用 2% 利多卡因。

2. 经常观察牵引装置是否正确，并维持其效能。如牵引架有无倾斜、牵引弓是否松脱、牵引针有无滑动等。

3. 牵引针眼处在牵引术后用纱布条缠绕，术后 1d 去掉沾有血迹的纱布条，每日用 0.5% 碘伏消毒 2 次。但不能去掉针眼周围形成的保护痂，以免感染。

4. 观察牵引肢体末梢血液循环及活动、感觉情况。在冬季，注意牵引肢体保暖。

5. 保持牵引锤悬空，滑车灵活，牵引绳与患肢长轴平行。防止滑车抵住床尾或床头，防止牵引锤着地，防止牵引绳断裂或滑脱，牵引绳上不能放置枕头、被子等物，以免影响牵引效果。

二、皮牵引护理

皮牵引是将皮牵引套或胶带包扎于患肢皮肤上，利用肌肉在骨骼上的附着点，牵引力传递到骨骼，达到复位、固定的目的。

【目的】

1. 使骨折部位得以复位、固定与休息。
2. 减轻患者疼痛。

【评估】

1. 患者是否适合皮牵引。
2. 皮肤有无破损、炎症。
3. 肌肉力量是否强大有力。

【操作过程】

1. **护士准备** 着装整洁，洗手，戴口罩。
2. **物品准备**

（1）牵引套 1 副（图 7-7），根据肢体周径选择大小号，包括牵引套、扩张板、牵引绳 1m。

（2）牵引架（图 7-8），包括滑轮、重锤等。

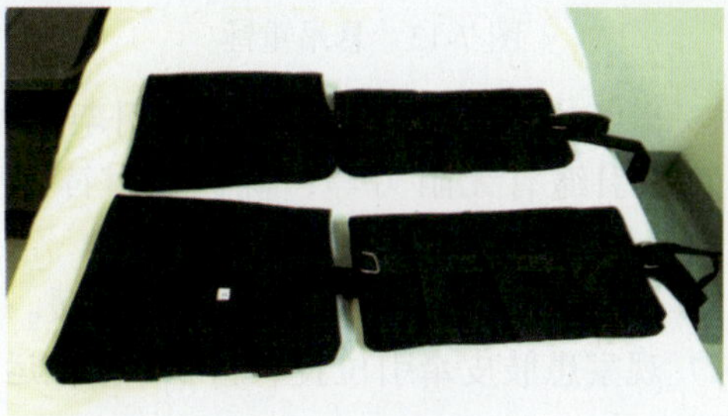

图 7-7 牵引套

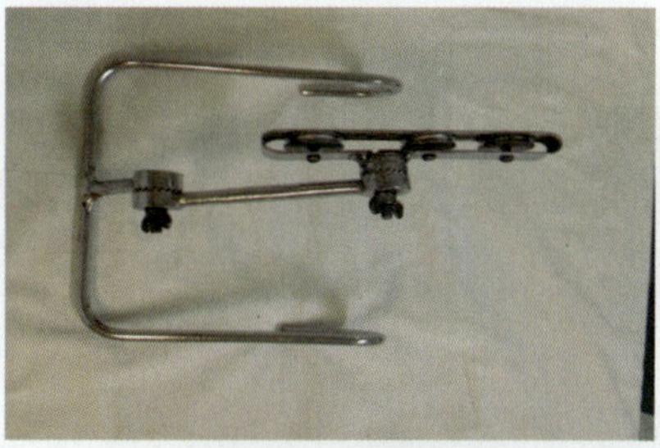

图 7-8 牵引架

（3）护理记录单。

3. **环境准备** 关闭门窗，调室温，必要时屏风遮挡，请家属回避。
4. 核对医嘱，携用物至患者床旁。
5. 查对患者，向患者及家属解释皮牵引的目的及过程，并取得同意。
6. 摆放体位 患者取平卧位，撤去被子，暴露患肢（图 7-9）。
7. 一人用双手牵拉固定患肢轻轻抬离床面约 10cm。
8. 另一人将皮牵引套平铺于床上，并调节好长度，暴露膝关节，放置牵引套（图 7-10）。
9. 包裹牵引的肢体，粘贴牵引套，轻轻放下患肢（图 7-11）。
10. 骨突处部位用棉垫或棉花包绕、垫好。

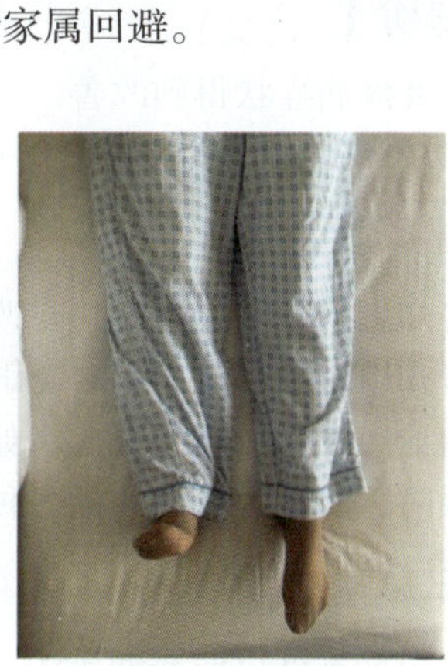

图 7-9 暴露患肢

11. 系皮牵引套上的尼龙搭扣。
12. 安装牵引架（图 7-12）。
13. 系好牵引绳。
14. 挂上重锤，悬离地面（图 7-13）。

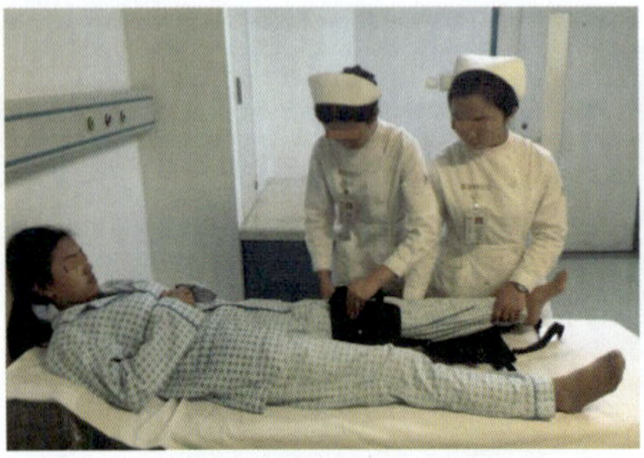
图 7-10　放置牵引套

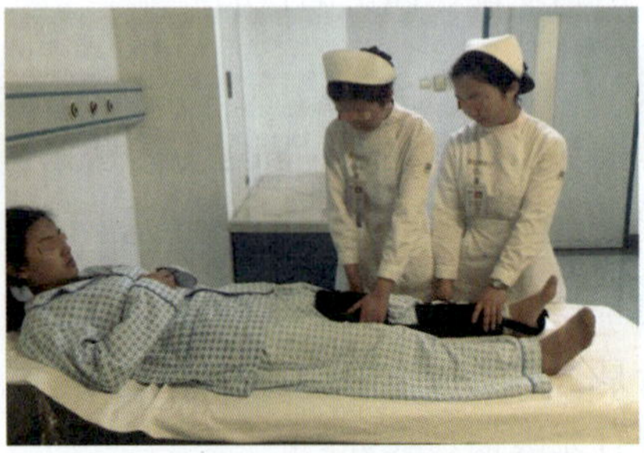
图 7-11　粘贴牵引套

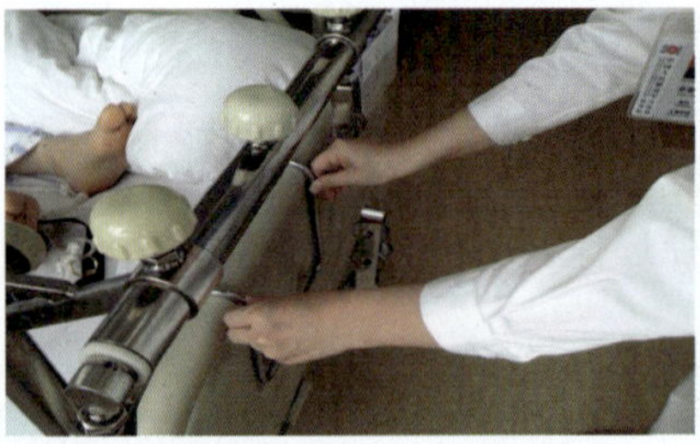
图 7-12　安装牵引架

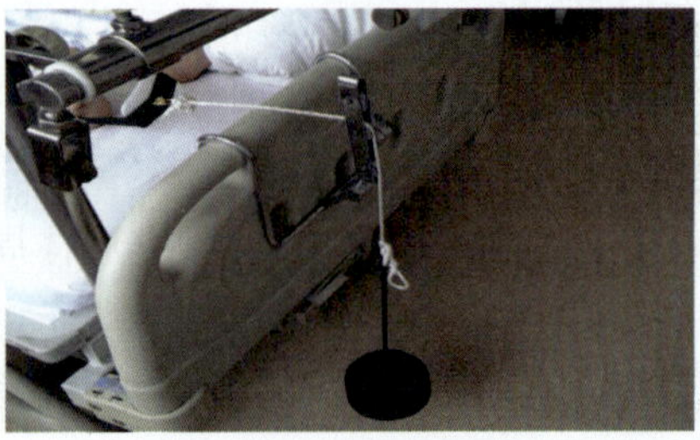
图 7-13　悬吊重锤

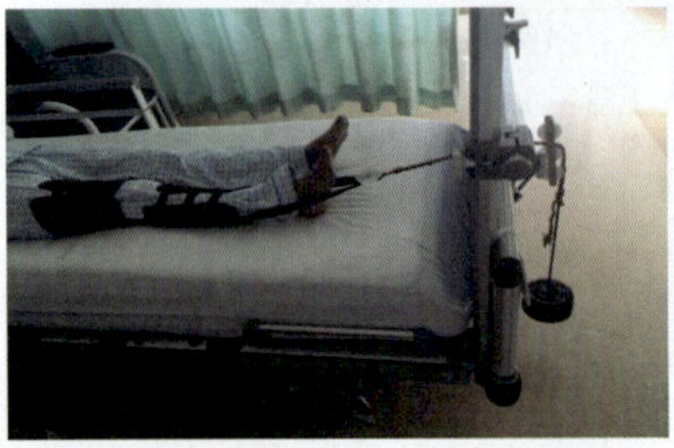
图 7-14　有效牵引

15. 全面检查牵引情况，包括牵引架位置、角度、高度及牵引绳有无阻力等，确保牵引符合要求，牵引有效（图 7-14）。

16. 操作完毕，整理床单位，患肢保暖。

17. 观察患肢皮牵引位置、患肢末梢血运情况，做好护理记录。

【评价】

1. 患者疼痛症状得到改善。
2. 患者牵引肢体未出现局部疼痛、麻木，牵引部位皮肤完好，无破损。

【健康教育】

1. 告知患者及家属不能擅自改变体位，不能随便增减牵引重量。
2. 告知患者牵引过程中自觉锻炼，尽快适应，并掌握使用要领和技巧。
3. 指导患者进行功能锻炼，如股四头肌收缩，防止患肢肌肉萎缩、关节僵直。
4. 预防因长期卧床而致的各种并发症。

【注意事项】

1. 牵引松紧度以能够伸进 1 ～ 2 指为宜，牵引重量一般不超过 5kg，以免造成过度牵引，影响治疗效果。

2. 牵引期间应每日检查牵引装置及效果，保证有效牵引。

3. 严格掌握牵引重量，防止牵引力过大损伤皮肤或引起水疱，影响牵引效果。

4. 每日用清水擦洗肢体后再重新捆绑，并注意检查皮肤完整性。

5. 牵引时注意观察皮肤有无红肿、摩擦伤等早期压疮症状，以便早期发现早期处理。

第二节 患者体位移动护理

一、骨折患者的体位摆放

患者骨折后患肢体位的摆放对患者后期康复起到重要作用，由于骨折部位不同，体位摆放要求及护理要点也不同，下面针对上肢骨折、脊柱骨折、下肢骨折、髋关节骨折体位的摆放进行详细介绍。

（一）上肢骨折的体位摆放

【目的】

1. 抬高患肢，减轻水肿。

2. 保持患者于功能位。

3. 防止神经损伤。

【评估】

1. 患者上肢骨折具体部位。

2. 患者骨折处肿胀程度。

3. 患肢有无神经损伤。

【操作过程】

1. 操作者洗手。

2. 查对床号、姓名，向患者解释摆放体位目的以取得合作。

3. 暴露患肢受伤部位。

4. 观察损伤部位、石膏或支具松紧程度。

5. 一名护士一手托于患者肘关节处，另一手托于患者腕关节，两手同时轻轻上抬。

6. 另一名护士将软枕平放于患肢下方。将患肢放于软枕上，使患肢高于心脏位置（图 7-15）。

7. 整理床单位。

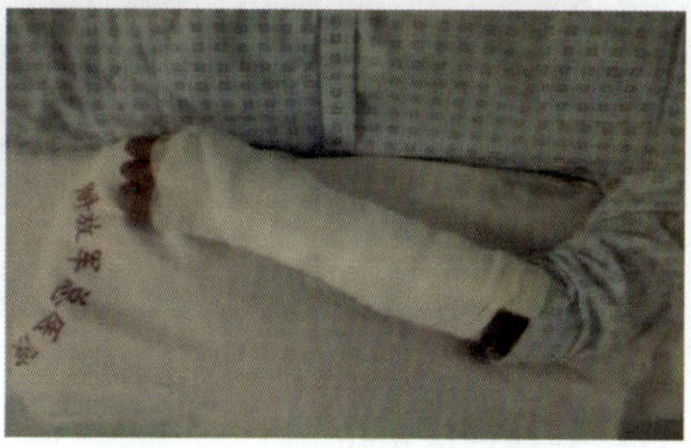

图 7-15 患肢高于心脏位置

【评价】

1. 患肢水肿情况较前减轻。

2. 患肢保持功能位状态。

3. 患者疼痛减轻。

【健康教育】

1. 指导患者复位固定后尽早开始手指、腕关节的伸屈活动，并进行肌肉主动收缩运动，以利于减轻水肿。

2. 4～6周后外固定解除，开始逐渐进行腕关节、肘关节活动。

【注意事项】

1. 摆放体位时，保持患肢功能位，避免由于肢体扭曲，加重骨折错位程度及血管、神经损伤。
2. 给予患肢保暖。
3. 观察患者患肢处皮肤颜色、皮温、末梢血运、手指运动情况。
4. 观察支具或者石膏松紧程度。
5. 患肢应高于心脏水平。

（二）下肢骨折的体位摆放

【目的】

1. 抬高患肢，以加速血液循环，减轻水肿。
2. 保持患肢处于功能位。
3. 抬高患肢，预防下肢深静脉血栓。

【评估】

1. 患者下肢骨折的具体部位。
2. 患者骨折处肿胀程度。
3. 患肢有无神经损伤。
4. 患肢足背动脉搏动是否有力。

【操作过程】

1. 操作者洗手。

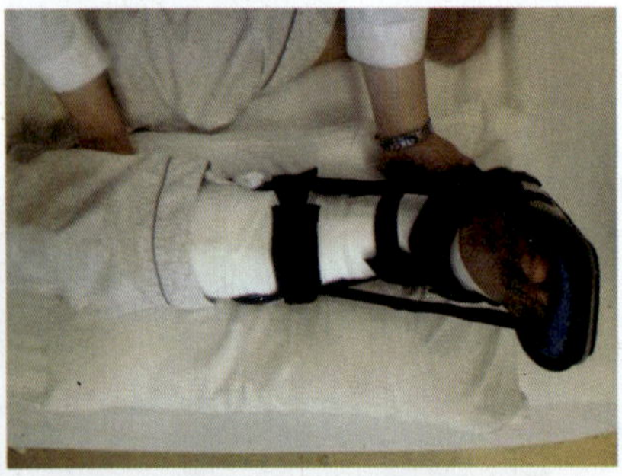

图 7-16　患肢高于心脏位置

2. 查对床号、姓名，向患者解释摆放体位的目的以取得合作。
3. 暴露患肢受伤部位。
4. 观察损伤部位，石膏或支具的松紧程度。
5. 一名护士一手托起患者腘窝处，另一手托起患者踝部。
6. 另一名护士将软枕平放于患肢下方，软枕过膝。
7. 将患肢平放于软枕上，使患肢高于心脏位置（图 7-16）。
8. 整理床单位。

【评价】

1. 患肢水肿情况较前减轻。
2. 患肢保持功能位状态。
3. 患肢未出现深静脉血栓。

【健康教育】

1. 复位固定后尽早开始趾的屈伸活动，做股四头肌等长收缩运动及髌骨的被动运动。
2. 有夹板固定者可进行踝关节和膝关节活动，但禁止在膝关节伸直情况下旋转大腿，以防止发生骨不连。

3. 去除外固定后遵医嘱进行踝关节的屈伸练习和髋关节各种运动，逐渐下地行走。

【注意事项】

1. 摆放体位时，保持患肢功能位，避免由于肢体扭曲，加重骨折错位程度及血管、神经损伤。
2. 给予患肢保暖。
3. 观察患者患肢处皮肤颜色、皮温、末梢血运、足趾运动情况。
4. 观察支具或者石膏的松紧程度。
5. 软枕应上过膝盖，下空出足跟。

（三）脊柱骨折的体位摆放

【目的】

1. 协助脊柱损伤、脊柱手术的患者进行床上翻身。
2. 防止患者骨折处错位，造成神经损伤。
3. 预防压疮，增加舒适感。

【评估】

1. 患者生命体征。
2. 患者骨突出部位受压皮肤情况。
3. 患者四肢有无神经症状。

【操作过程】

1. 操作者洗手。
2. 查对床号、姓名，向患者解释调整体位的目的以取得合作。
3. 松开被尾。
4. 观察患者损伤部位、伤口及管路情况。
5. 一手托起患者头部，另一手将枕头移至近侧。
6. 将患者双上肢交叉放胸前。
7. 再将对侧下肢移至近侧肢体上（图 7-17）。
8. 一手放在患者肩部，另一手放在患者臀部，使脊柱保持在同一水平线上，翻转至侧卧位（图 7-18）。

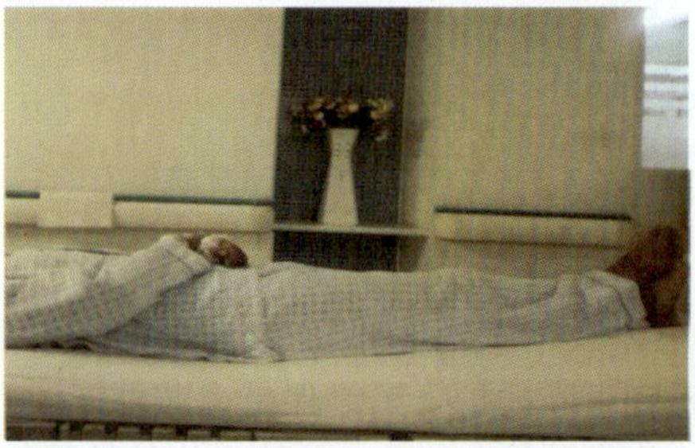

图 7-17　上肢交叉、对侧下肢移至近侧肢体上

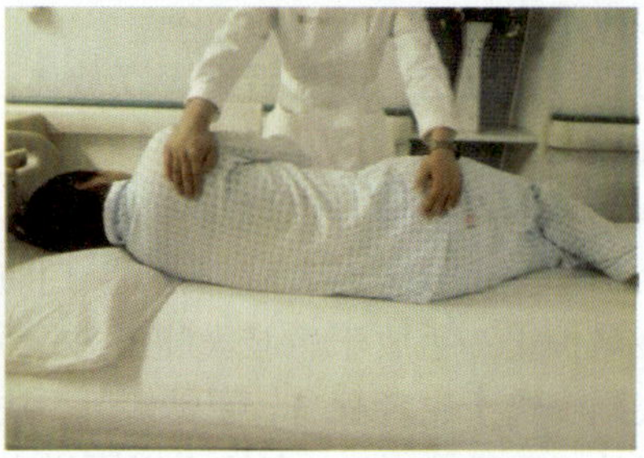

图 7-18　轴线翻身

9. 将一软枕放于患者背部支持身体，另一软枕放于两膝之间并使双膝呈自然屈曲位。
10. 整理床单位，交代注意事项。

11. 洗手。

【评价】

1. 患者有效预防压疮。
2. 避免患者脊髓损伤。
3. 增加患者舒适度。

【健康教育】

1. 指导患者床上行轴线翻身、双下肢股四头肌等长收缩练习及双下肢直腿抬高练习，同时预防并发症的发生。告知患者在无他人帮助下，不可自行翻身，以免造成脊髓损伤。

2. 指导患者练习床上坐起、使用助行器等工具、练习上下床和行走方法。

3. 告知患者注意观察双下肢感觉、运动情况，出现异常，立即通知医师。

【注意事项】

1. 翻身时，注意保持患者脊椎平直，维持脊椎正常生理弯曲，避免由于躯干扭曲，加重脊椎骨折、脊髓损伤。

2. 翻身时注意为患者保暖并防止坠床。

3. 翻身后观察腰背及骶尾部皮肤。

（四）髋部骨折体位摆放

【目的】

1. 抬高患肢，加速血液循环，减轻水肿。
2. 保持患肢处于功能位。
3. 抬高患肢，预防下肢深静脉血栓。
4. 预防术后患肢脱位。

【评估】

1. 患肢骨折畸形程度。
2. 患肢活动度。
3. 患肢肿胀程度。

【操作过程】

1. 操作者洗手。
2. 查对床号、姓名，向患者解释摆放体位的目的以取得合作。
3. 松开被尾。
4. 观察患者损伤部位、伤口及管路情况。
5. 一名护士一手放于患者肩部，另一手放于患者臀部。
6. 另一名护士一手放于患肢大腿下方，另一手放于患者足部。
7. 两人同步给予患者翻身，使其侧卧，扶患者患肢的护士始终保持患肢外展位（图 7-19）。
8. 患者处于平卧位时，一名护士以同样方法将患肢抬起，另一名护士将软枕放于患肢下方。
9. 使软枕上方过膝盖，下方空出足跟，双下肢保持外展中立位（图 7-20）。
10. 整理床单位。

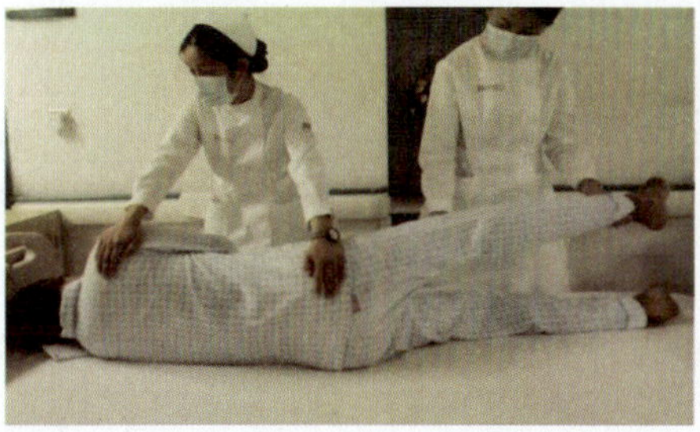

图 7-19　轴线翻身，患肢保持外展

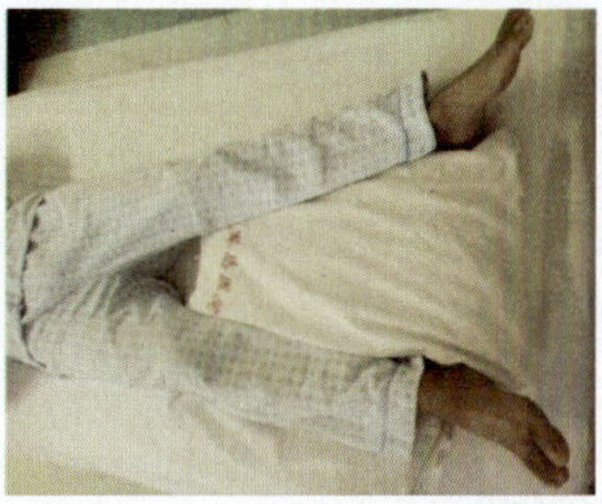

图 7-20　双下肢保持外展中立位

【评价】

1. 患肢水肿情况较前减轻。
2. 患肢保持功能位状态。
3. 患肢未出现深静脉血栓。
4. 术后有效预防脱位。

【健康教育】

1. 非手术治疗　卧床期间保持患肢外展中立位，即平卧时双腿分开 30°，腿间放枕头，足尖向上，不可使患肢内收或外旋。翻身过程中使患肢在上且始终保持外展中立位，两腿之间放一个枕头以防内旋。

2. 内固定　治疗卧床期间不可使患肢内收，坐起时不能交叉盘腿。若复位良好，术后可早期下床活动，逐渐增加负重。

3. 人工关节置换术　卧床期间同上，同时进行股四头肌等长收缩、踝关节和足趾屈伸旋转活动，术后第 1d 即可半坐卧位，第 3d 即可协助下床活动。术后 3 个月内，为避免脱位，应避免屈髋大于 90° 和下肢内收超过身体中线，避免下蹲、坐矮凳、跪姿、盘腿等动作。并告知患者避免做损伤关节的运动，如爬山、爬楼梯等。

【注意事项】

1. 摆放体位时，保持患肢功能位，避免由于肢体扭曲，加重骨折错位程度及血管、神经损伤。
2. 给予患肢保暖。
3. 观察患者患肢处皮肤颜色、皮温、末梢血运、足趾运动情况。
4. 软枕应上过膝盖，下空出足跟。
5. 使双下肢保持外展中立位，预防脱位。
6. 翻身侧卧时注意患肢保持外展位，预防脱位。
7. 告知患者预防脱位的注意事项。

二、创伤患者移动与搬运

创伤骨折患者的移动及搬运方法包括徒手搬运法和担架搬运法，下面进行详细介绍。

（一）徒手搬运法

徒手搬运法是在发生事故后不借用工具，单纯用双手将伤员简单处理后转移至安全救治地点。有单人、双人、三人或多人徒手搬运法。

【目的】

1. 迅速将伤员送到安全地点或临近医院进一步救治。

2. 最大程度地减轻伤病员的痛苦。

【评估】

1. 患者生命体征、神志和受伤部位，重点检查伤员头部、脊柱、胸部有无外伤，特别是颈椎是否受到损伤。

2. 骨折部位、体重及肢体活动情况，是否适合徒手搬运。

3. 转运患者距离远近及转运通道是否通畅。

【操作过程】

1. 护士准备　着装整洁，洗手，戴口罩。

2. 环境准备　清理障碍物，保证搬运通道通畅。

3. 单人徒手搬运　适宜清醒、上肢骨折、伤势不重、能自己行走的伤员患者。

（1）扶式：适合上肢骨折。

①救护者站在伤者身旁，将其健侧上肢绕过救护者颈部，用手抓住伤员的手。

②救护者另一只手绕到伤员背后，搀扶行走（图 7-21）。

（2）抱式：适合踝关节骨折，足部骨折及老年人上肢骨折。

①救护者蹲在伤员一侧，面向伤员，一只手放在伤员大腿下。

②救护者另一只手绕到伤员背后，然后将其轻轻抱起（图 7-22）。

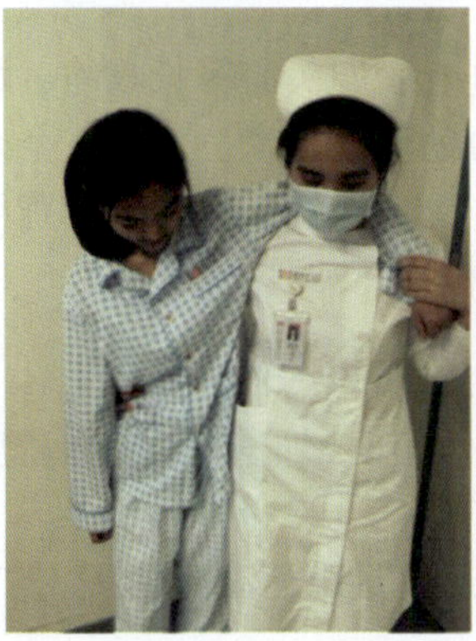

图 7-21　搀扶移动

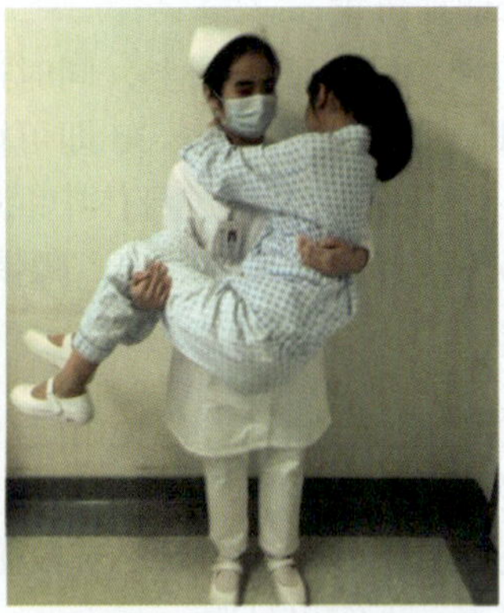

图 7-22　抱式移动

4. 双人徒手搬运　适合老年人上肢骨折及下肢胫腓骨以下骨折。

（1）轿杠式

①两名救护者面对面各自用右手握住自己左手腕。再用左手握住对方右手手腕（图 7-23）。

②救护者蹲下让伤员将两上肢分别放到两名救护者颈后。

③伤员坐到救护者相互握紧的手上。

④两名救护者同时站起，行走时同时迈出外侧腿，保持步调一致。

（2）椅托式

①两名救护者面对面蹲在伤员的两侧，分别将靠近伤员一侧手伸到伤员背后握住对方手腕。

②救护者将另一只手伸到伤员大腿中部（腘窝处），握住对方手腕。

③救护者同时站起，行走时同时迈出外侧腿，保持步调一致（图 7-24）。

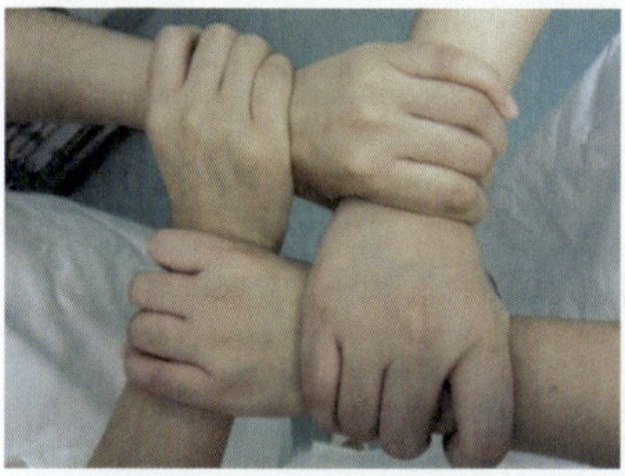

图 7-23　手腕交握

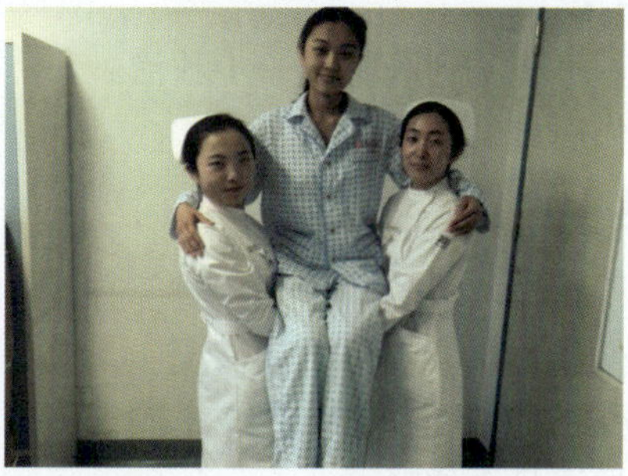

图 7-24　椅托式搬运

（3）双人拉车式

①两名救护者，一人站在伤员背后将两手从伤员腋下插入，把伤员抱在怀里。

②另一救护者反身站在伤员两腿中间将伤员两腿抬起。

③两名救护者一前一后地行走（图 7-25）。

5. 三人或多人徒手搬运　适用于脊柱骨折、髋部骨折、下肢骨折的伤者。

（1）三名（或四人）救护者分别站在伤员一侧或两侧，分别站在肩、臀和膝部。

（2）同时单膝跪在地上，分别抱住伤员头、颈、肩、后背、臀部、膝部及踝部。

（3）救护者抬起伤员，齐步前进，以保持伤员躯干不被扭转或弯曲（图 7-26，图 7-27）。

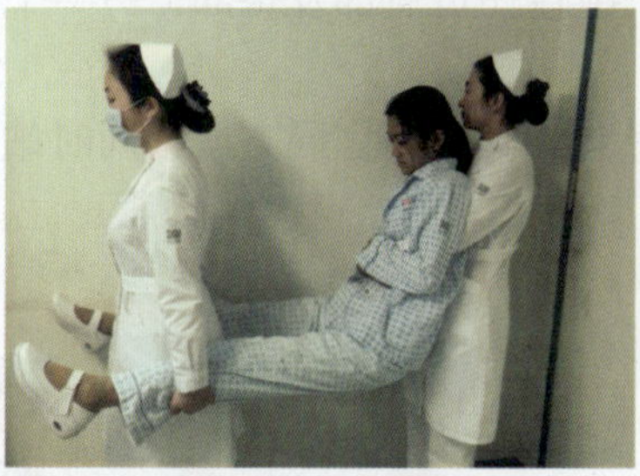

图 7-25　拉车式搬运

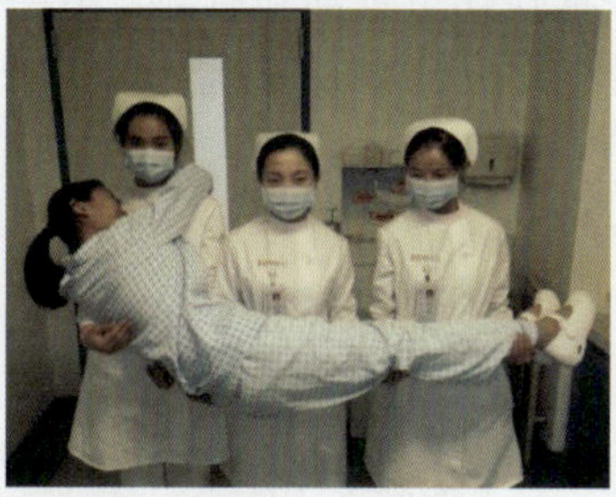

图 7-26　三人搬运

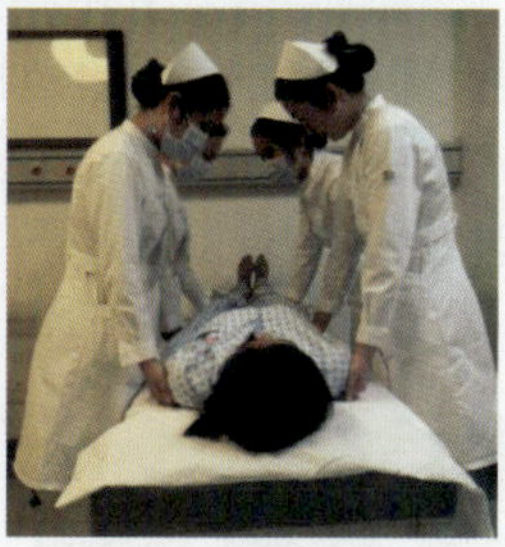

图 7-27　四人搬运

【评价】

1. 患者生命体征平稳，救治及时。
2. 患者疼痛减轻，未形成二次损伤。

【健康教育】

1. 告知患者患肢制动，防止加重损伤。
2. 告知患者放松肢体，信任救护者。

【注意事项】

1. 搬运过程中随时观察伤员病情变化，重点观察呼吸、神志，注意保暖，但不要将头面部包盖太严，以免影响呼吸。

2. 一旦在途中发生窒息、呼吸停止、抽搐时，应停止搬运，立即进行急救处理。

（二）担架搬运法

担架搬运法是运用担架将患者进行安全移动，并尽可能减轻再次移动对骨折部位带来伤害。

【目的】

1. 将伤员迅速送到医院进一步救治。
2. 减轻伤病员的痛苦。

【评估】

1. 重点检查伤员头部、脊柱、胸部有无外伤，特别是颈椎是否受到损伤。
2. 评估伤员体重及肢体活动情况。
3. 伤员受伤部位是否已按照技术操作规范进行止血、包扎、固定。
4. 转移通道是否通畅。

【操作过程】

1. 护士准备　着装整洁，洗手，戴口罩。

2. 用物准备　医用担架或就地取材，如用木板、竹竿、绳子、衣服、毯子、木棍等绑扎成简易担架。

3. 环境准备　清理障碍物，保证转移通道畅通。

4. 辨识伤员　向伤员及家属解释搬运的目的，取得同意。

5. 摆放担架　把准备好的担架平放在地板上，三名抢救人员站在伤员的一侧，抬起患者（图7-28）。

6. 移动患者　其中一个抱住伤员颈部和肩部，另一个抱住伤员肩部及臀部，另一个抱住伤员臀部和小腿，平稳地把伤员托起放在担架上（图7-29）。

7. 搬运伤员　一名救护者站在患者头部，一名站在患者脚侧，两人同方向，同时站立，抬起伤员，齐步前进（图7-30）。

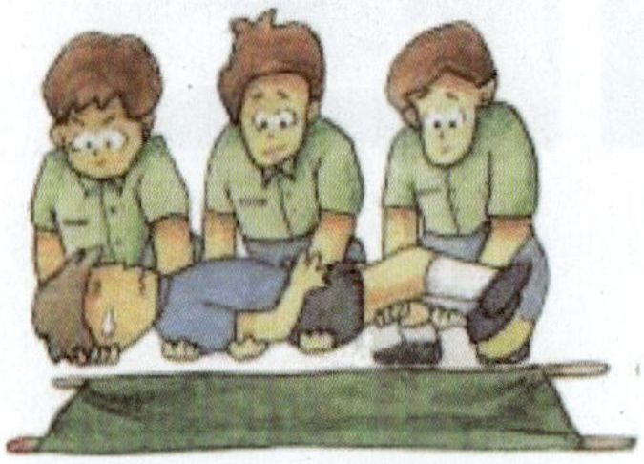
图7-28　抬起患者

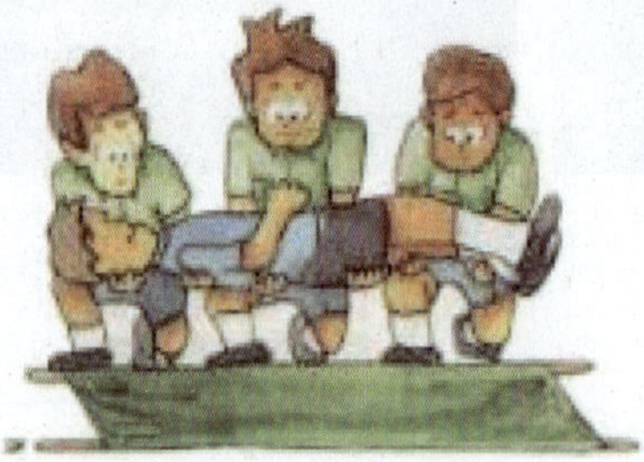
图7-29　放置在担架上

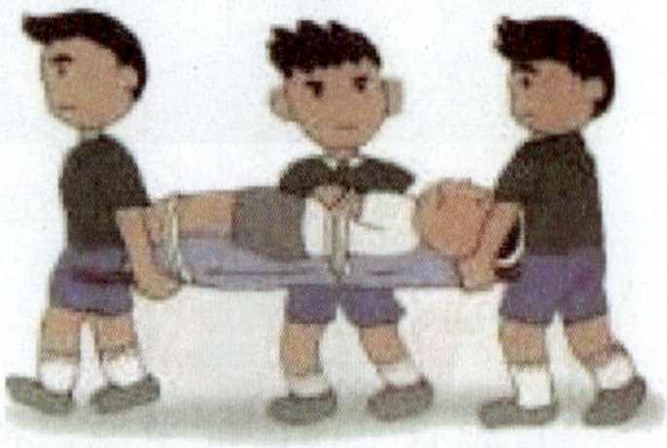
图7-30　搬运患者

【评价】

1. 伤员安全转运，得到及时救治，未造成二次损伤。
2. 合理选择担架类型。

【健康教育】

1. 告知伤员担架使用方法及目的，取得伤员信任。
2. 告知伤员搬运过程中切勿乱动，如有不适及时沟通。

【注意事项】

1. 在人员、担架等未准备妥当时，切忌搬运。搬运体重过重和神志不清的伤员时，要考虑全面。防止搬运途中发生坠落、摔伤等意外。

2. 在搬运过程中要重点观察呼吸、神志，注意保暖，但不要将头面部包盖太严，以免影响呼吸。一旦在途中发生紧急情况，如窒息、呼吸停止、抽搐时，应停止搬运，立即进行急救处理。

3. 对脊柱骨折的伤员，绝对不能用徒手法搬运伤员，一定要用木板担架抬运，使伤员平卧，在腰部用衣服、棉花等垫好。然后用三四根绷带或布带把伤员固定在木板担架上，以免在搬运过程中滚动或跌落，造成脊柱移位或扭转，刺伤血管和神经，使伤员下肢瘫痪（图 7-31）。

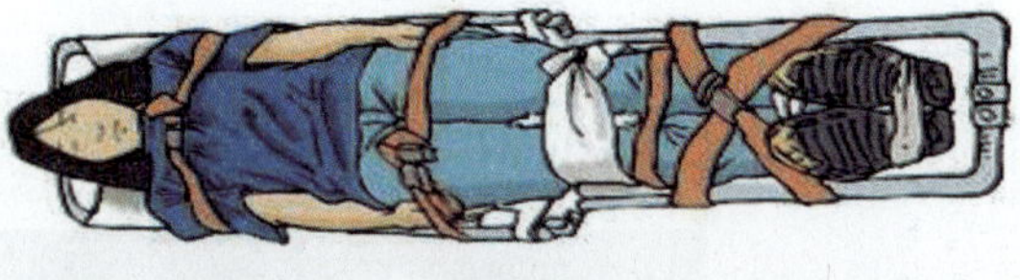

图 7-31　将患者固定于担架上

三、脊柱疾患患者的翻身

（一）二人轴线翻身法

二人轴线翻身法是由两名护士对于胸腰椎骨折患者，进行翻身，保持脊椎平直，以维持脊椎正确生理弯度。

【目的】

1. 协助胸腰椎损伤、胸腰椎手术的患者进行床上翻身。
2. 预防脊椎再损伤。
3. 预防压疮，增加舒适感。

【评估】

1. 患者年龄、体重、皮肤情况，病情、意识状态及配合能力。
2. 患者损伤部位、伤口情况和管路情况。

【操作过程】

1. 护士准备　着装整洁，洗手，戴口罩。
2. 物品准备　翻身枕 2 个。
3. 环境准备　关闭门窗，调节室温。
4. 核对医嘱，携用物至患者床旁。
5. 查对患者，向患者及家属解释更换体位的目的，取得合作。
6. 松开被尾。
7. 观察患者损伤部位、伤口及管路情况。
8. 一手托起患者头部，一手将枕头移至近侧（图 7-32）。
9. 将患者双上肢交叉放胸前，再将对侧下肢移至近侧肢体上（图 7-33）。
10. 一手放在患者肩部，一手放在患者臀部，使脊椎保持在同一水平线上，翻转至侧卧位（图 7-34）。

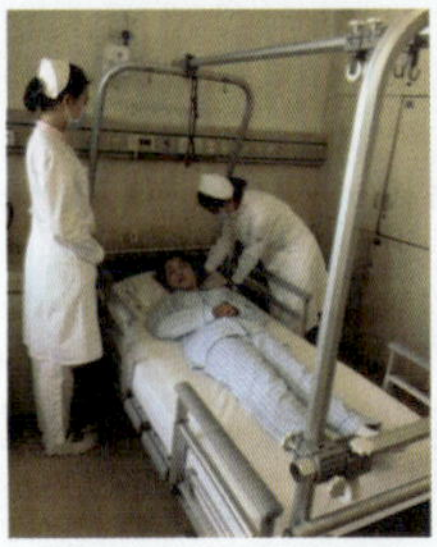

图 7-32　抬头移枕

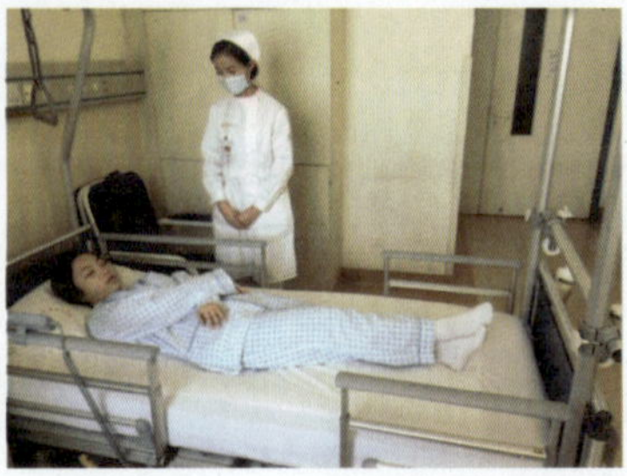

图 7-33　交叉四肢

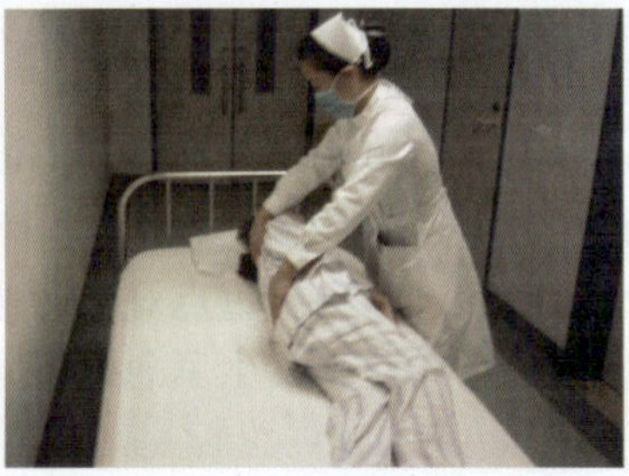

图 7-34　轴线翻身

11. 将一软枕放于患者背部支持身体，另一软枕放于两膝之间并使双膝呈自然屈曲位（图 7-35，图 7-36）。

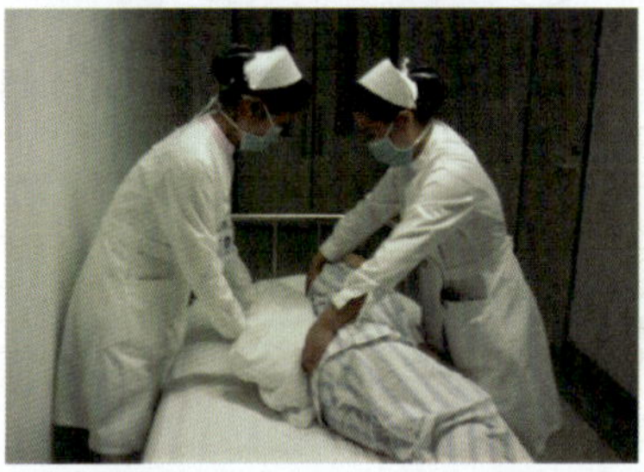

图 7-35　背部垫软枕

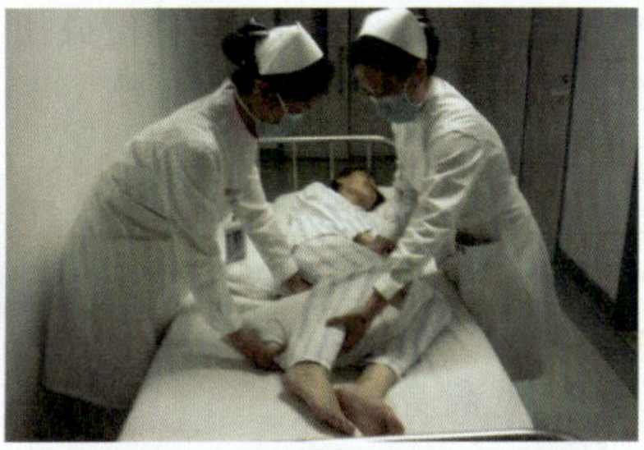

图 7-36　膝下垫软枕

12. 整理床单位，交代注意事项。

13. 洗手，在翻身卡上记录翻身时间。

【评价】

1. 翻身过程中无牵、拉、扯现象出现，翻身后患者自述体位舒适。
2. 生命体征平稳，无其他不适。
3. 皮肤正常，无损伤。

【健康教育】

1. 告知患者翻身的必要性。
2. 指导患者轴线翻身方法，使患者参与配合。

【注意事项】

1. 翻转患者时，应注意保持脊椎平直，以维持脊柱正确生理弯度，避免由于躯干扭曲，加重脊柱骨折、脊髓损伤。翻身角度不可超过 60° ，避免由于脊柱负重增大而引起关节突骨折。
2. 翻身时注意为患者保暖并防止坠床。
3. 翻身后检查腰背及骶尾部皮肤。

（二）三人轴线翻身法

三人轴线翻身法是指由三名护士对于颈椎及髋部骨折患者，进行翻身操作的方法。

【目的】

协助颅骨牵引、颈椎损伤、颈椎手术、髋关节手术后的患者在床上翻身，预防压疮，增加患者舒适感。

【评估】

1. 患者年龄、体重、皮肤情况，病情、意识状态及配合能力。
2. 患者皮肤损伤部位、伤口情况和管路情况。
3. 环境是否安全、安静。

【操作过程】

1. **护士准备** 着装整洁，洗手，戴口罩
2. **物品准备** 翻身枕两个。
3. **环境准备** 关闭门窗，调节室温，必要时屏风遮挡，请无关人员回避。
4. 核对医嘱，携用物至患者床旁。
5. 查对患者，向患者及家属解释翻身的目的，取得配合。
6. 查对床号、姓名，移开枕头，松开被尾。
7. 观察患者损伤部位、伤口及管路情况 。
8. 患者仰卧、两臂交叉于胸前。
9. 三位操作护士均站在患者同侧将患者平移至操作者近侧床旁（图 7-37）。
10. 第一操作者站在床头，用双手固定患者头部和颈部，沿纵轴向上略加牵引，使头、颈随躯干一起缓慢移动。
11. 第二操作者将双手分别置于肩部、腰部。
12. 第三操作者将双手分别置于腰部、臀部。
13. 三人同时用力将患者翻转至侧卧位（图 7-38）。

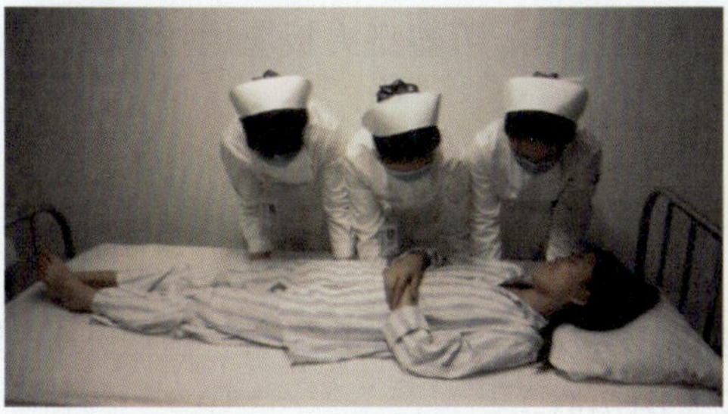

图 7-37 平移患者

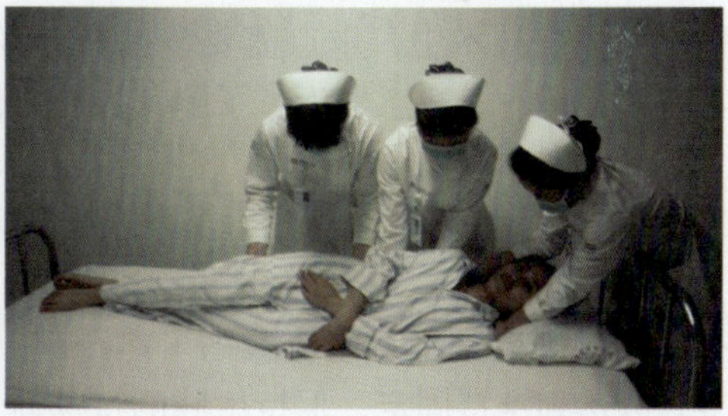

图 7-38 三人同时给患者翻身

14. 将一软枕放于患者背部，另一软枕放于两膝之间（图 7-39，图 7-40）。

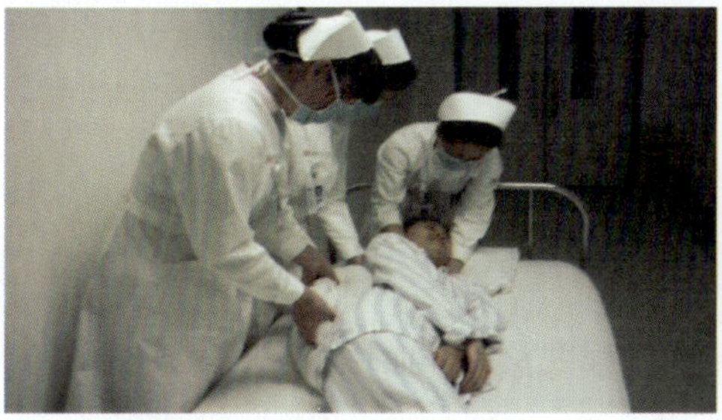

图 7-39 背部垫软枕

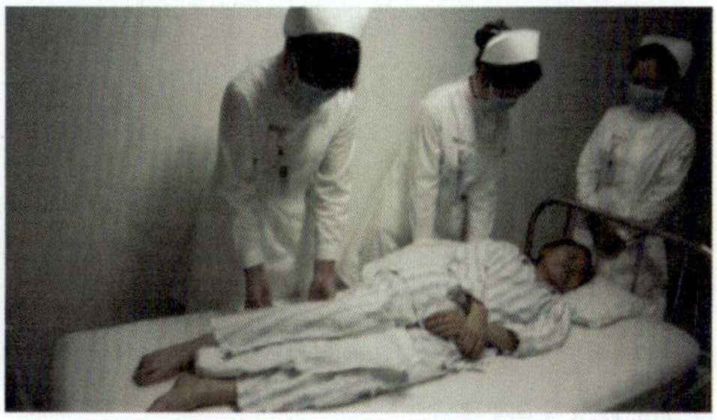

图 7-40 膝下垫软枕

15. 整理床单位，交代注意事项，洗手，记录翻身时间。

【评价】

1. 患者翻身后疼痛感未增加，体位舒适，受压皮肤无压红。
2. 患者患肢及骨折部位均在功能位，皮肤正常，无改变。

【健康教育】

1. 告知患者翻身必要性，减少受压部位皮肤损伤。
2. 指导患者卧床期间的肢体锻炼方法。

【注意事项】

1. 翻转患者时注意髋部患肢保持外展中立位，患肢随上身同时翻转。
2. 翻转患者时，应注意保持脊椎平直，以维持脊柱正确生理弯度，避免由于躯干扭曲，加重脊柱骨折、脊髓损伤和关节脱位。翻身角度不可超过60°，避免由于脊柱负重增大而引起关节突骨折。
3. 患者有颈椎损伤时，勿扭曲或者旋转患者头部，以免加重神经损伤引起呼吸肌麻痹而死亡。
4. 翻身时注意为患者保暖并防止坠床。翻身后检查腰背及骶尾部皮肤。

第三节　骨科常用固定

固定是骨折急救的重要措施，避免骨折端在搬运过程中对周围重要组织，如血管、神经、内脏的损伤；减少骨折端的活动，以减轻患者疼痛；便于运送。凡疑有骨折者，均应妥善固定。在骨科常用固定技术中，重点需要掌握石膏绷带固定技术、可塑型夹板应用技术及小夹板固定技术、固定目的及注意事项，了解其操作方法。

一、石膏绷带固定

石膏绷带固定是将无水硫酸钙（熟石灰）细粉末撒在特制的稀孔绷带上，吸水结晶后硬结成型，以达到维持固定，保持患肢的特殊体位（图7-41）。

【目的】

1. 维持固定，保持患肢特殊体位。
2. 保护患部，减轻或消除患部负重。
3. 封闭伤口，做患部的牵引或伸展。
4. 矫正肢体畸形。

【评估】

1. 是否有开放性伤口及其处理情况。
2. 骨折肢体是否复位、是否有开放性伤口、肿胀程度及局部血运情况。

【操作过程】

1. 护士准备　着装整洁，洗手，戴口罩，戴手套。

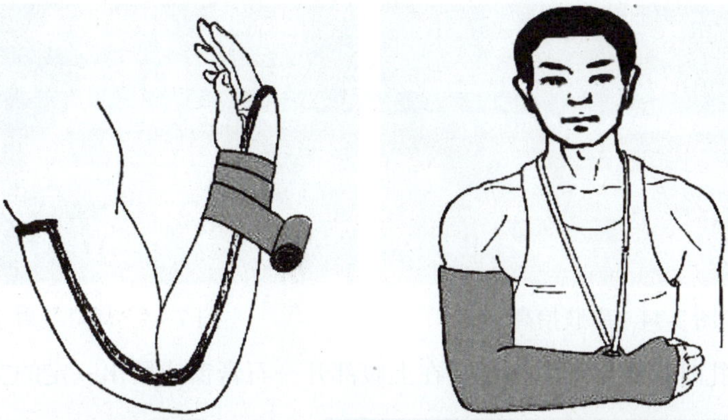

图 7-41　石膏绷带固定

2. 物品准备

（1）合适规格的石膏绷带（图 7-42），温水。

（2）衬垫物（棉垫、棉纸、袜套）。

（3）石膏刀、剪刀、红蓝色记号笔。

（4）疼痛评分卡（图 7-43）。

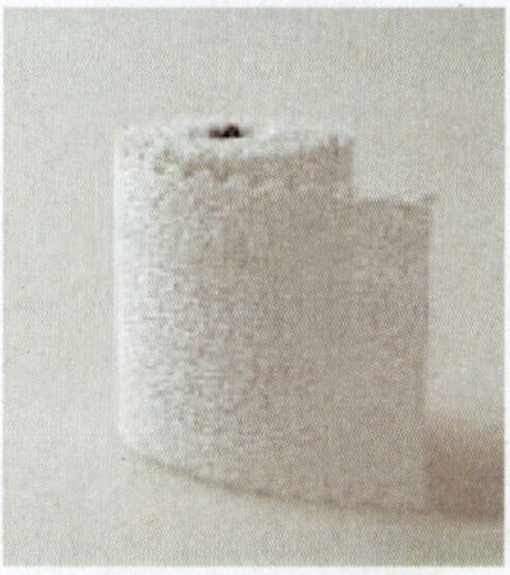

图 7-42　石膏绷带

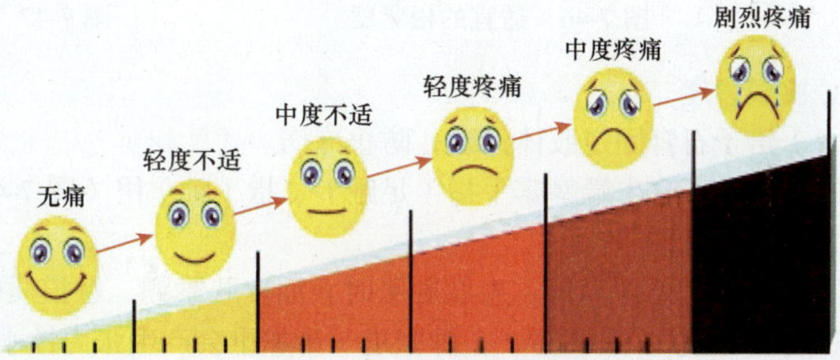

图 7-43　疼痛评分卡

3. 环境准备 关闭门窗，调室温，必要时屏风遮挡，请家属回避。

4. 核对医嘱，携用物至患者床旁。

5. 查对患者，向患者及家属解释石膏绷带固定目的及过程，并取得同意。

6. 给予患者暴露出骨折肢体，并清洁皮肤。

7. 协助医师给予患肢摆放体位。

8. 协助医师给予患肢包裹石膏衬垫和包裹石膏绷带。

9. 四肢石膏固定需将患肢抬高，预防或减轻肢体肿胀，并悬空足跟，防受压（图 7-44）。

10. 石膏护理

（1）加快干涸，可通过提高室温、灯泡烤照、红外线照射等促其干涸，但注意防止局部温度过高，导致皮肤灼伤（图 7-45）。

（2）保持石膏清洁，防止石膏断裂。石膏干燥后应抬高患肢，促进静脉和淋巴回流，减轻肿胀与疼痛。

（3）修整石膏边缘使其整齐、光滑，使患者舒适，避免卡压和摩擦肢体。

（4）检查石膏松紧度：石膏适宜松紧度是可以伸进一到两指为宜（图 7-46）。

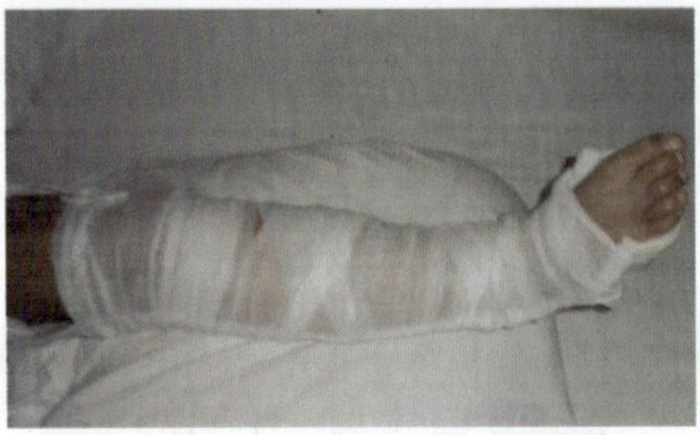

图 7-44 患肢抬高

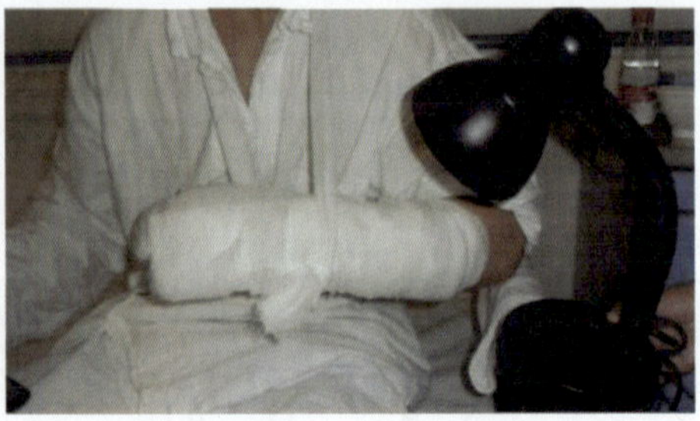

图 7-45 烤灯照射

（5）给予包扎时胸腹部不宜过紧，在上腹部开一石膏窗或留出一定的空间（图 7-47）。

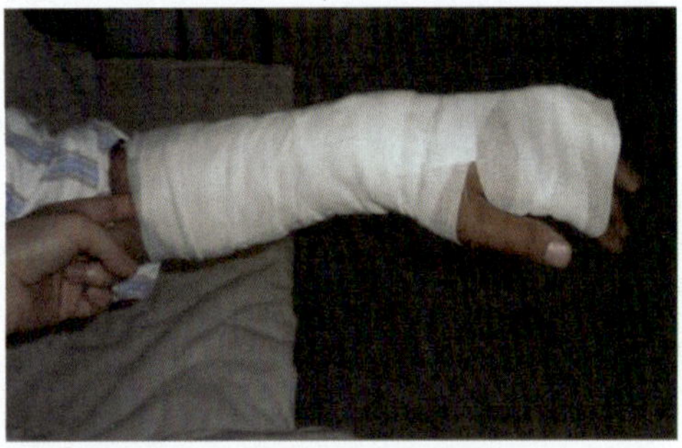

图 7-46 适宜的松紧度

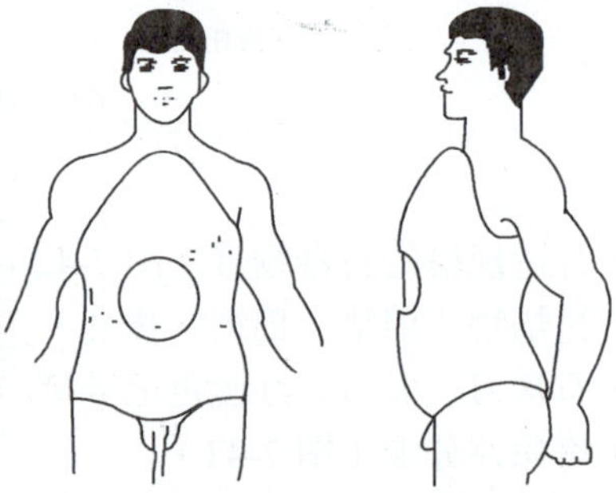

图 7-47 上腹部开石膏窗

11. 皮肤护理

（1）给予石膏固定肢体保暖，防止冻伤。

（2）清洁石膏末端暴露手指（足趾）、指（趾）甲（图 7-48），便于观察。

12. 观察并发症

（1）有无血循环障碍：患肢肿胀时表面皮肤紧绷，触摸质硬，皮温高，骨折端周围皮肤会呈现大面积瘀紫（图 7-49），肿胀进一步加重会产生张力性水疱（图 7-50）。

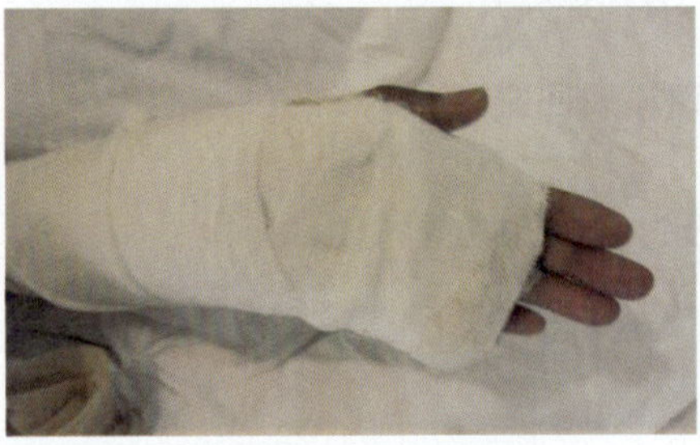

图 7-48 露出手指

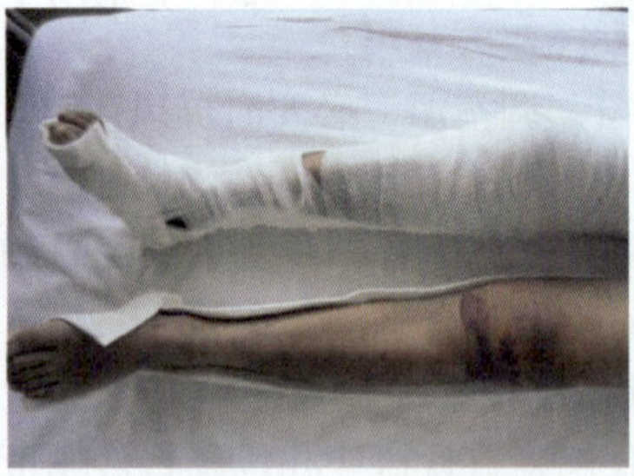

图 7-49 局部瘀紫

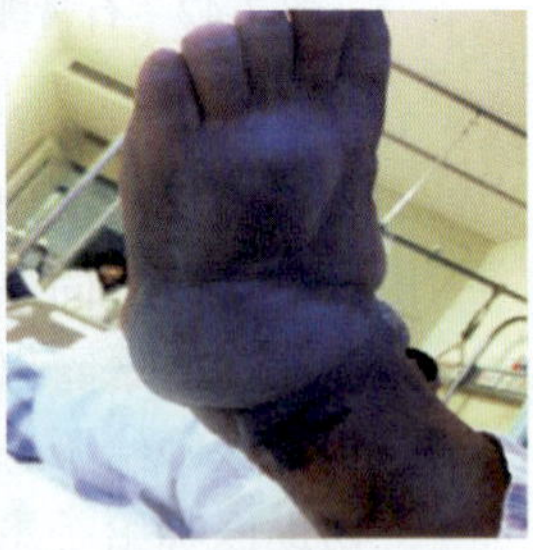

图 7-50 水疱

（2）有无缺血性挛缩：多发生于前臂及小腿，是由于动脉血流受阻时间过长，导致肌肉缺血性坏死，早期症状表现为疼痛、苍白、脉搏减弱或消失、麻痹。

（3）是否有神经压迫症状：患肢出现疼痛、麻木、感觉减退、指（趾）不能自主活动，但血运尚好，表明神经受压。

（4）有无压疮：表现为局部持续性疼痛，注意有无红肿、摩擦伤等早期压疮症状。

（5）有无石膏综合征：躯干包扎石膏后，如发生恶心呕吐、腹胀腹痛、面色苍白、出冷汗、血压下降等症状，应考虑发生了以急性胃扩张为主要特征的一系列生理改变称为石膏综合征。

应立即剖开石膏，给予胃肠减压和补液治疗，纠正水电解质紊乱。

【评价】

1. 患者疼痛减轻。
2. 患肢妥善固定，保持功能位。

【健康教育】

1. 告知患者增加食物中纤维素含量，防止因活动减少而引起便秘。
2. 指导患者活动石膏近端及远端的关节，防止关节僵直、促进血液循环，如前臂石膏固定者可活动肩关节及指间关节。
3. 指导患者进行肌肉等长收缩运动，锻炼肌力的同时促进血液循环，如腿部石膏固定者可进行股四头肌等长收缩锻炼及"踝泵运动"。
4. 告知患者不要进食过饱，食易消化食物，少食多餐，逐步适应石膏包裹。

【注意事项】

1. 刚施行石膏固定患者应列入交班项目，进行床头交接班。
2. 如肢体肿胀，出现血管、神经压迫症状，需要切开石膏时，应将石膏从头到尾、全层切开，防止局部压力减轻，产生肿胀消退假象。如因肿胀消退致使石膏松动，应及时更换石膏。
3. 如石膏内伤口出血，血迹透到石膏表面，为了明确出血是否继续，可用铅笔勾画出血迹边界，并注明时间。如发现血迹边界短时间内不断扩大，则提示有活动性出血可能，应立即报告医师给予处理。
4. 石膏未干时，勿在石膏上覆盖被毯。冬天可使用支被架；可用电吹风促进石膏快干，夏天保证病房通风即可。
5. 全身情况差，尤其心肺功能不全的老年患者、孕妇、进行性腹水患者忌做胸腹部石膏。

二、可塑型夹板的应用

可塑型夹板是石膏绷带升级换代产品，如高分子夹板，其主要由聚氨酯、聚酯和高分子纤维组成，其使用卫生、简单、轻便、硬化快、不怕水、无毒、无副作用。可根据肢体形状进行塑型，是骨折外固定理想材料（图 7-51）。

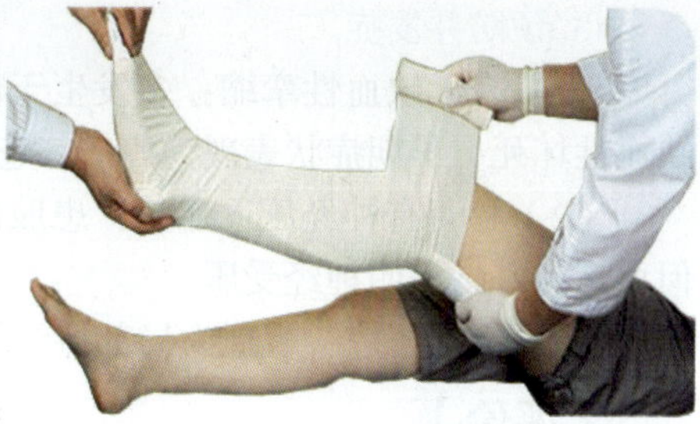
图 7-51 可塑型夹板固定

【目的】

1. 维持固定，保持患肢特殊体位。
2. 矫正肢体畸形。
3. 保护患部，减轻或消除患部负重。

【评估】

1. 是否有开放性伤口及其处理情况。
2. 骨折肢体是否复位、是否有开放性伤口、肿胀程度及局部血运情况。

【操作过程】

1. **护士准备** 着装整洁，洗手，戴口罩，戴手套。

2. 物品准备

（1）合适规格可塑型夹板，温水（20～25℃）。

（2）衬垫物（棉垫、棉纸、袜套），弹力及纱布绷带、剪刀、干毛巾等。

3. 环境准备 关闭门窗，调室温，必要时屏风遮挡，请家属回避。

4. 核对医嘱，携用物至患者床旁。

5. 查对患者，向患者及家属解释可塑型夹板固定目的及过程，并取得同意。

6. 给予患者暴露出骨折肢体，并清洁皮肤。

7. 协助医师给予患肢摆放体位。

8. 协助医师给予患肢包裹衬垫及弹力绷带。

9. 根据部位选择合适可塑型夹板，把夹板浸入温水中4～8s，同时用手挤压无纺棉，反复2～3次。取出夹板，用手挤压或用干毛巾卷绕夹板，除去多余水分（图7-52）。

10. 将夹板内侧厚的无纺棉层紧贴皮肤放在需固定部位，按需要塑型，同时用纱布绷带缠绕固定（图7-53）。

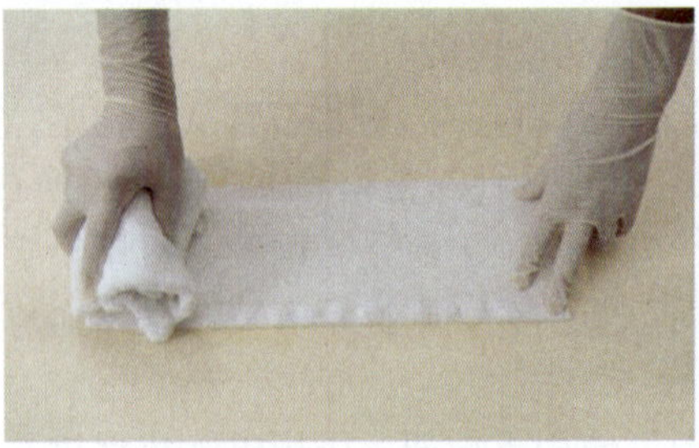

图7-52 除去多余水分

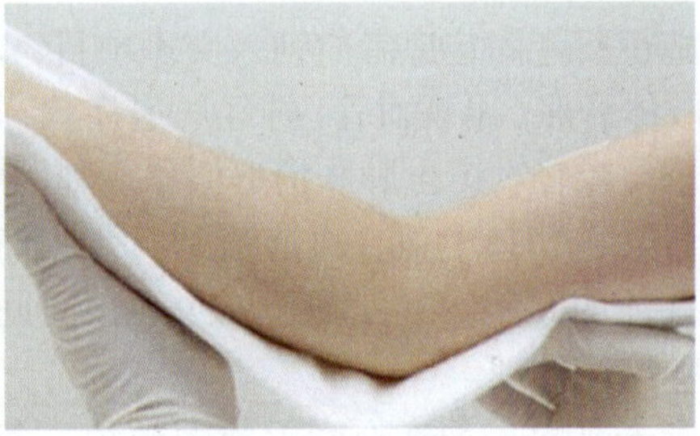

图7-53 按需要塑型

11. 四肢可塑型夹板固定需将患肢抬高，预防或减轻肢体肿胀，并悬空足跟，防受压。

12. 固定后护理

（1）给予固定肢体保暖，防止冻伤。

（2）注意观察指（趾）、指（趾）甲颜色及活动度，预防血液循环障碍。

13. 预防并发症

（1）有无缺血性挛缩：多发生于前臂及小腿，是由于动脉血流受阻时间过长，导致肌肉缺血性坏死，早期症状表现为疼痛、苍白、脉搏减弱或消失、麻痹。

（2）是否有神经压迫症状：患肢出现疼痛、麻木、感觉减退、指（趾）不能自主活动，但血运尚好，表明神经受压。

（3）有无压疮：表现为局部持续性疼痛，注意有无红肿、摩擦伤等早期压疮症状。

【评价】

1. 患者疼痛减轻。

2. 患肢妥善固定，保持功能位。

【健康教育】

1. 告知患者增加食物中纤维素含量，防止因活动减少而引起便秘。

2. 指导患者活动夹板近端及远端关节，防止关节僵直、促进血液循环，如前臂夹板固定者可活动肩关节及指间关节。

3. 指导患者进行肌肉等长收缩运动，锻炼肌力同时促进血液循环。

【注意事项】

1. 操作需在 3 ～ 5min 内完成，10min 左右开始硬化，20min 后完全固化，30min 后可定型承重。

2. 固定部位有皮外伤或需操作更长时间时，夹板可先不浸水，直接用纱布绷带或弹性绷带缠绕固定后在薄外层无纺布上喷洒水来加速硬化。

3. 刚施行可塑型夹板固定患者应列入交班项目，进行床头交接班。

三、小夹板固定

小夹板固定是利用与肢体外形相适应的器材，把骨折两端或肢体固定在一定位置，使骨折或脱位在愈合过程中保持良好对位。固定时可用特制夹板（图 7-54），或就地取材用木板、木棍、树枝等临时固定（图 7-55）；若无任何可利用材料时，上肢骨折可将患肢固定于胸部，下肢骨折可将患肢与对侧健肢捆绑固定。

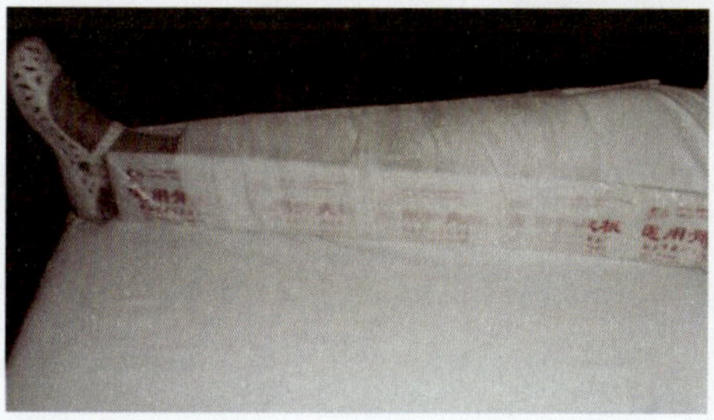

图 7-54　夹板固定

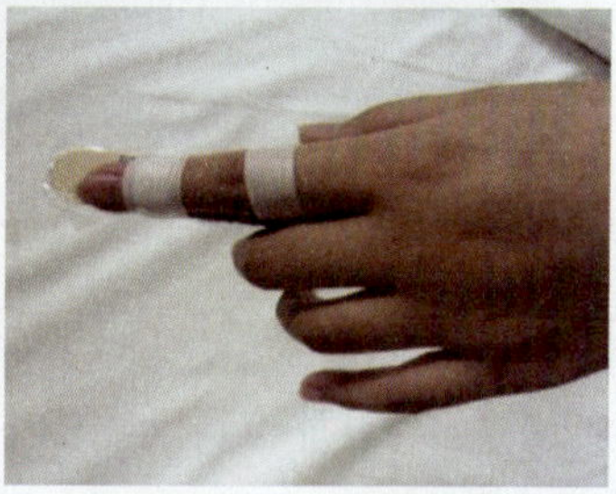

图 7-55　临时固定

【目的】

1. 维持固定，保持患肢特殊体位（图 7-56）。
2. 保护患部，减轻或消除患部负重。

【评估】

是否属于四肢长管状骨闭合性骨折。

【操作过程】

1. 护士准备　着装整洁，洗手，戴口罩，戴手套。

2. 物品准备　根据骨折部位及患者体型情况，选择合适小夹板（图 7-57）、纸压垫、绷带及布带。

3. 环境准备　关闭门窗，调室温，必要时屏风遮挡，请家属回避。

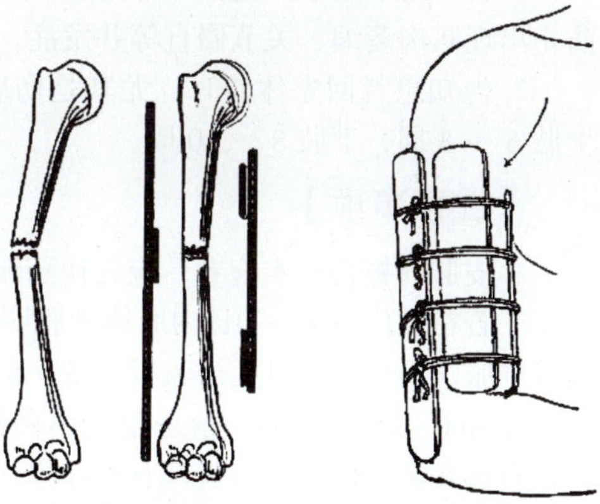

小夹板下加垫　小夹板固定后

图 7-56　小夹板固定肱骨

4. 核对医嘱，携用物至患者床旁。

5. 查对患者，向患者及家属解释小夹板固定目的及过程，并取得同意。

6. 小夹板固定护理

（1）配合固定：协助医师给予患肢摆放体位、包裹纸衬垫、固定夹板并系好布带。

（2）固定后护理

①固定后观察：观察夹板松紧度，适宜松紧度是可以伸进 1 ～ 2 指为宜。密切观察末梢血运及感觉、运动功能。观察患肢手腕或足背动脉搏动有无减弱或消失、患者是否能自主活动患肢手指或脚趾，手触或针刺手指或脚趾时感觉是否迟钝或无感觉，末梢皮肤是否出现苍白或发青、皮温较健侧低等现象。

②抬高患肢：患者平卧，将患肢用体位垫或枕头给予抬高，并高于心脏水平，以利于血液回流，减轻肿胀，并悬空足跟，防止受压。

③清洁暴露手指（足趾）。

7. 上肢复位固定后应用三角巾托起，悬吊于胸前（图 7-58）；下肢固定后在搬运时，给予充分支托，保持局部不动；麻醉未消失时，搬动患者注意患肢位置，防止骨折端移位。

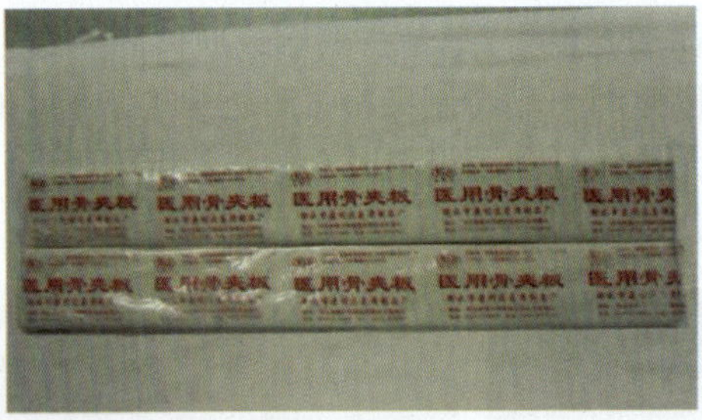

图 7-57 夹板

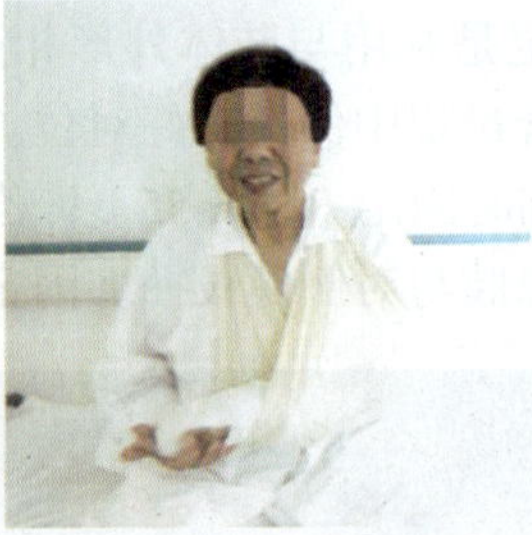

图 7-58 上肢悬吊

【评价】

患者疼痛减轻，患肢能保持功能位。

【健康教育】

1. 告知患者应及早进行功能锻炼，并且遵循由轻到重、由少到多、循序渐进的原则，以防止出现肌肉萎缩、关节僵直等并发症。

2. 告知患者回家休养时，尤其是伤后第 1 周，如有不适，应及时随诊；固定时间，一般上肢 6 ～ 8 周，下肢 8 ～ 10 周。

【注意事项】

1. 皮肤有擦伤、水疱者，应先换药或抽空水疱，并用绷带包扎后再给予固定。

2. 若在复位后 3 ～ 4 日内肢体肿胀明显，夹板内有压力上升趋势，应每日将布带适当放松，随着肿胀消退，再每日适当收紧布带，但仍以能上下移动 1cm 为宜。

3. 如有下列情况时，禁忌使用小夹板 开放性骨折、皮肤广泛擦伤、患肢极度肿胀、末梢已有循环障碍危象、骨折部有神经损伤症状、患肢肥胖者。

四、颈托固定

佩戴颈托可支撑头部、限制颈椎活动，是颈椎外伤、颈椎疾病术后常用辅助治疗器具（图 7-59）。

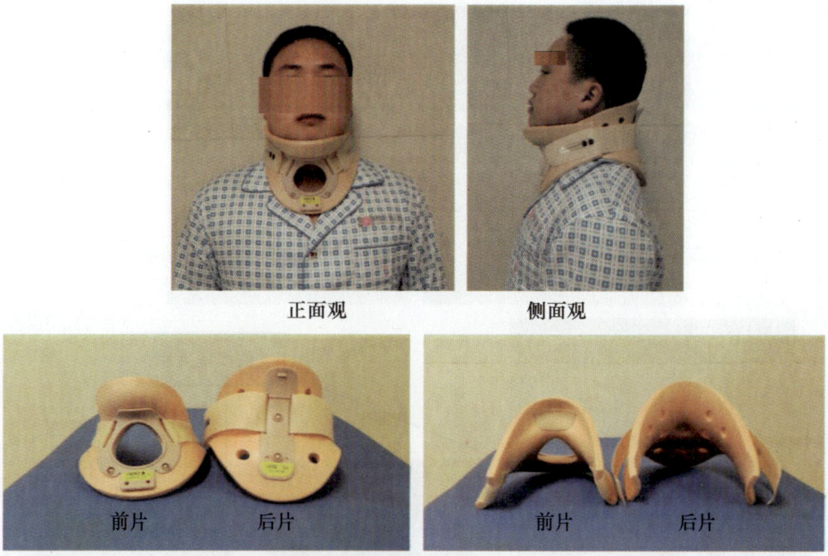

正面观 侧面观

外面观 里面观

图 7-59 颈托

【目的】

1. 保持颈椎稳定性，对颈椎起到制动、固定作用。

2. 减少颈椎活动对血管、神经组织刺激，促进炎症、水肿消除和吸收，巩固疗效。

3. 减轻颈椎压力，放松颈部肌肉，缓解疼痛。

【评估】

1. 患者意识、损伤部位、伤口情况、全身状况。

2. 患者文化程度及配合能力。

3. 患者胖瘦情况，选择合适型号颈托。后片上缘应靠近枕骨，下缘应靠近双肩。前片边缘压于后片之上，下颏可以完全放入颈托前片凹槽内，下颌宽度可以较适合地贴合前片弧度，左右两侧下颌与前片弧度相差小于 1cm。

【操作过程】

1. 两名护士站于病床两侧，将患者平移至一侧床旁，再协助患者轴向翻身至侧卧位。

2. 先为患者佩戴颈托后片；再协助患者轴向翻身为平卧位，为患者佩戴颈托前片。颈托前片边缘压住后片，系好尼龙搭扣（图 7-60）。

3. 检查颈托松紧度，以可以伸进 1 指为宜。过紧会造成呼吸困难，过松会起不到对颈椎固定作用。

4. 密切观察患者呼吸情况，保持呼吸道通畅，必要时床边备吸痰用物。病情允许时，协助患者床旁静坐 15min 后离床站立。

5. 向患者讲解注意事项。

6. 摘除颈托 ①协助患者平卧于床上；②解开颈托尼龙搭扣，取下颈托前片；③协助患者轴向翻身至侧卧位，取下颈托后片；④协助患者轴向翻身至平卧位，整理床单位，盖好被褥。

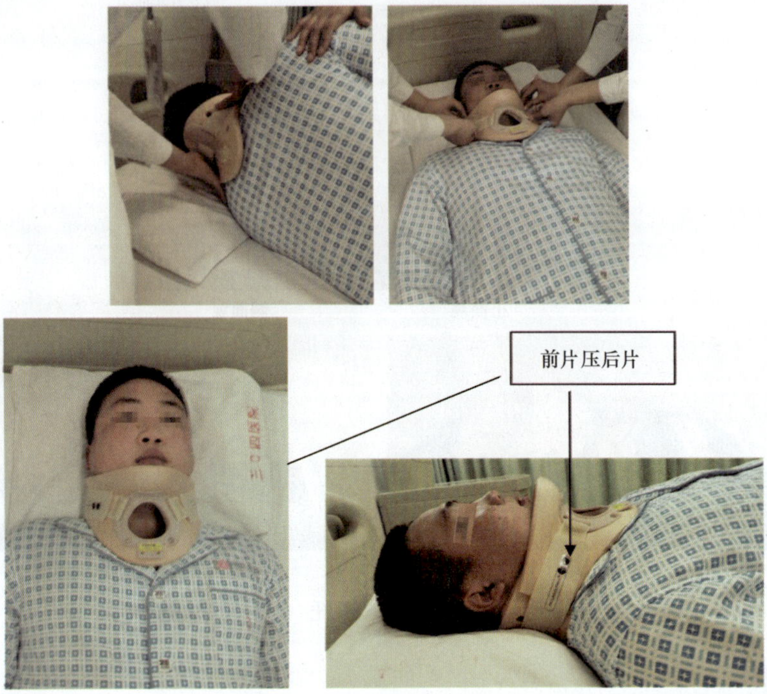

图 7-60 颈托佩戴方法

【评价】

1. 颈托固定良好，松紧适宜。
2. 患者知晓颈托佩戴方法、注意事项。

【健康教育】

1. 告知患者佩戴颈托方法、注意事项。
2. 佩戴颈托期间以直立行走为主，避免强行扭转颈部。
3. 避免跌倒，摔伤。
4. 颈托佩戴的时间应遵医嘱。
5. 饮食应少量多餐，小勺喂食。

【注意事项】

1. 佩戴及摘除颈托时应保持卧位，翻身时应轴向翻身。即坐起之前将颈托戴好，躺下后再除去颈托，保护颈椎预防二次损伤。

2. 佩戴颈托时，前片边缘压后片，所以戴时先戴后片，摘除时先去前片。

3. 在颈托佩戴期间应注意观察下颌、耳郭、枕后及喉结处有无皮肤压迫，避免皮肤磨损。如患者喉结较大，可在颈托前片喉结处垫一块纱布，以防压伤皮肤。

4. 颈托松紧适宜，过松会导致固定效果差，过紧可造成皮肤压伤及患者不适感。

5. 长期应用颈托可以引起颈背部肌肉萎缩、颈椎僵直，非但无益，反而有害，所以佩戴时间应遵医嘱，不可过久。去除后，要积极加强颈项部肌肉锻炼。

6. 佩戴期间应每天清洁颈托及佩戴处皮肤。

7. 佩戴早期应注意及时纠正患者不正确站立和走路姿势。

五、腰围使用

佩戴腰围能限制腰椎屈曲活动，是腰椎外伤及腰椎疾病术后常用辅助治疗器具（图 7-61）。

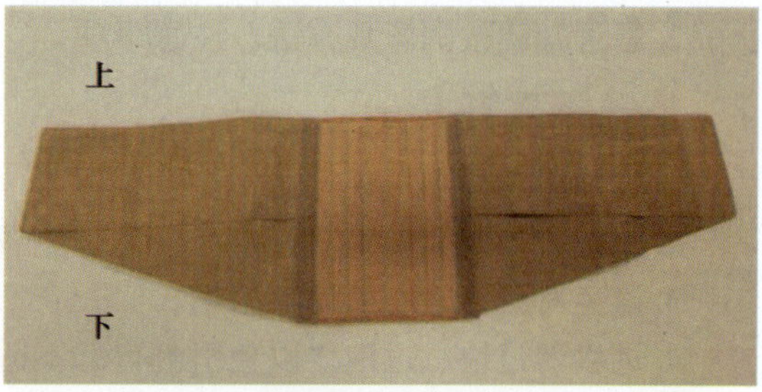

图 7-61　腰围

【目的】

1. 保持腰椎稳定性，固定、制动腰椎。
2. 减轻腰椎间隙压力及对神经根的压迫与刺激，促进炎症、水肿消除和吸收，巩固疗效。
3. 减少腰部肌肉劳损，缓解肌肉痉挛，具有减轻局部疼痛作用。

【评估】

1. 患者意识、损伤部位、伤口情况、全身状况。
2. 患者文化程度及配合能力。
3. 患者胖瘦情况，选择合适型号腰围。

【操作过程】

1. 两名护士站在患者两侧，将患者平移至一侧床旁，协助患者向另一侧轴向翻身，使患者取侧卧位。
2. 将腰围一侧向内卷成筒状，放入患者身下，使腰围正中线位置正对患者脊柱，同时上下定位准确，使腰围上缘齐肋下缘，下缘齐臀裂处（图 7-62）。
3. 协助患者轴向翻身至平卧位。将腰围固定片尼龙搭扣粘牢，再将两侧托带向中间紧收粘好（图 7-63，图 7-64）。

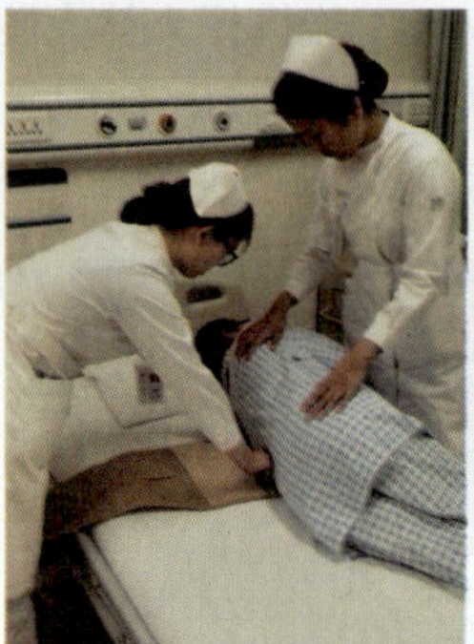
图 7-62　放置腰围

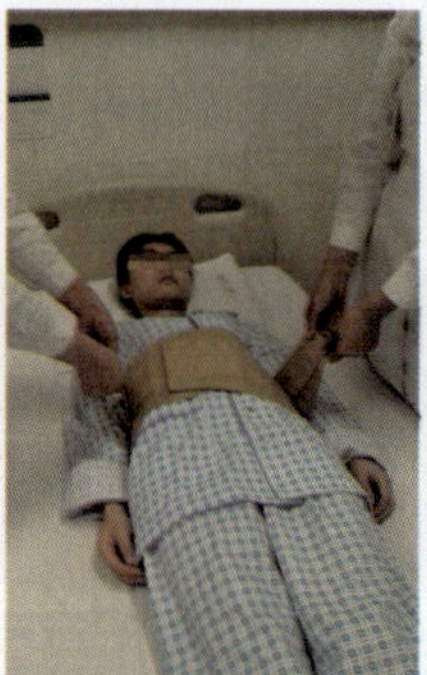
图 7-63　腰围位置固定，粘牢固定片

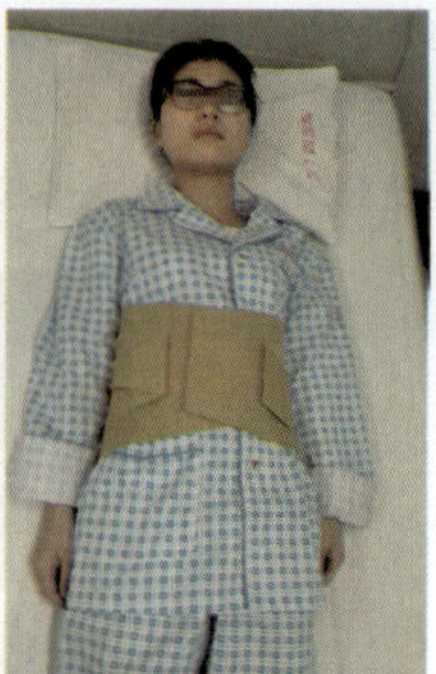
图 7-64　腰围固定，收紧托带粘好

4. 检查腰围松紧度，可伸入一指为宜。
5. 指导患者采取用侧身起床法，以减轻腰椎压力。
6. 向患者讲解注意事项。
7. 摘除腰围　①协助患者平卧于床上；②解开腰围内外两层固定片；③协助患者轴向翻身至侧卧位，取下腰围；④协助患者轴向翻身转成平卧位，整理床单位，盖好被褥。

【评价】

1. 腰围固定良好，松紧适宜。
2. 患者知晓腰围佩戴方法、注意事项。

【健康教育】

1. 告知患者腰围佩戴方法、注意事项。
2. 佩戴腰围期间以直立行走为主，避免强行扭转腰部。
3. 避免弯腰拾物，可蹲下拾物。
4. 进食勿过快、过饱，以免引起胃部不适。
5. 腰围佩戴时间应遵医嘱。

【注意事项】

1. 保证腰围的内外、上下位置正确。
2. 佩戴腰围松紧适宜，过紧会造成呼吸困难，过松起不到对腰椎固定的作用。
3. 注意观察有无皮肤压迫，避免皮肤磨损，应每天清洁佩戴处的皮肤。
4. 佩戴腰围期间不宜负重，尽量避免坐位，以直立行走为主。
5. 腰围佩戴时间应严格遵守医生指导。
6. 使用腰围期间，应在医师指导下逐渐加强腰背肌锻炼以防止或减轻腰肌萎缩。

第四节　骨科常用器具使用

一、关节持续被动功能练习器应用

关节持续被动运动（continuous passive motion，CPM），能模拟人体大腿肌肉带动骨骼方式作用于膝关节，使髋、膝、踝关节产生同步连续性活动，被广泛应用于下肢手术后康复锻炼。CPM 训练器（简称 CPM 机）是帮助膝关节进行被动活动训练的一种仪器（图 7-65）。

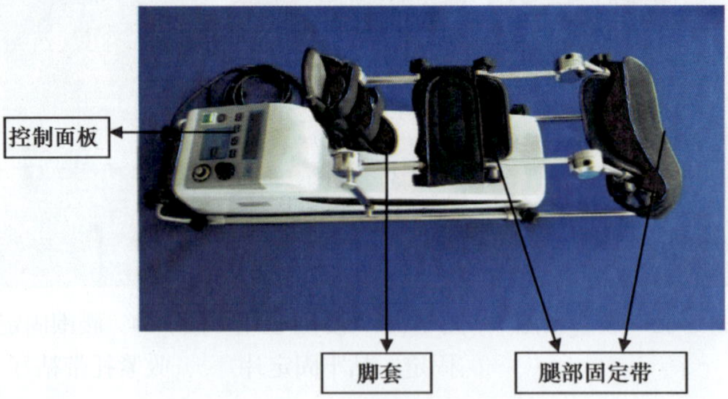

图 7-65　CPM 机

【目的】

1. 维持和增加关节活动度，改善关节功能，预防关节粘连和挛缩。
2. 使膝关节被动地屈伸活动锻炼，减少下肢关节主动活动时肌肉收缩带来压力对骨折端不良影响。

3. 改善局部血液循环，减轻肿胀。

【评估】

1. 患者一般情况　有无不适主诉，如发热、头晕、乏力等。

2. 患者专科情况　如伤口敷料情况、下肢肿胀及感觉运动功能情况、伤口有无引流等。

3. 患者自理能力、活动能力、配合程度及健康教育知识掌握情况等。

【操作过程】

1. 护士准备　着装整洁，洗手。

2. 物品准备　CPM 机 1 台、电源板 1 个、手消液 1 瓶。

3. 患者准备　排空大小便。着病号服，平卧位。

4. 操作步骤

（1）查对姓名及腕带，向患者及家属解释操作目的、简要说明操作过程及注意事项，协助患者摆好体位。

（2）将 CPM 机放于患侧床边，连接电源，根据患肢长度调节好支架长度，使患者膝关节对准关节位（支架的夹角）。

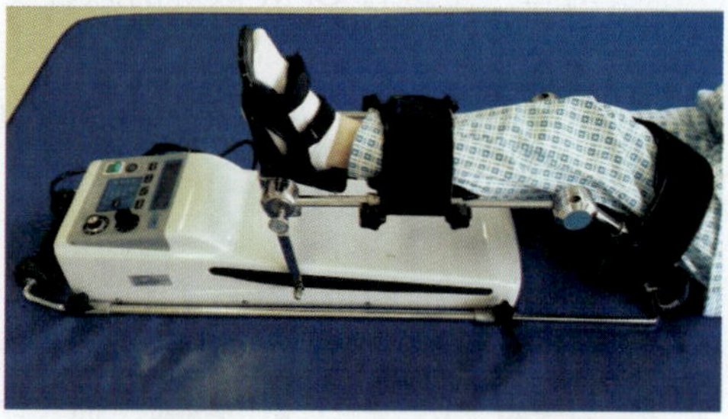

图 7-66　CPM 机的使用

（3）协助患者将患肢平放于支架上，如有引流管应先夹闭引流管；将脚套、腿部固定带尼龙搭扣粘贴牢固稳妥后，再打开开关（图 7-66）。

（4）根据医嘱调整活动角度：按控制面板上的“屈膝”键调整屈膝角度，按“伸直”键调整伸直角度。

（5）调整时间：按控制面板上 TIME 键调整活动时间，一般活动时间一次为 30min；调整速度：按 SPEED 键调整速度。

（6）按 START 键使机器运转，观察患者反应（患者如有不适按 PAUSE 键暂停），交代注意事项。

（7）电机速度从慢渐加快，角度从小渐增大，时间从短渐增长，以患者能接受为原则。

（8）治疗结束后，关闭开关，解开固定带，将患肢平放于床上，拔掉电源，撤除机器。

（9）协助患者取舒适卧位。

【评价】

1. 患者知晓 CPM 机训练意义及使用方法，并能积极配合。

2. 患肢关节活动度增加，肿胀减轻。

【健康教育】

1. 告知患者术后早期进行功能锻炼的重要性，以及使用 CPM 作用及意义。

2. 告知患者使用 CPM 机过程中，如有伤口出血、剧烈疼痛及时告知护士。

3. 告知患者使用 CPM 机锻炼时，循序渐进增加活动角度、速度及时间，不可操之过急。

【注意事项】

1. CPM 机活动范围应根据手术中关节屈伸最大范围来确定。根据患肢长短来调整 CPM 机，患肢置 CPM 机上，大腿、小腿及足跟贴在器械上呈有效状态。注意观察患肢感觉运动功能，特别是足趾背伸运动，防止肢体受压，可在易受压处垫上海绵垫或者毛巾。

2. 术后因组织液渗出，使关节肿胀，活动度数不可能达到手术中松解后的度数，要逐渐增加活动次数、活动角度和范围。停止锻炼时应抬高患肢，保持膝关节处于最大屈曲位，因为被动活动后必将产生原粘连部位破裂，形成一个新创面，特别是晚上较长时间休息，出现再次粘连，对下次锻炼造成一定影响，可将患肢膝关节置于末次锻炼最大屈位度数。

3. 注意伤口渗血情况，锻炼时将引流管夹闭，锻炼结束后打开引流管，可能会引起伤口渗血，注意观察渗血速度及颜色，如大量渗血应立即停止，注意引流量，如过多或过少应及时报告医生查找原因。

4. 对疼痛者可应用止痛泵或镇痛药。锻炼结束后及时冷敷，有助于减轻疼痛及出血。锻炼必然有疼痛，它会随着活动量加大、手术后关节炎性反应消失而逐渐减轻。

5. 对每一个进行 CPM 锻炼的患者要有详细记录，用每日增长度数来鼓励患者坚持不懈地锻炼。

6. 锻炼期间保证充足休息，锻炼时间最好在日间。冬季注意保暖，防止受凉。

二、助行器的使用

助行器，也称步行器，形式多样。四脚三边形助行器（图 7-67），轻便、稳固，是骨科病房常见辅助行走用具。

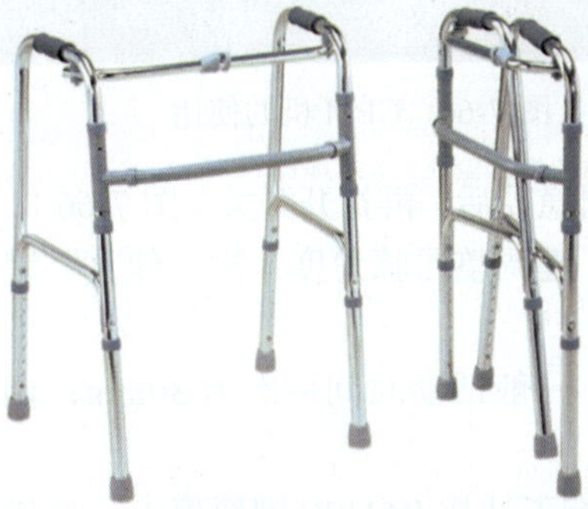

图 7-67 助行器

【目的】

辅助行走，减轻或避免受伤肢体负荷身体重量，保持身体平衡，增加活动范围和自我照顾的能力。

【评估】

1. 患者一般情况、伤口情况、患肢关节活动及肌力情况（双上肢肌力需达到 4 级、双下肢需达到 3 级）。

2. 患者身高、体重、活动能力、跌倒风险及助行器使用掌握情况。

【操作过程】

1. 物品准备　高度合适的助行器。并检查是否稳固，连接部位螺丝是否牢固、接触地面橡胶脚垫是否完好。

2. 环境准备　宽敞明亮，地面平整无水迹，没有障碍物。

3. 患者准备　着合身病号服、穿大小合适防滑胶底平跟鞋。

4. 操作步骤

（1）查对患者姓名及腕带，向患者解释操作目的、使用方法。

（2）根据患者身高调整高度：伸手握住助行器把手时，肘部屈曲 30°。

（3）根据患者手术部位、术后体位及肢体活动要求，辅助患者下床。

（4）指导患者使用助行器辅助行走方法：①患者身体站直，双眼平视前方，双手紧握把手；②先将助行器前移一小步距离（约 20cm）；③然后患肢跟上，这时患者双手紧握把手，支撑身体重量，使重心前移；④最后健肢跟上。重复小步距离行走锻炼（图 7-68）。

（5）观察患者有无不适、是否能保持身体平衡；注意患肢肿胀及伤口情况。

（6）向患者及家属交代注意事项。

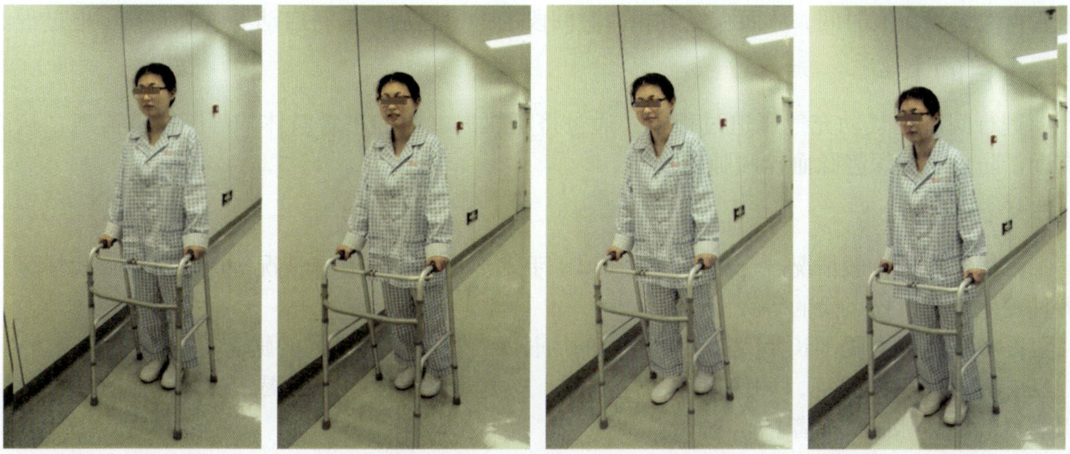

A　　B　　C　　D

图 7-68　助行器使用方法

【评价】

1. 患者掌握助行器使用方法，行走步态正确。
2. 患者提高活动能力和自理能力提高。

【健康教育】

1. 告知患者使用助行器的方法、注意事项，尤其要强调避免跌倒的注意事项。
2. 告知患者使用助行器过程中，如有不适及时告知。
3. 告知患者使用助行器下地锻炼时，循序渐进增加活动量及时间，不可操之过急。

【注意事项】

1. 使用助行器行走时速度要放慢，不适合在室外及上下楼梯时使用。
2. 确定穿着合适鞋子，网球鞋及系鞋带的橡胶底鞋最好。避免穿着容易松脱的拖鞋、高跟鞋及其他便鞋。
3. 患肢行走由不负重逐渐过渡到负重，行走时注意保持稳当步态和安全。
4. 选择平坦、干净，没有垃圾、水迹或其他杂物，且光线良好的路面行走。
5. 行进过程中，保持眼看前方，重心稍微向前倾，不要盯着自己脚行进。
6. 每次使用助行器时，一定先站立片刻达到平衡后再继续前行。
7. 站立之初轻微头晕未改善或加剧时，不能移动，赶快坐下，寻求帮助。
8. 年老体弱或者刚术后不久的患者，必须有人陪同，谨防跌倒。

三、间歇充气压力装置的使用

间歇充气压力装置由充气压力带和驱动泵两部分组成。充气压力带有下肢、上肢和足部 3 种类型，目前较多使用的是下肢气压式血液循环驱动泵（图 7-69）。作用原理：通过充气压力带由远心端至近心端依次充气的过程，使淤滞血液回流到心脏，从而加速静脉血液流动。在完成一次压迫过程之后，自动检测对静脉

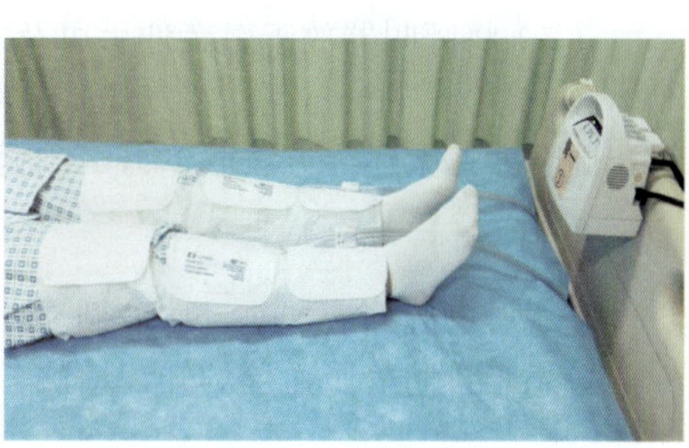

图 7-69　气压式血液循环驱动泵

血管再次充满血液时间，从而在经过相应时间段的等待之后，重新启动下一次充气压迫过程。

【目的】

进行间歇式气动充气压迫过程中，通过挤压肌肉，增加患者肢体的静脉血液流速，从而有助于防止下肢深静脉血栓和肺栓塞。

【评估】

1. 根据患者一般情况、专科情况（伤口、手术部位、肢体肿胀情况等）及基础疾病情况，评估发生静脉血栓风险的等级。

2. 根据患者大腿围长（大腿最粗部位的周长），选择合适型号的腿套。

3. 有无使用禁忌证，如伤口活动性出血、皮炎、充血性心力衰竭、缺血性血管病变等，以及疑似深静脉血栓症者。

【操作过程】

1. **护士准备** 着装整洁，洗手。

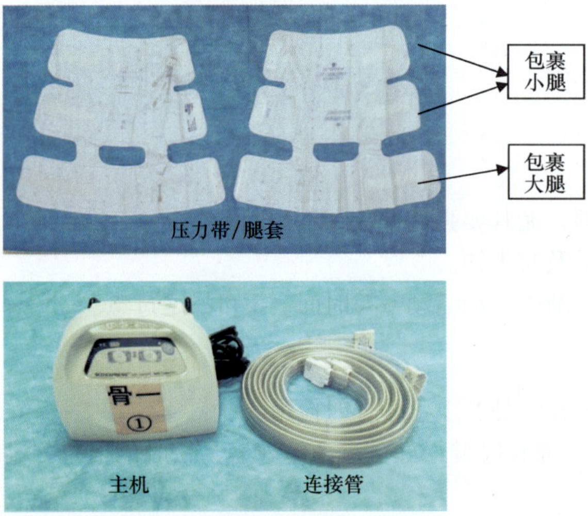

图 7-70 气压式血液循环驱动泵的组成

2. **物品准备** 气压式血液循环驱动泵1台（图 7-70）（组成：主机、连接管路 2 条、充气压迫带 / 腿套 1 副）、手消液 1 瓶。

3. **患者准备** 排空大小便，着病号服，取平卧位。

4. **操作步骤**

（1）查对患者姓名及腕带，向患者解释操作目的，协助患者摆好体位。

（2）检查用物：充气压力带、连接管有无破损、是否通畅，接口是否完好，连接是否紧密，电源线是否完好。

（3）将连接管两端接头处分别连接于腿套和主机的接口处。

（4）使用固定床钩，将主机悬挂于患者床尾，确保位于主机两端的排气孔有足够的空气流量。

（5）抬起一侧下肢，选择与之相匹配的腿套，平铺于床上，再将下肢放于腿套中央。由上至下依次粘好搭扣，松紧程度为刚好在腿和腿套之间可以伸进 2 指为宜。连接管勿置于肢体下，膝盖部位暴露于腿套之外。按上述方法将另一侧穿好（图 7-71）。

（6）连接电源，打开开关。观察相应充气压力带的端口指示灯状态是否正常。

（7）将呼叫器放于患者伸手可及之处，告知患者如有不适及时通知护士。

（8）30～60min 后，将气压式血液循环驱动器取下。由上至下依次解开搭扣，抬起下肢，取出腿套。按上述之方法取下另一侧腿套。给予患者安置舒适体位，并整理床单。

【评价】

1. 患肢静脉回流加速，血液循环得到改善，肿胀减轻。

2. 患者预防静脉血栓的知识增加，主动配合参与。

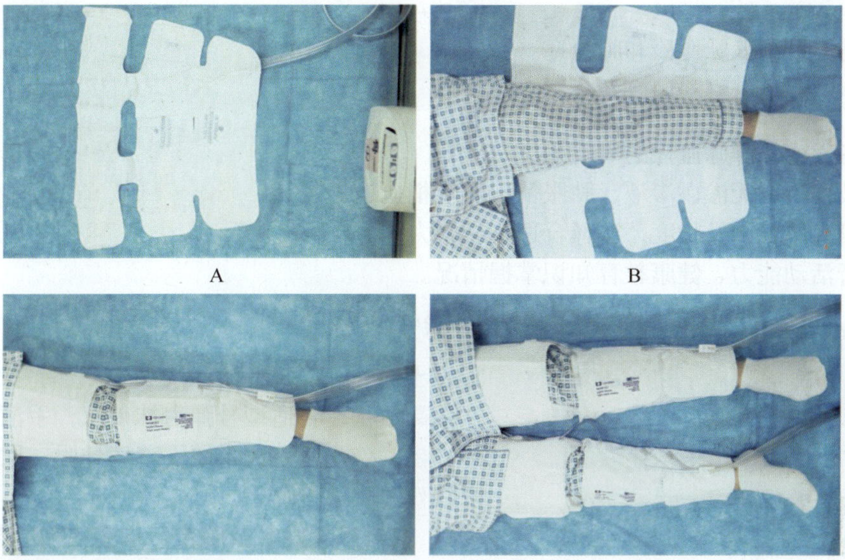

A　B　C　D

图 7-71　使用步骤

【健康教育】

1. 告知患者术后预防深静脉血栓的重要性。

2. 告知患者使用气压式血液循环驱动泵的益处。

3. 告知患者使用气压式血液循环驱动泵的时间及频次，使用过程中如有不适及时告知。

【注意事项】

1. 未拔引流管的患者妥善固定引流管，以防脱落。

2. 对于患有糖尿病或血管病的患者，必须经常进行皮肤检查。

3. 膝盖部位应暴露于腿套之外。

4. 使用过程中，经常检查皮肤有无红肿及任何可能导致组织坏死的早期迹象，必要时终止治疗。

5. 腿套避免与皮肤直接接触，以免引起皮肤不适。

6. 收纳时，注意腿套与连接管接头处勿压折，防止破损漏气。

四、医用弹力袜使用

医用弹力袜是用特殊编织法织成的压力袜，可预防静脉扩张，降低血管内皮受损风险；并且这种弹力袜具有压力梯度，从脚踝至大腿方向压力逐渐递减（图 7-72），经临床试验证实医用弹力袜可增加深静脉血液回流。

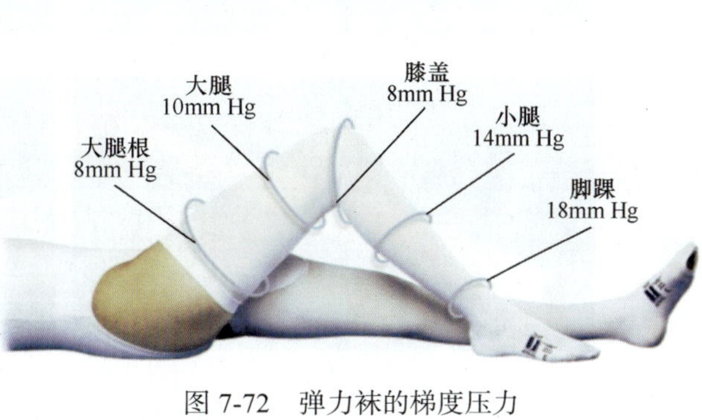

图 7-72　弹力袜的梯度压力

【目的】

1. 促进下肢静脉回流，改善静脉血

液循环。

2. 预防下肢深静脉血栓和肺栓塞。

【评估】

1. 患者发生深静脉血栓的风险程度。
2. 患肢伤口有无渗血渗液、肿胀情况、末梢血运等。
3. 测量患肢腿围及长度，选择合适型号弹力袜。
4. 患者活动能力、健康教育知识掌握情况。

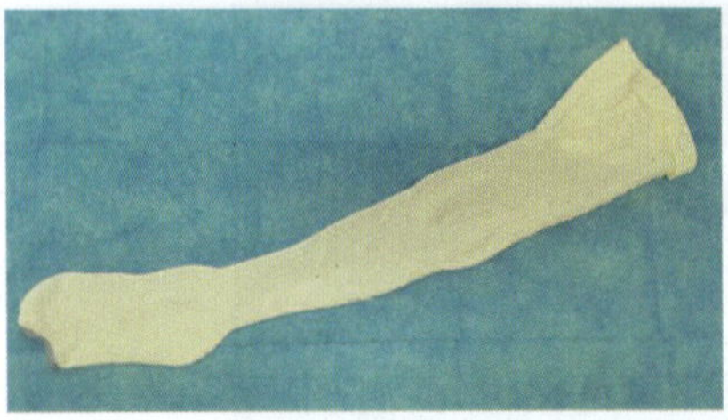

图 7-73 弹力袜

【操作过程】

1. 护士准备 着装整洁，洗手。

2. 物品准备 合适型号弹力袜 1 双，手消液 1 瓶。

3. 患者准备 排空大小便，着病号服，取平卧位。

4. 操作过程

（1）查对患者姓名及腕带，向患者解释操作目的，协助患者摆好体位。

（2）检查弹力袜有无破损、弹性是否良好（图 7-73）。

（3）反面提拉式穿着法（图 7-74，图 7-75）：①一手伸进袜筒，捏住袜跟部位，另一手把袜筒翻至袜跟；②把绝大部分袜筒翻过来、展顺，以便脚能轻松地伸进袜头；③两拇指撑在袜内侧，四指抓住袜身，把脚伸入袜内，两拇指向外撑紧袜子，四指与拇指协调把袜子拉向踝部，并把袜跟置于正确位置；④把袜子腿部循序往回翻并向上拉，穿好后将袜子贴身拂平。

（4）脱弹力袜方法：和穿弹力袜步骤相反。手指协调抓住弹力袜内外侧，将弹力袜外翻，顺腿脱下，不可用力拉扯，动作应轻柔。

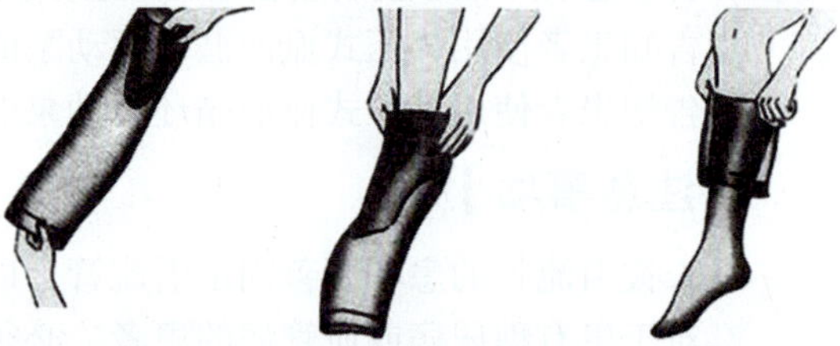

A B C

图 7-74 弹力袜穿着方法

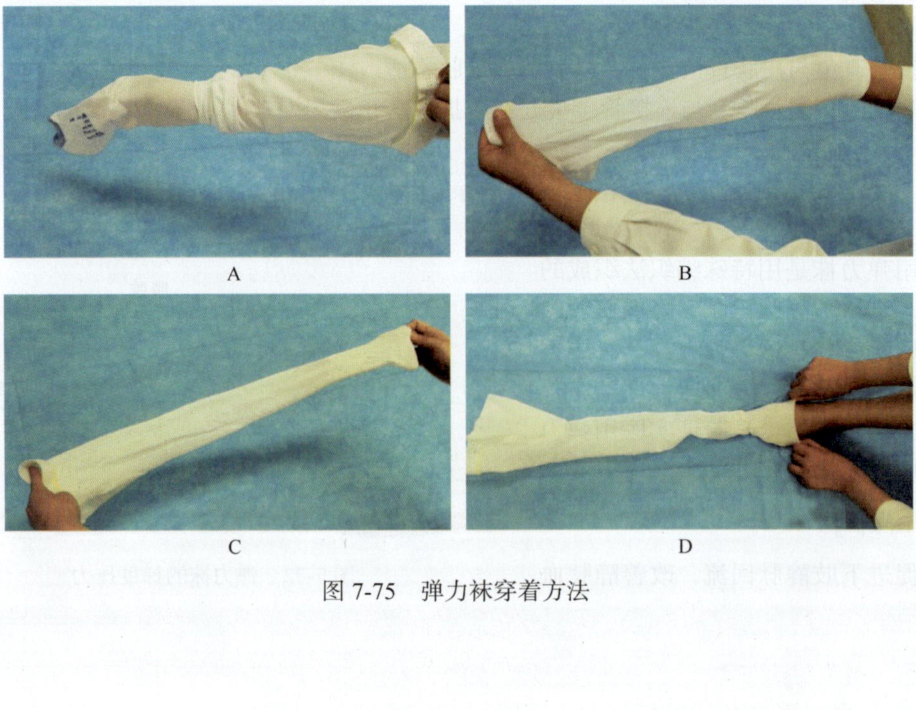

A B C D

图 7-75 弹力袜穿着方法

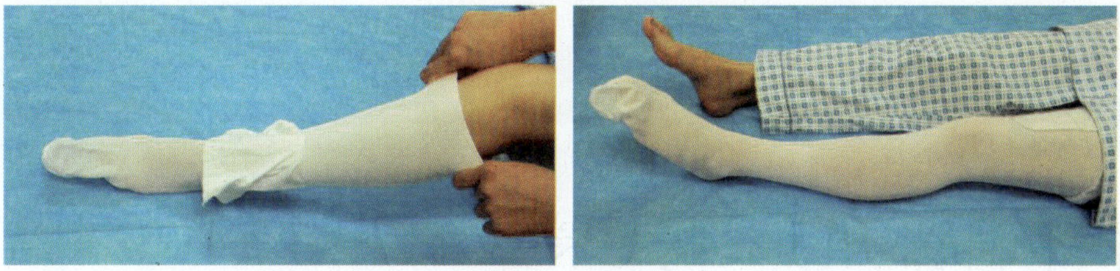

E　　F

图 7-75　弹力袜穿着方法（续）

【评价】

1. 弹力袜穿着平整，无褶皱。
2. 患者无不适感。
3. 患者能按医嘱要求穿着弹力袜，预防血栓并发症。

【健康教育】

1. 告知患者穿着弹力袜的作用，取得积极配合。
2. 教会患者及家属正确穿脱弹力袜的方法。
3. 教会患者及家属保养弹力袜的方法及注意事项。
4. 告知患者弹力袜穿着时间，一般髋膝置换术后常规穿着 3 个月。

【注意事项】

1. 测量周径选择合适的弹力袜（股骨最粗处），使用前检查患肢伤口、血运情况。
2. 足踝处要定位准确，穿着要平整无皱褶，皱褶会增加压力影响血液回流；提拉时用力要均匀，发现异常及时纠正。
3. 每日定时观察皮肤情况，如有腿部瘙痒或皮疹应立即脱掉，报告医师及时处理。
4. 更换时，脱去弹力袜的时间不要超过 30min。穿着期限按医嘱要求。
5. 弹力袜脏时可以清洗（一般 1 ～ 2 次 / 周），清洗时用温凉水、沾肥皂轻柔手洗，不要拧绞、不可晾晒，阴干即可。
6. 勤剪指甲、预防脚后跟皮肤皲裂，避免刮伤弹力袜。另外，特别注意在穿或脱弹力袜时，不要让首饰刮伤弹力袜。
7. 需要长期穿着弹力袜的患者（如截瘫患者），为保持弹力袜的有效压力，建议半年左右更换一次，如果同时两双或三双交替使用，可以延长弹力袜的使用寿命。

第八章

泌尿外科常用护理技术

第一节　膀胱冲、灌洗护理

膀胱冲、灌洗可缓解局部疼痛和刺激症状，保持尿道通畅，预防或减轻泌尿系感染，是泌尿外科常用护理技术。

一、持续膀胱冲洗

持续膀胱冲洗是通过三腔尿管将 0.9% 氯化钠灌入膀胱内，稀释引流出膀胱内的血液，避免膀胱内形成血凝块导致下尿路梗阻而引起出血、膀胱痉挛等一系列不良反应。

【目的】

解除尿路梗阻，保持尿管通畅。

【评估】

1. 患者合作程度及心理反应。
2. 环境是否安全、安静，可采取适当遮蔽。

【操作过程】

1. **护士准备**　着装整洁，洗手，戴口罩。

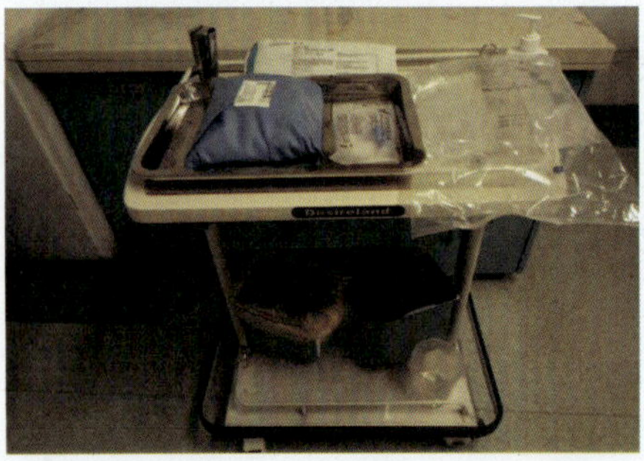

图 8-1　物品准备

2. **物品准备**

（1）治疗车上层：无菌换药盘两个（镊子两把、0.25% 碘伏棉球 6 个）、止血钳 1 把。根据医嘱配置冲洗液（或 3000ml 0.9% 氯化钠）、膀胱冲洗器（输液器）2 个、快速手消液（或擦手毛巾），无菌镊子罐，消毒治疗盘、无菌引流袋 2 个、别针 1 个。

（2）治疗车下层：医疗垃圾桶，生活垃圾桶，量杯（图 8-1）。

3. **环境准备**　保持环境安全、整洁，做好标准防护。
4. 核对医嘱，携用物至患者床旁。
5. 查对患者，向患者及家属解释操作目的及过程，并取得同意。
6. 协助患者取合适体位。
7. 将膀胱冲洗液挂于输液架上，常规消毒冲洗袋（图 8-2），连接冲洗器。
8. 将膀胱冲洗器管内气体排出并夹闭（图 8-3）。
9. 打开清洁治疗盘内治疗巾（图 8-4）。

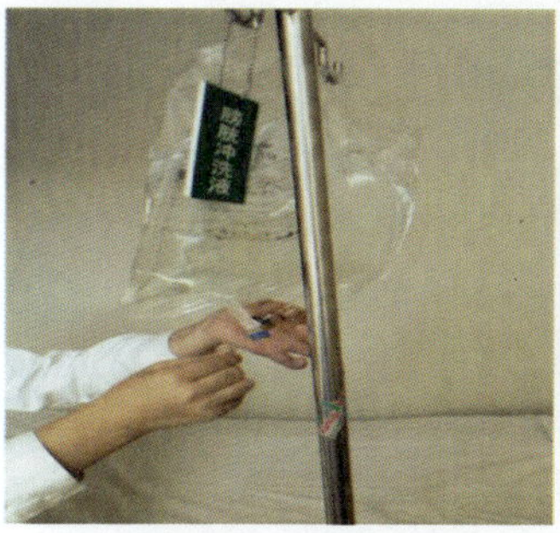

图 8-2　消毒

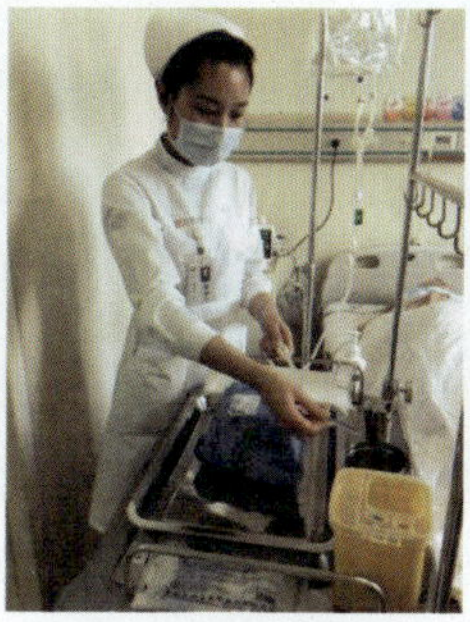

图 8-3　排气

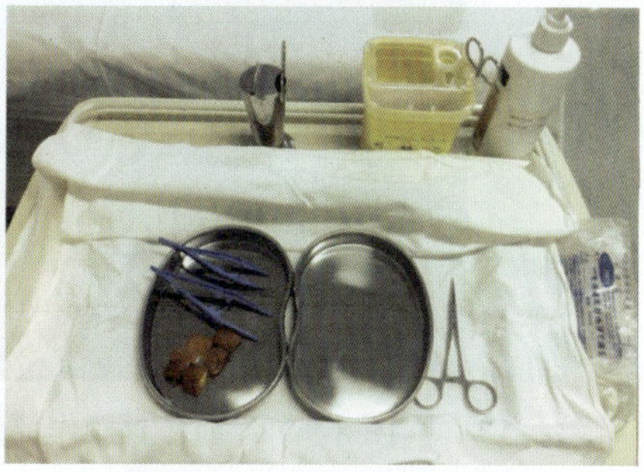

图 8-4　治疗车上层用物

10. 暴露患者已留置三腔尿管衔接部位，取碗盘放于患者身旁。

11. 用镊子夹取碘伏棉球依次消毒尿管冲洗口接口内壁→外壁→内壁（图 8-5，图 8-6）。

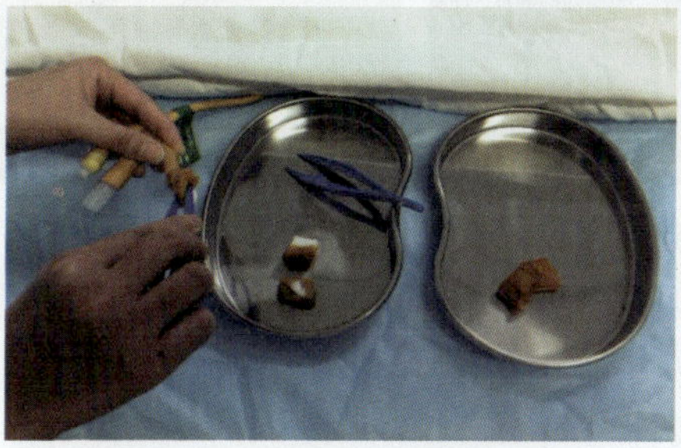

图 8-5　消毒冲洗口接口内壁

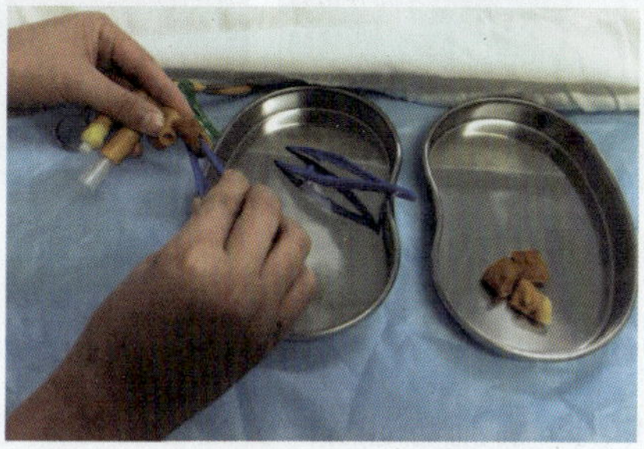

图 8-6　消毒冲洗口接口外壁

12. 将膀胱冲洗器于尿管冲洗口连接（图 8-7），松开止血钳观察冲洗是否通畅及冲洗液颜色，询问和观察患者反应。

13. 根据引流液颜色调节冲洗速度，一般从洗液面距床面约 60cm，冲洗速度为 80 ～ 100ml 滴 /min（图 8-8），冲洗温度为室温即可或遵医嘱。

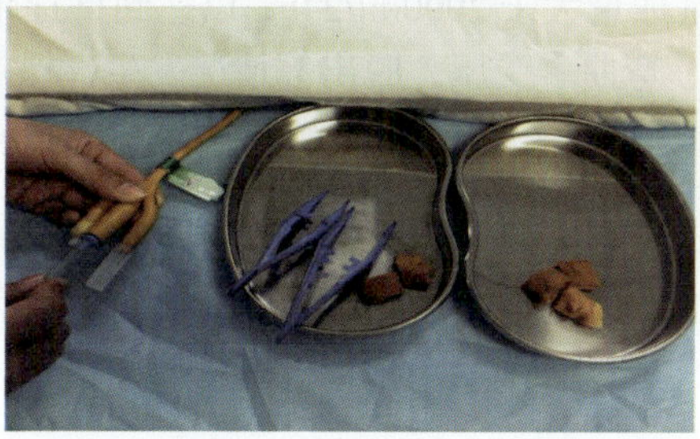

图 8-7　将膀胱冲洗器与尿管冲洗口连接

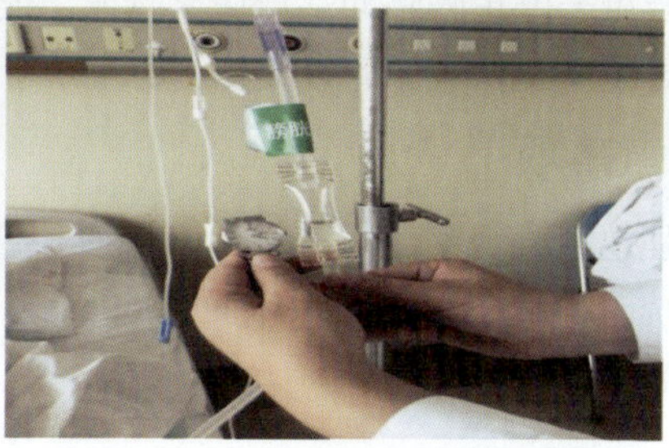

图 8-8　调节膀胱冲洗速度

14. 治疗结束，遵医嘱停止膀胱冲洗步骤如下。

（1）合理暴露操作部位，注意保暖（图 8-9）。

（2）打开清洁治疗盘内治疗巾，将换药盘放于患者身旁（图 8-10）。

（3）关闭膀胱冲洗器（图 8-11），分离尿管冲洗口接头及冲洗器接头，用镊子分别夹取碘伏棉球依次消毒尿管冲洗口接口的内壁→外壁→内壁。

（4）扣上尿管冲洗接口的盖子，连接尿袋（图 8-12）。

15. 整理床单位，快速手消液消毒双手（图 8-13），拉开隔帘，推车返回。整理用物，洗手。

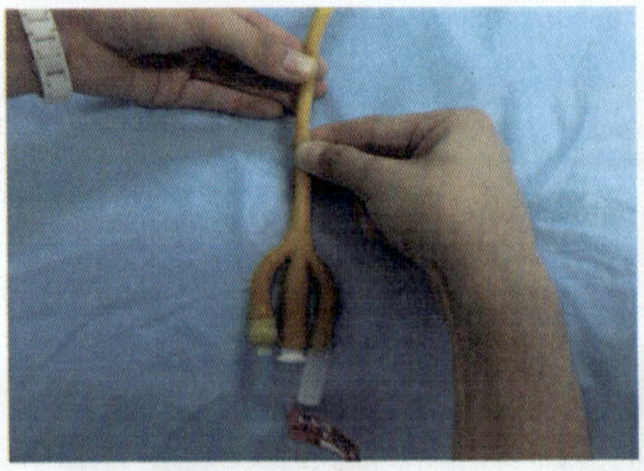

图 8-9　合理暴露操作部位

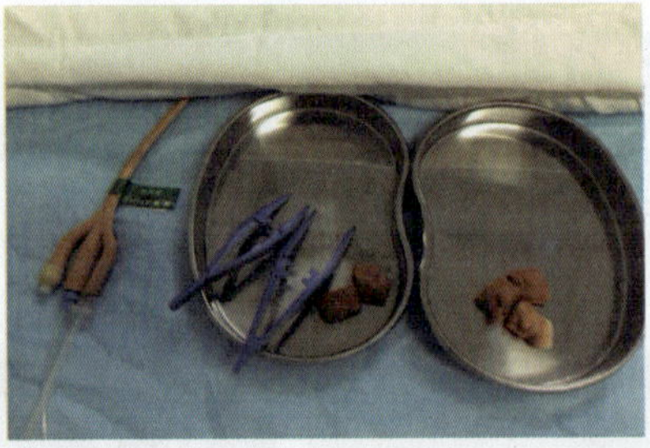

图 8-10　将换药盘放置患者身旁

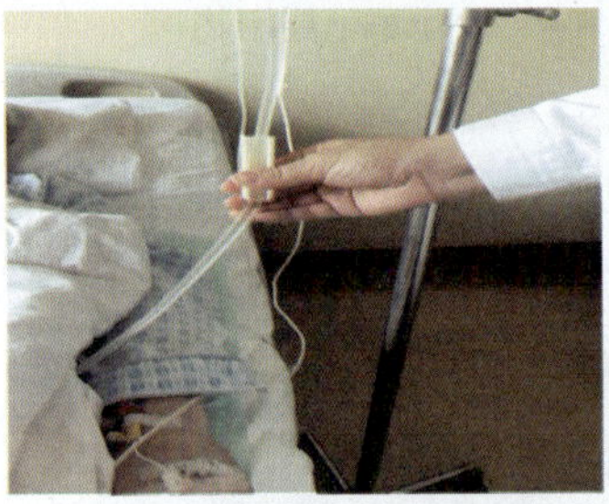

图 8-11　关闭膀胱冲洗器

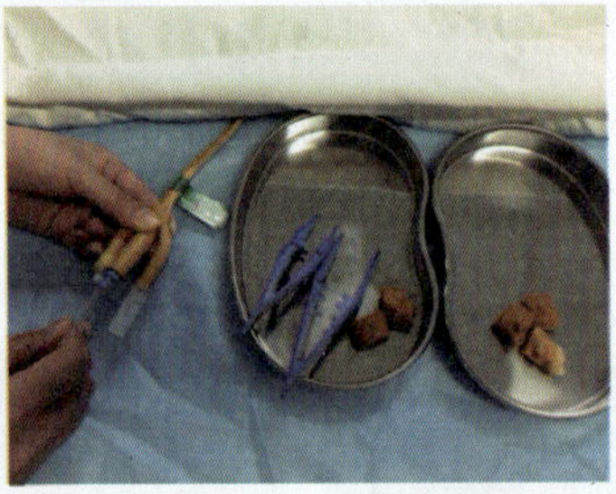

图 8-12　连接尿袋

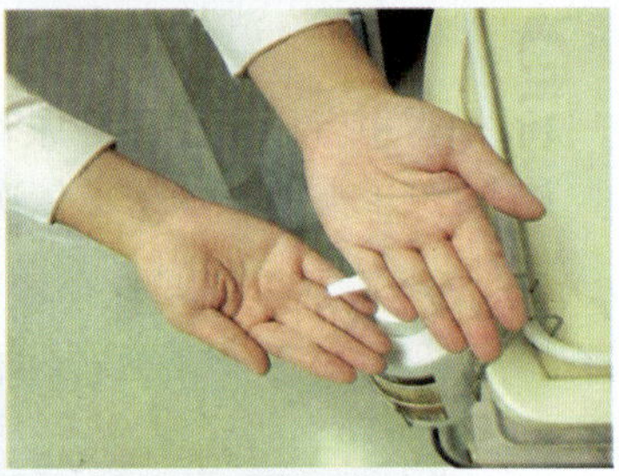

图 8-13　消毒双手

【评价】

膀胱冲洗、引流均通畅，引流管妥善固定。

【健康教育】

1. 指导患者在持续膀胱冲洗期间保持合适卧位，防止引流管及冲洗管打折、弯曲、受压、脱出等情况发生，保持通畅。

2. 指导患者在持续膀胱冲洗期间保持引流袋高度低于耻骨联合水平，防止逆行感染。

3. 告知患者不得随意调节冲洗滴速。

4. 教育患者停止膀胱冲洗后应多饮水，保证尿量大于2000ml/24h，以达到自身冲洗作用。

5. 指导患者在留置尿管期间防止尿管打折、弯曲、受压、脱出等情况发生，保持通畅。

【注意事项】

1. 加强巡视，观察冲洗液颜色、性质、量，并做好记录，有异常及时与医师联系。

2. 冲洗时冲洗瓶内液面距床面约60cm，冲洗速度根据引流液颜色、量进行调节，一般为80～100滴/min。

二、膀胱灌注

膀胱灌注技术是指将药物通过导尿管进入膀胱，并保留一定时间，以达到局部疗效的作用。

【目的】

治疗残余病变及原位癌、降低肿瘤复发可能性及延缓肿瘤复发时间。

【评估】

1. 患者合作程度及心理反应。

2. 尿液颜色、性质、量，尿管是否通畅。

3. 环境是否安全、安静，可采取适当遮蔽。

【操作过程】

1. 护士准备　着装整洁，洗手，戴口罩。

2. 物品准备

（1）治疗车上层：无菌换药盘两个（盘内放 0.25% 碘伏棉球 6 个、镊子 2 把、止血钳 1 把），配置好的灌注用药，注射器注入 0.9% 氯化钠适量（灌注化疗药后冲洗尿管用）、快速手消液 1 瓶、尿垫两个、清洁手套。

（2）治疗车下层：生活垃圾桶 1 个、医疗垃圾桶 1 个、1000ml 量杯 1 个（图 8-14）。

3. 环境准备　保持环境安全，整洁，做好标准防护。

4. 核对医嘱，携用物至床旁。

5. 查对患者，向患者及家属解释技术执行目的及过程，并取得同意。

6. 将引流袋内尿液排空后快速用手消液消毒双手（图 8-15）。

7. 操作者做好灌注化疗药防护（图 8-16）。

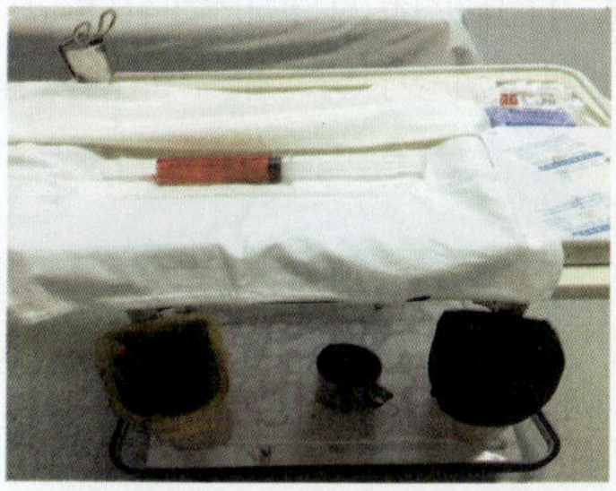

图 8-14　物品准备

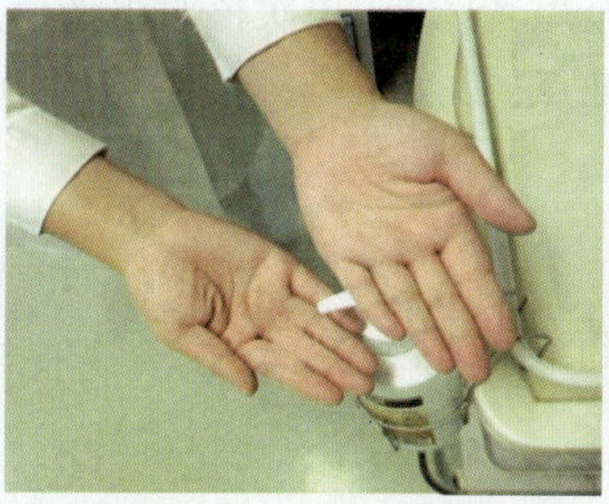

图 8-15　消毒双手

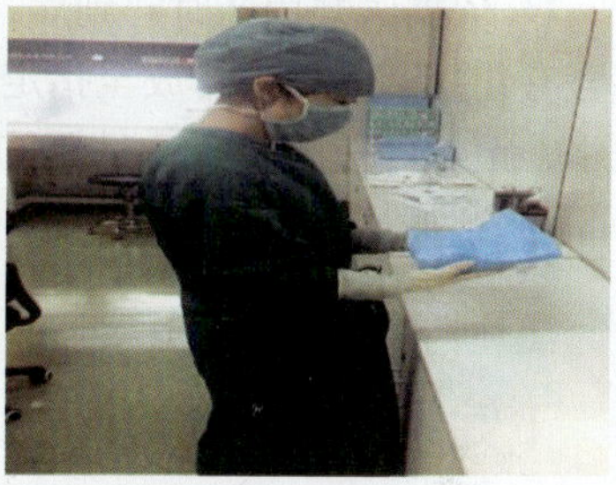

图 8-16　做好防护

8. 协助患者取平卧位，合理暴露操作部位，臀下垫防渗漏尿垫（同图 8-9）。

9. 打开无菌治疗盘内治疗巾，将换药盘放置患者身旁。

10. 打开冲洗口盖子，用镊子分别夹取碘伏棉球依次消毒尿管引流口接口的内壁→外壁→内壁。

11. 将配置好的灌注用药经尿管冲洗口缓慢注入膀胱（图 8-17），同时注意观察患者反应。注射完毕后再经尿管注入 5 ～ 10ml 的 0.9% 氯化钠冲洗导尿管，以免药液残留在导尿管内（图 8-18）。

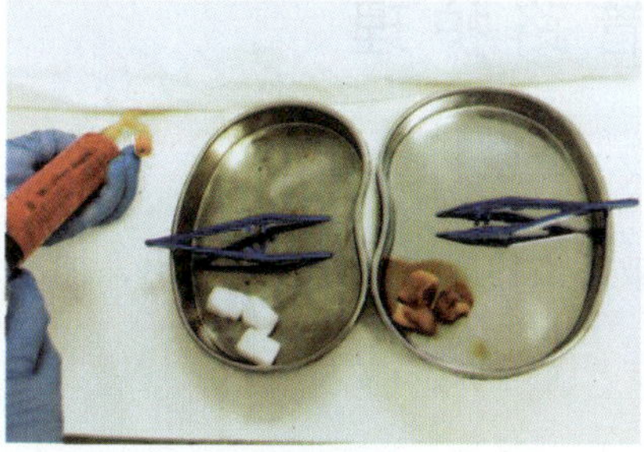

图 8-17　经尿管缓慢注入药物

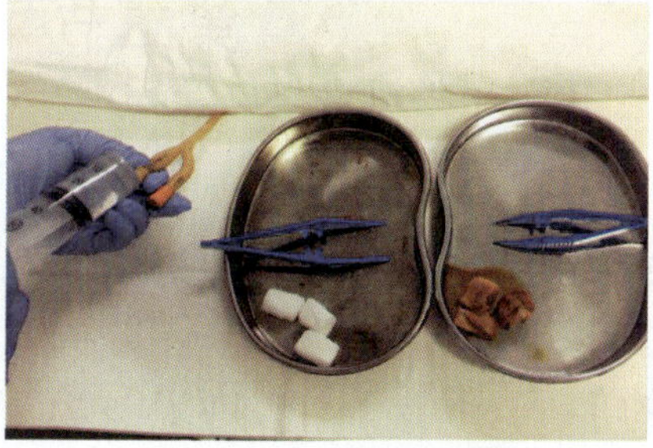

图 8-18　冲洗导尿管

12. 取出注射器，并夹闭导尿管（图 8-19），用另一把镊子分别夹取碘伏棉球依次消毒尿管冲洗接口的内壁→外壁→内壁，扣上冲洗口的盖子。

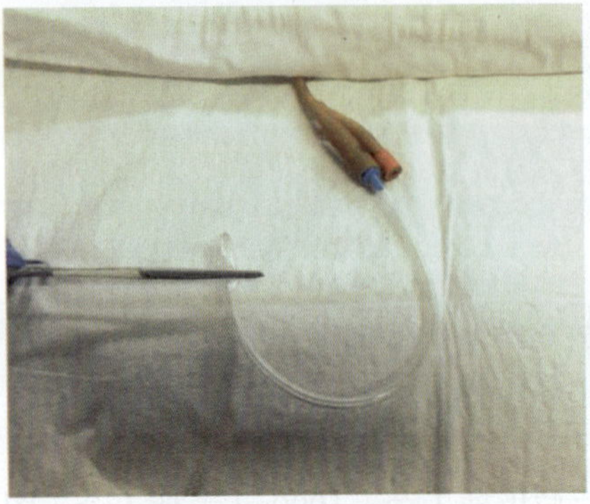

图 8-19　夹闭导尿管

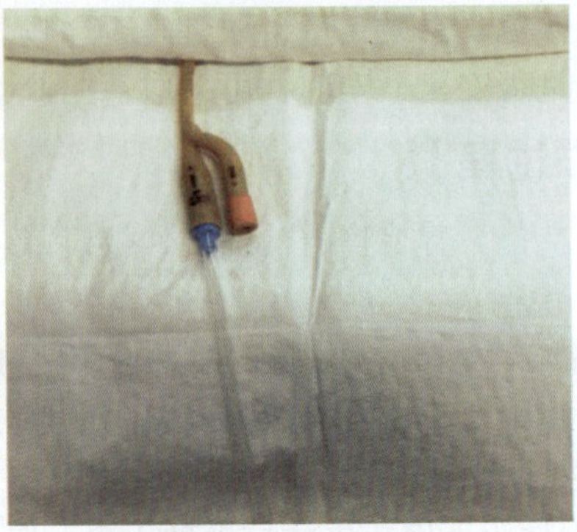

图 8-20　打开导尿管

13. 协助患者抬高臀部，根据医嘱指导患者采取仰卧位、左侧卧位、右侧卧位、俯卧位，并保留药物一定时间。

14. 收拾用物，整理床单位，快速手消液消毒双手，打开隔帘，推车返回。

15. 整理用物，洗手，记录膀胱灌注时间、用药和量。

16. 依据医嘱用药时间到后，至患者床旁，再次核对患者信息，打开夹闭的导尿管（图 8-20），将含有化疗药的尿液排放至指定地点。更换尿垫，观察引流情况，嘱患者多饮水。推车回治疗室，洗手，记录停止膀胱灌注时间。

【评价】

灌注药液经尿管到达膀胱，药液无外渗。

【健康教育】

1. 告知患者灌注前少量饮水防止稀释药液。
2. 指导患者膀胱灌注后多饮水，起到膀胱冲洗作用，减少药物吸收。
3. 告知患者膀胱灌注后如有尿频、尿急、尿痛等不适及时通知医护人员。

【注意事项】

1. 配制化疗药物时，需在治疗室指定地点配制，医护人员做好配置化疗药防护。
2. 灌注药物时要防止外漏，速度不宜过快，一般 2 ～ 3min 灌入膀胱内。
3. 防止药物接触到皮肤上，一旦发生立即用清水冲洗。

第二节　管 路 护 理

一、更 换 尿 袋

尿袋更换是指在无菌原则下把使用过或已被污染的尿袋从连接处拔出，把准备好的无菌尿袋连接上的操作。

【目的】

预防泌尿系感染。

【评估】

1. 患者合作程度及心理反应。

2. 尿管是否通畅，尿液颜色、性质、量。

3. 环境是否安全，安静。

【操作过程】

1. 护士准备　着装整洁，洗手，戴口罩。

2. 物品准备

（1）治疗车上层：无菌换药盘 2 个（盘内放 0.25% 碘伏棉球 3 个、镊子 1 把）、一次性无菌尿袋 2 个（含备用引流袋 1 个）、快速消手液 1 瓶、别针 1 个（图 8-21）。

（2）治疗车下层：生活垃圾桶 1 个、医疗垃圾桶 1 个、1000ml 量杯 1 个。

3. 环境准备　保持环境安全、整洁，做好标准防护。

4. 核对医嘱，携用物至患者床旁。

5. 查对患者，向患者及家属解释技术执行目的及过程，并取得同意。

6. 合理暴露操作部位，打开治疗巾，将换药盘放于患者身旁。

7. 用记号笔在新引流袋相应位置写清标识、日期（图 8-22）。

8. 用别针将新尿袋固定床边，反折尿管拔除旧尿袋放入医疗垃圾桶内。用镊子依次夹取碘伏棉球分别擦拭尿管引流口接口的内壁→外壁→内壁（图 8-23）。

9. 拔下新尿袋接口的保护帽后插入尿管引流口。

10. 整理床单位，快速手消液消毒双手，推车返回，收拾用物。

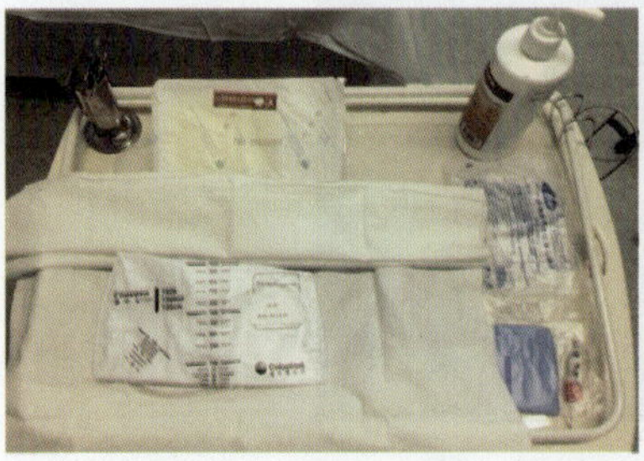

图 8-21　物品准备

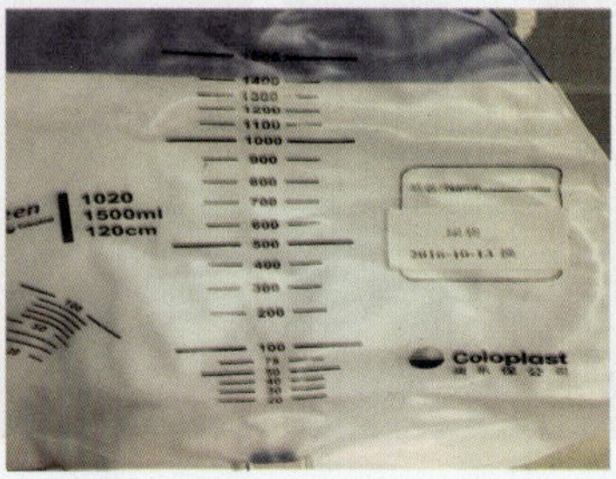

图 8-22　标注日期

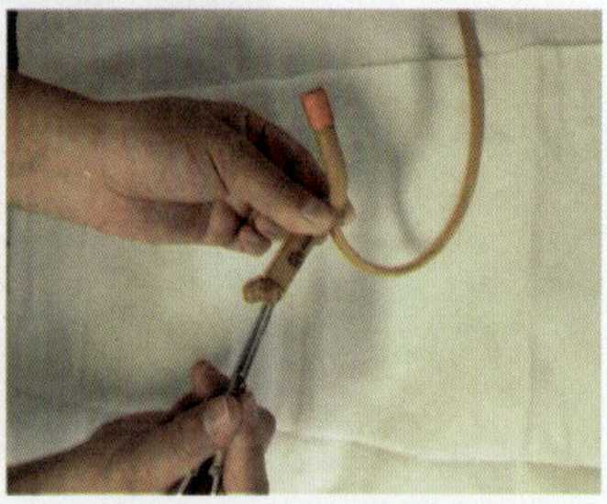

图 8-23　消毒尿管接口

【评价】

尿管及尿袋接口未被污染，引流通畅，没有受压、打折。

【健康教育】

1. 向患者及其家属解释定期更换尿袋重要性。

2. 指导患者妥善固定尿袋，高度低于耻骨联合水平，避免尿袋接触地面。

【注意事项】

1. 密切观察尿液颜色、性质和量，如有异常及时通知医师。

2. 搬运患者时夹闭尿管，防止尿液逆流。搬运后要及时打开尿管夹子，保持引流通畅。

二、膀胱造瘘护理

膀胱造瘘术是因尿路梗阻，在耻骨上膀胱做造瘘术，使尿液引流到体外，用以暂时性或永久性尿流改道。

【目的】

暂时性尿流改道目的一般是为了消除长期存在的尿路梗阻对上尿路的不利影响，或下尿路手术后确保尿路愈合。

【评估】

1. 患者造瘘管基本情况及造瘘口局部皮肤情况。
2. 造瘘管是否通畅，引流液颜色、性质、量。
3. 患者自理能力、活动能力、健康教育知识掌握情况。

【操作过程】

1. **护士准备** 着装整洁，洗手，戴口罩。
2. **物品准备** 胶布、别针、引流袋。
3. **环境准备** 环境宽敞、整洁、安静。
4. **核对医嘱** 携用物至患者床旁。
5. 查对患者，向患者及家属解释膀胱造瘘管护理目的及过程，并取得同意。
6. **妥善固定造瘘管** 一般采用无菌敷料包绕造瘘口（图 8-24），以胶布粘贴固定于皮肤上。
7. 避免造瘘管打折、弯曲，活动时长度适宜，避免脱出。
8. 保持造瘘管通畅，定期从引流管近端向远端挤捏，以保持引流通畅（图 8-25）。

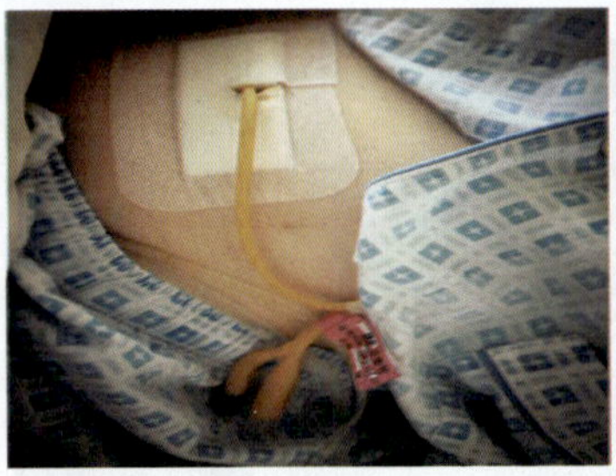
图 8-24 无菌敷料包绕造瘘口

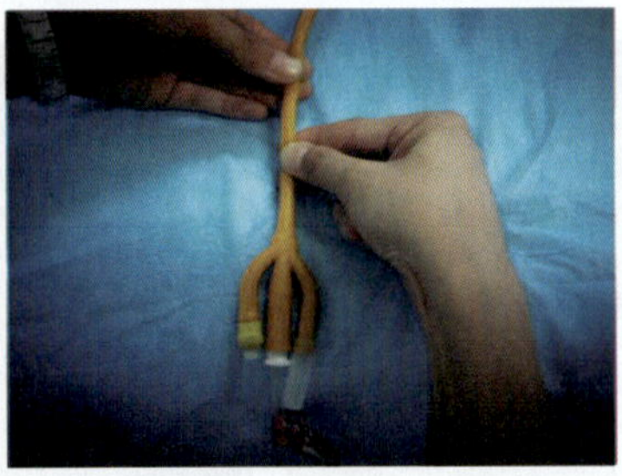
图 8-25 挤捏引流管

9. 定期观察膀胱造瘘口有无红肿、粘连，观察分泌物引流量、颜色及性质。
10. **拔管护理** 暂时性造瘘管可根据尿路梗阻恢复情况选择拔管时机，拔管后给予伤口敷料粘贴，观察造瘘口有无渗出，如有渗出及时更换敷料。需长期留置膀胱造瘘管者，首次更换造瘘管时间为术后 3 周，此后 4 ～ 6 周更换一次。以防尿垢沉积，影响尿液引流、继发感染和结石。

【评价】

膀胱造瘘管未被污染，引流通畅，没有受压、打折，造瘘管固定牢固。

【健康教育】

1. 告知患者造瘘管的重要性，告知患者不可自行拔出造瘘管。
2. 告知患者保持造瘘管通畅，勿打折、扭曲。
3. 鼓励患者多饮水，每日饮水量 2000 ～ 2500ml。

【注意事项】

1. 尿袋位置低于耻骨联合水平，防止尿液回流，引起尿路感染。
2. 保持造瘘口清洁，每日用碘伏棉球消毒造瘘口皮肤，清除分泌物，覆盖无菌敷料。
3. 密切观察尿液颜色、性质和量，如有异常及时通知医师。

第九章

烧伤外科常用护理技术

第一节 烧伤评估

烧伤外科常用评估主要包括烧伤面积评估和烧伤深度评估，本章介绍这两种护理评估。

一、烧伤面积的评估

烧伤面积评估是指评估人体皮肤被烧伤部分占全身体表面积多少，是烧伤治疗基础，是判断烧伤严重程度一项重要护理。

【目的】

1. 评估烧伤严重程度。
2. 为烧伤治疗提供依据。

【评估】

1. 患者年龄、性别，烧伤部位，烧伤原因。
2. 患者病情、生命体征及有无基础疾病，特别是烧伤部位的临床表现，如颜色、疼痛程度，水疱大小，创面基底颜色等。
3. 患者自理能力、活动能力、健康教育知识掌握情况。

表 9-1 中国九分法估计烧伤面积

部位		面积	
头颈	发部	3%	9×1=9%
	面部	3%	
	颈部	3%	
双上肢	双手	5%	9×2=18%
	双前臂	6%	
	双上臂	7%	
躯干	躯干前	14%	9×3=27%
	躯干后	13%	
双下肢	双臀	5%	9×5+1=46%
	双足	7%	
	双小腿	13%	
	双大腿	21%	

【操作过程】

1. 护士准备 着装整洁，洗手，戴口罩。
2. 物品准备 无菌手套、换药包、记录单、笔。
3. 环境准备 环境宽敞、整洁、安静。
4. 查对患者，向患者及家属解释烧伤面积评估目的及过程，并取得配合。
5. 戴无菌手套，用换药包中的器械清除烧伤创面周围杂物，如烧焦衣服，烟尘等。
6. 用中国九分法评估较大面积患者烧伤面积（表 9-1）。按解剖部位将人体以“九”为单位估计烧伤面积，即头颈 1 个九，双上肢两个九，躯干 3 个九，双下肢（包括臀部）5 个九再加 1。为便于记忆，按自上而下，由远而近顺序，将发部、面、颈；双手、双前臂、双上臂；躯干；臀部；双足、双小腿、双大腿面积编成顺口溜：“三三三，五六七，躯干前后二十七，两个臀部一个五，七加十三二十一”。
7. 用手掌法估计小面积烧伤面积。手掌法是指不论年龄大小或性别差异，患者五指并拢，单掌面积约为其体表面积的 1%。手掌法是九分法的补充。
8. 在记录单上记录烧伤部位及各部位烧伤面积。
9. 核算总的烧伤面积。
10. 观察并记录烧伤部位颜色、温度、水疱形态、外观表现等。

【评价】

准确评估烧伤面积。

【健康教育】

1. 告知患者烧伤面积评估的重要性。
2. 告知患者避免污染创面或在创面上涂抹有色物质。
3. 告知患者避免创面受压，抬高烧伤的肢体。
4. 指导患者选择高热量、高蛋白、高维生素易消化的食物，加强营养。

【注意事项】

1. 计算烧伤总面积时，一度烧伤面积不计算在内。
2. 烧伤总面积后要分别标明浅Ⅰ度、深Ⅱ度、Ⅲ度、Ⅳ度烧伤各自面积，以便治疗时参考。
3. 烧伤面积只是粗略估计，但求近似，以整数记录，小数点后数字四舍五入，总面积不足 1% 的，以 1% 计算。
4. 大面积和部位集中的烧伤一般采用九分法评估，小面积、部位散在烧伤，通常采用手掌法评估，但要注意应以患者自己的手掌为标准。
5. 为计算方便，大面积烧伤患者，可估计健康皮肤面积，然后从 100% 中减去健康皮肤面积即为烧伤面积。
6. 吸入性损伤不计算面积，但在诊断中必须标明其严重程度（轻、中、重度）。
7. 评估过程中避免污染烧伤创面。

二、烧伤程度的评估

烧伤程度的评估是综合烧伤面积、深度、部位及全身表现等评估其严重程度的方法，是烧伤治疗基础和依据。

【目的】

1. 评估烧伤严重程度。
2. 为烧伤治疗提供依据。

【评估】

1. 患者年龄、性别，烧伤部位，烧伤原因。

2. 患者病情、生命体征及有无基础疾病，特别是烧伤部位临床表现，如颜色、疼痛程度、水疱大小、创面基底颜色等。

3. 患者有无合并其他损伤，如休克、吸入性损伤、骨折、心脑血管意外等。

4. 患者自理能力、活动能力、健康教育的知识掌握情况。

【操作过程】

1. 护士准备　着装整洁，洗手，戴口罩，戴无菌手套。

2. 物品准备　无菌手套、换药包、记录单、笔。

3. 环境准备　环境宽敞、整洁、安静。

4. 查对患者，向患者及家属解释烧伤程度评估目的及过程，并取得配合。

5. 戴无菌手套，用换药包中的器械清除烧伤创面周围杂物，如衣服、烟尘等，剪去已经破腐的皮肤，暴露创面。

6. 根据临床表现采用四度五分法评估烧伤的深度。

Ⅰ度烧伤（图 9-1）又称为红斑性烧伤，局部干燥、疼痛、微肿而红，无水疱。3 ～ 5d 后，局部由红色转淡褐色，表皮皱缩、脱落，露出红嫩光滑上皮面而愈合。

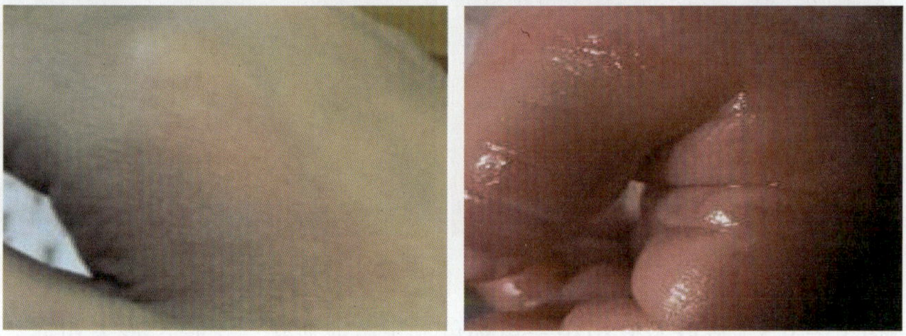

图 9-1　Ⅰ度烧伤

浅Ⅱ度烧伤（图 9-2）：局部红肿明显，有大小不一水疱形成，内含淡黄色（有时为淡红色）

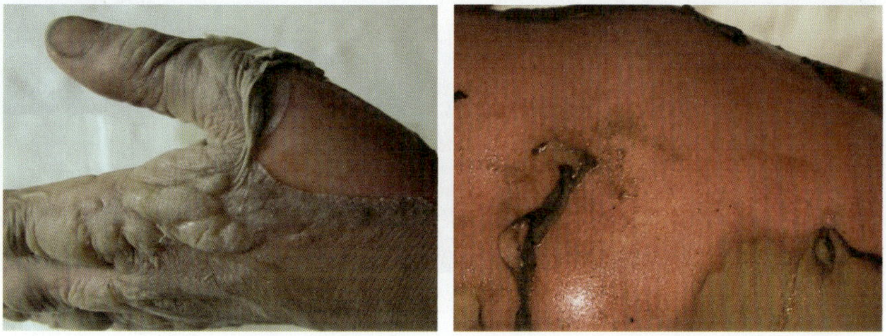

图 9-2　浅Ⅱ度烧伤

澄清液体或含有蛋白凝固的胶状物。将水疱剪破并掀开后，可见红润而潮湿的创面，质地较软，疼痛敏感，并可见无数扩张、充血的毛细血管网，表现为颗粒状或脉络状，伤后 1 ～ 2d 后更明显。

深Ⅱ度烧伤（图 9-3）：局部肿胀，表皮较白或棕黄，间或有较小水疱。将坏死表皮去除后，创面微湿、微红或白中透红、红白相间，质较韧，感觉迟钝，温度降低，并可见粟粒大小红色小点，或细小树枝状血管，伤后 1 ～ 2d 更明显。

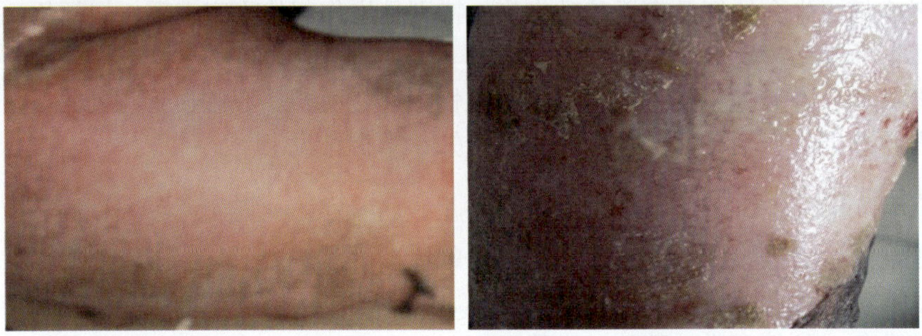

图 9-3　深Ⅱ度烧伤

Ⅲ度烧伤（图 9-4）又称为焦痂性烧伤，局部苍白、无水疱，丧失知觉、发凉。质韧似皮革。透过焦痂常可见粗大血管网，与深Ⅱ度细而密的小血管网迥然不同。焦痂毛发易于拔除，拔除时无疼痛。

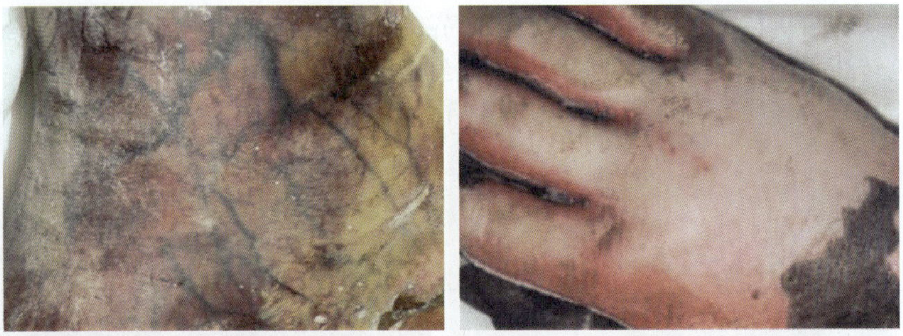

图 9-4　Ⅲ度烧伤

Ⅳ度烧伤（图 9-5）皮肤及软组织呈黄褐色、焦黄或炭化、干瘪，丧失知觉，活动受限，须截肢（指）或皮瓣修复。

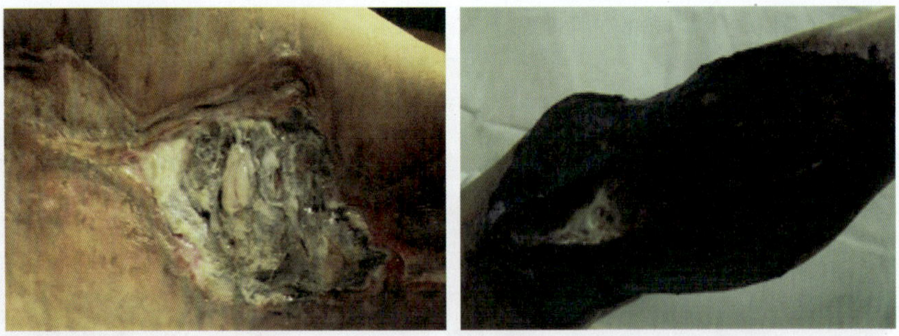

图 9-5　Ⅳ度烧伤

烧伤深度鉴别要点见表 9-2。

表 9-2　烧伤深度的判断标准

深度	组织学损伤深度	外观特点及临床体征	感觉	拔毛试验*	温度	转归
Ⅰ度	伤及角质层、透明层、颗粒层、棘细胞层等，生发层健在	局部似红斑。轻度红、肿、热、痛，无水疱，干燥	微过敏，常为烧灼感	痛	微增	2～3d 内症状消退。3～5d 痊愈，脱屑，无瘢痕
浅Ⅱ度	可伤及生发层甚至真皮乳头层	水疱较大，去表皮层后创面湿润，创底鲜红、水肿，并有红色颗粒或脉络状血管网	剧痛、感觉过敏	痛	增高	如无感染，1～2周痊愈，不留瘢痕
深Ⅱ度	伤及真皮深层	表皮下积薄液，或水疱较小，去表皮后创面微湿或红白相间，有时可见许多红色小点或细小血管，水肿明显	剧痛、感觉迟钝	微痛	局部温度略低	一般 3～4 周痊愈，可遗留瘢痕
Ⅲ度	伤及全皮层，皮下脂肪	创面苍白	疼痛消失、感觉迟钝	不痛且易拔除	局部发凉	3～4 周焦痂脱落，须植皮修复，遗留瘢痕、畸形
Ⅳ度	伤及肌肉、骨骼、脏器	焦黄碳化，干燥、皮革样，多数部位可见粗大栓塞的静脉	疼痛消失、感觉迟钝	不痛且易拔除	局部发凉	3～4 周时表现为黑色，干瘪坏死，须截肢（指）或皮瓣修复

* 即将烧伤部位毛发拔除 1 或 2 根，一般用于鉴别深Ⅱ度与Ⅲ度烧伤

7. 根据烧伤面积及烧伤深度评估烧伤严重程度。

（1）轻度烧伤：总面积在 9% 以下的Ⅱ度烧伤。

（2）中度烧伤：总面积在 10%～29% 或Ⅲ度烧伤面积在 10% 以下的烧伤。

（3）重度烧伤：总面积在 30%～49% 或Ⅲ度烧伤面积在 10%～19%，或总面积不超过 30%，但有下列情况之一者：全身情况严重或有休克者；有复合伤或合并伤（如严重创伤、化学中毒等）；有中重度吸入性损伤者。

8. 根据吸入性损伤临床表现判断吸入性损伤严重程度。

（1）轻度吸入性损伤：指声门以上，包括鼻、咽和声门的损伤。临床表现为鼻咽部疼痛、咳嗽、唾液增多，有吞咽困难；局部黏膜充血、肿胀或形成水疱，或黏膜糜烂、坏死。患者无声音嘶哑及呼吸困难，肺部听诊无异常。

（2）中度吸入性损伤：指气管隆嵴以上，包括咽喉和气管损伤。临床表现为刺激性咳嗽、声音嘶哑、呼吸困难、痰中可见炭粒及脱落之气管黏膜，喉头水肿导致气道梗阻，出现吸气性喘鸣。

（3）重度吸入性损伤：指支气管以下部位，包括支气管及肺实质损伤。临床表现为伤后立即或几小时内出现严重呼吸困难、气管切开不能缓解；进行性缺氧，口唇发绀，心率增快、躁动、谵妄或昏迷；咳嗽多痰，早期可出现肺水肿，咳血性泡沫痰；坏死内膜脱落，可致肺不张或窒息。肺部听诊呼吸音低、粗糙，可闻及哮鸣音，之后出现干、湿啰音。严重肺实质损伤患者，伤后几个小时内可因肺泡广泛损害和严重支气管痉挛导致急性呼吸功能衰竭而死亡。

9. 记录烧伤部位、深度，结合其烧伤面积评估烧伤严重程度并记录。

10. 评估过程中避免污染烧伤创面。

【评估】

1. 准确评估烧伤深度。
2. 准确判断烧伤严重程度。

【健康教育】

1. 告知患者烧伤深度及烧伤严重程度评估的重要性。
2. 告知患者不要用手或其他物品污染创面或在创面上涂抹有色物质。
3. 告知患者避免创面受压，抬高烧伤后的肢体。
4. 指导患者选择高热量、高蛋白、高维生素易消化食物，加强营养。

【注意事项】

1. 人体不同部位皮肤厚度是不一样，同样热力所引起损伤也是不一样，同一致伤条件下，皮肤较厚部位烧伤偏浅。

2. 同一部位皮肤厚度，因年龄、性别、职业、工种等不同而不一样。

3. 烧伤原因不同，临床表现也不一样。如酸烧伤，瞬间引起皮肤组织蛋白凝固，皮肤变色，而碱、磷等烧伤，因其有继续加深过程，化学烧伤在伤后 24 ～ 48h 确定深度比较准确。电烧伤面积虽小，但深度较深，常常发生肢体坏死，应特别注意肢体血运情况。

4. 皮肤隔热作用较大，散热也慢。烧伤发生后，虽然脱离热源，但在一段时间内热力仍可继续渗透。由于烧伤后血浆渗出、组织水肿、外周阻力大、血液浓缩，毛细血管容易栓塞，有一个热力加深过程，因而早期估计深度往往偏浅，深度判断要动态观察创面情况，随时调整。临床中需要多次评估，最后根据实际深度进行修正。

5. 特殊情况判断　如低温烧伤，虽然温度低但作用时间长，往往引起深度烧伤；微波、短波、射线等物理因素致伤，因其具有穿透力强的特点，多表现为皮肤水疱、红、肿等，实际损伤常深达肌肉层，判断时应引起高度重视。

6. 烧伤严重程度绝不仅仅是烧伤面积和深度组合，还取决于年龄、烧伤原因、有无吸入性损伤、伤前体质状况，以及伤后处理是否及时正确等，需要综合、全面地判断烧伤严重程度而制定治疗方案或措施。

第二节　烧伤常用护理

烧伤科常用护理有包扎疗法、半暴露疗法、暴露疗法、烧伤浸浴疗法、翻身床使用、悬浮床使用等。本节介绍翻身床使用及暴露疗法。

一、翻身床的使用

翻身床是烧伤治疗中常见的一种仪器设备，可用于大面积烧伤或背臀部烧伤的治疗。

【目的】

1. 避免创面长期受压，加重感染。
2. 可预防压疮。
3. 便于手术和换药。
4. 俯卧位时便于肺部护理。

【评估】

1. 患者一般情况（年龄、性别、身高、胖瘦、神志等）。
2. 患者病情、生命体征及创面情况，如受伤部位、敷料厚度等。
3. 患者营养状况、各种管道，有无合并症如气管切开、骨折、心血管疾病等。
4. 患者自理能力、活动能力、健康教育及知识掌握情况。

【操作过程】

1. **护士准备**　着装整洁，洗手，戴口罩。

2. **物品准备**　翻身床（翻身床由底座、仰卧床片、俯卧床片，搁手板、搁脚板、转盘、升降手摇柄、撑脚等构成，见图 9-6）、无菌棉垫、海绵垫、无菌单。

3. **环境准备**　环境宽敞、整洁、安静。

4. 核对医嘱。

5. 翻身床准备，并将患者抬至床上，详细见表 9-3。

6. 根据医嘱，二人配合使用翻身床翻身护理，详见表 9-4。

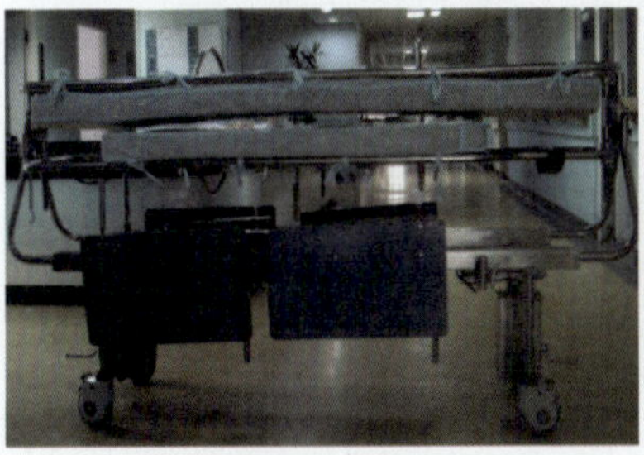

图 9-6　翻身床

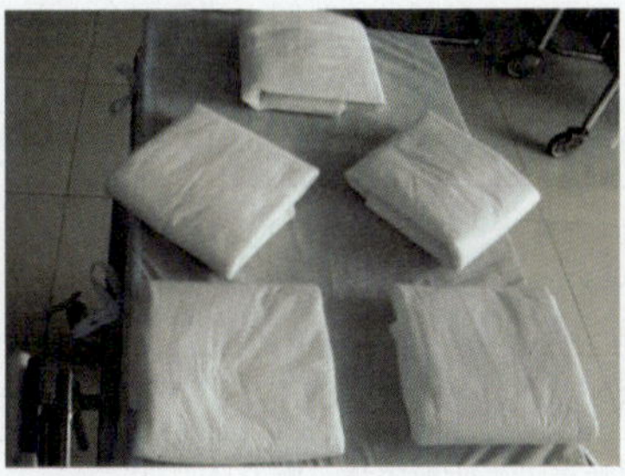

图 9-7　铺前半部分棉垫

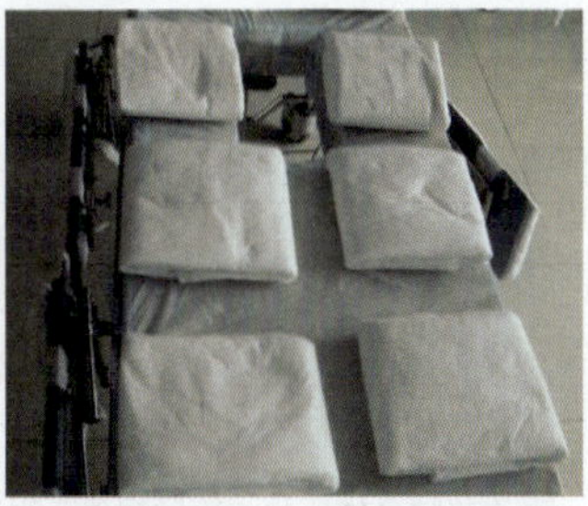

图 9-8　铺后半部分棉垫

7. 翻身毕，呼唤患者，判断患者病情，根据患者病情监测生命体征。

8. 在医嘱本上或治疗本上签字和执行时间。

表 9-3　二人配合予患者卧翻身床

<table>
<tr><th>甲</th><th>乙</th></tr>
<tr><td colspan="2">1. 评估患者，根据患者情况准备合适翻身床
2. 甲向患者解释并说明卧翻身床目的：“×××，您好，因为您背部有很多创面，所以医生给您开了卧翻身床，可以定时翻身，保持背部创面干燥，促进创面愈合，请您配合一下，谢谢！您需要上厕所吗？您稍等一下，我们现在为您准备翻身床。”</td></tr>
<tr><td colspan="2">甲乙共同检查翻身床，各部位零件是否灵活、牢固、安全</td></tr>
<tr><td>检查前半部分方向轮（四个脚轮方向一致）、各部位螺丝、安全栓、轴承、右侧搁手板及搁脚板并将其收回，升降手摇柄</td><td>检查后半部分方向轮（四个脚轮方向一致）、各部位螺丝、安全栓、轴承、支撑架、左侧搁手板及搁脚板并将其收回，升降手摇柄</td></tr>
<tr><td colspan="2">甲乙共同试翻一次（喊口令“1、2、3”一起翻）；将螺丝放置同侧</td></tr>
<tr><td>洗手，填写床头卡</td><td>将床头卡挂至床尾</td></tr>
<tr><td>铺前半部分棉垫（图 9-7）：①头底、两侧肩胛骨（呈“八”字摆放）及腰椎两侧各放置一折叠棉垫；②铺棉垫四层；③暴露或半暴露创面铺无菌纱布垫一层。（空出双侧肩胛骨、脊柱及尾骨隆突处）</td><td>铺后半部分棉垫（图 9-8）：①放置四块折叠棉垫；②铺棉垫四层；③便孔两侧各放置一折叠棉垫；④暴露或半暴露创面铺无菌纱布垫一层（空出腘窝及足跟）</td></tr>
</table>

续表

甲	乙
根据医嘱，向患者解释："×××，翻身床已经准备好了，我们现在把您抬到床上。"甲乙丙三人共同将患者抬至翻身床上，喊口令"1、2、3"一起抬，嘱患者双手交叉放置胸前（如果双上肢敷料厚时，可用约束带捆绑放置胸前）；甲负责头、颈、肩，乙负责腰、臀部，丙负责双下肢（如果有多条管道，应理顺后再抬患者）；会阴部与便孔对准	
将右侧的搁手板及撑脚板展开，上肢呈外展位	将左侧的搁手板及撑脚板展开，上肢呈外展位
将床头摇高至 20° ～30°	双下肢呈"人"字卧位
洗手，甲查对医嘱，向患者解释并说明注意事项："×××，您好，已经把您抬到翻身床上了，因为这个床比较窄，所以您尽量不要乱动，以免发生坠床，您觉得这个体位可以吗？还有哪个部位不太舒服？您好好休息吧，有事及时告诉我们，我们也会随时巡视病房的。"	
甲打勾、签字，操作毕	

表 9-4　二人配合使用翻身床翻身

甲	乙
1. 乙向患者解释："×××，您好，到了该给您翻身的时间，请您配合一下，谢谢！您需要上厕所吗？" 2. 评估患者	
将右上肢及右下肢收回	将左上肢及左下肢收回
铺前半部分棉垫（图 9-7）：①暴露或半暴露创面铺无菌纱布垫一层；②铺棉垫四层；③在胸部两侧（呈"八"字位摆放）、额部各放置一折叠棉垫，女患者在腹部放置一折叠棉垫（空出双侧锁骨隆突出，棉垫光面对着患者身体）	铺后半部分棉垫（图 9-8）：①暴露或半暴露创面铺无菌纱布垫一层；②铺棉垫四层；③便孔两侧各放置一折叠棉垫；④在双侧膝关节上、下各放置一折叠棉垫；（空出膝关节及足背）
甲乙共同合拢床片，旋紧螺丝；甲呼唤患者，听取主诉，嘱其深呼吸	
甲将约束带递给乙	
清理床周杂物；将双侧搁手板及撑脚板放下并展开	将约束带系紧，液体移至对侧
固定下面床片	撤除支撑架
甲乙站在同侧，甲向患者说明"×××，我们准备翻身了，从您的 × 边翻，请您深呼吸。"甲乙共同拔出安全栓，喊口令"1、2、3"一起翻（翻身速度应适中，不宜太快，以免发生意外），翻过身后同时固定安全栓、旋松螺丝	
固定下面床片	固定支撑架，调节平衡
甲乙共同将约束带解开，将螺丝放置同侧，把床片抬至"工"字架上	
呼唤患者，评估生命体征，面色及口唇有无发绀，听取主诉有无憋气、呼吸困难	观察会阴部与便孔对准
固定右侧搁手板及撑脚板，右上肢及右下肢呈外展位	固定左侧搁手板及撑脚板，左上肢及左下肢呈外展位，双下肢呈"人"字卧位
撤除前半部分棉垫	撤除后半部分棉垫
洗手，乙查对医嘱，"×××，您好，已经给您翻过身，可能会不适应，您觉得这样憋气吗？如果呼吸困难我们立即给您平卧过来，您好好休息。"	
乙打勾、签字，操作毕	

【评估】

1. 创面干燥，创面无受压、加深现象。

2. 翻身床使用中无意外发生。
3. 翻身时患者无不适感。

【健康教育】

1. 告知患者翻身对烧伤治疗必要性。
2. 首次翻身前告知患者翻身程序及可能出现的不适，解除其顾虑。
3. 告知患者在卧翻身床和翻身过程中出现不适应及时告知医护人员。
4. 告知患者翻身频次及翻身前后需要根据病情摆好体位。
5. 告知患者由于翻身床床体较窄，在翻身床上不能活动幅度过大，避免坠床摔伤。

【注意事项】

1. 使用翻身床前应检查床的各部件是否灵活、牢固、安全。

2. 翻身过程中要及时与患者沟通，翻身前后测生命体征，观察病情变化，危重患者应备急救药品。

3. 有气管内切开者翻身时应空出气管切开处，气管套管与床缘距离至少 5cm，翻身前应检查气道是否通畅，气管套管系带是否牢固。

4. 气管内切开患者俯卧位前应行气道冲洗，彻底吸痰；俯卧位时应加强叩背，促进排痰，并随时密切观察有无气道堵塞现象，保持气道通畅。

5. 初次俯卧位时间不宜过长，以 1 ～ 2h 为宜，头面部烧伤或合并吸入性损伤患者，以半小时为宜。

6. 俯卧位时，如患者出现呼吸困难、憋气、躁动不安等情况时，应立即徒手翻身至平卧位。

7. 上下床片合拢时压力应适宜，过紧患者会有不适感，过松翻身时患者可左右移动或肢体滑脱而导致外伤。

8. 翻身速度应适中，速度不宜过快，以防止发生意外。

9. 仰卧位时足部用挡脚板支撑，保持 90° 位置，防止足下垂。

10. 床片便孔一定要对好患者会阴部，以利排便，必要时可上抬或下移患者。

11. 常规翻身次数，一般每日 6 ～ 8 次，夜间应给予仰卧位，为保证睡眠休息，可延长仰卧时间至 6h。

12. 静脉输液患者，应在上下床片合拢未翻身之前，将输液袋从床片上方移至对侧，床旋转方向应同输液袋转移方向一致。

二、暴露疗法

暴露疗法是将烧伤创面暴露于清洁、干热的空气中，不用敷料覆盖或包扎的一种治疗方法。

【目的】

使创面渗液及坏死组织干燥成痂，以暂时保护创面。

【评估】

1. 患者烧伤面积、部位和深度。
2. 患者有无疼痛等主诉。

3. 患者自理能力、活动能力。

【操作过程】

1. **护士准备** 着装整洁，洗手，戴口罩。

2. **物品准备** 遵医嘱准备外用药，Ⅱ度创面可选择1%～2%磺胺嘧啶银霜剂、磺胺嘧啶银糊剂、成膜剂、成痂的中草药制剂、0.5%碘伏等；Ⅲ度创面可选择1%或2%碘酊；无菌手套，纱布，换药碗等。

3. **环境准备** 清洁、干燥、温暖，温度以30～32℃，湿度以40%为宜。

4. 核对医嘱，携用物至患者床旁。

5. 查对患者，向患者及家属解释暴露疗法护理的目的及过程，并取得同意。

6. **在暴露创面上涂抹外用药物** 将外用药物配制在换药碗中，戴无菌手套用纱布在创面上涂抹。注意不要将药物涂到创面外正常皮肤上。

7. 创面涂抹完药物后，不需要用敷料或棉垫覆盖创面，待其干燥。

8. 若创面渗出较多，应适当增加涂拭次数，可用吹风机吹干，有条件者可用烤灯或红外线照射。

9. 密切观察创面渗出液量多少、创面有无加深、结痂情况、痂皮软硬度、有无溶痂、创面有无异味、创周有无炎性反应等；观察生命体征，尤其是体温变化；定期进行创面细菌培养，关注结果。

10. 定时询问患者有无疼痛和不适。

11. 指导并协助患者定时变换体位，避免压迫创面。

12. 每日更换换药碗。

【评估】

1. 创面渗液量少，干燥成痂，创面无溶痂。

2. 创面无异味，创周无炎性反应。

3. 创面细菌培养无菌生长，患者生命体征平稳，无发热，患者无感染表现。

4. 创面未加深。

【健康教育】

1. 告知患者要保护好创面，尽量避免压迫创面，或定时变换体位，以免创面长期受压致损伤加深。

2. 告知患者严禁用手直接碰触创面，以免造成创面感染。

3. 告知患者要保持好个人良好卫生，尤其是创面周围正常皮肤清洁，如剔除毛发、清洁皮肤或洗澡等。

4. 告知患者要抬高有创面肢体，以促进静脉回流，减轻肿胀。下肢受伤患者应绝对卧床，防止下床活动后创面充血水肿延迟创面愈合。

5. 告知患者进食高热量、高蛋白、高维生素、高纤维素饮食。

【注意事项】

1. Ⅲ度创面常常选用1%或者2%碘伏，是因为碘伏可杀灭各种细菌和真菌，脱水作用明显，可促进创面干燥，焦痂形成，推迟溶痂时间，为植皮手术赢得时间。

2. 涂在创面上的外用药物，不要涂拭到正常皮肤上，尤其是碘伏，因为碘伏具有腐蚀作用，会对正常皮肤造成损伤，一旦涂拭上，应立即用乙醇脱碘。

3. 使用烤灯照射创面促进焦痂干燥时，烤灯距离创面 30 ～ 50cm。

4. 任何接触创面物品均应无菌，护理创面时应戴无菌手套，严禁患者用手直接碰触创面。

5. 每日更换换药碗。

6. 若出现创面渗出液量多，痂皮有溶痂，痂皮下有积脓，创周周围有红肿，患者体温升高，创面细菌培养结果有菌生长时应及时报告医师进行处置。

第十章

手术室常用护理技术

第一节　手术准备常用护理

一、手术刷手

外科手消毒是指外科手术前医务人员用皂液和流动水洗手，再用手消毒剂清除或者杀灭手部暂居菌和减少常居菌的过程。

【目的】

1. 清除或者杀灭手表面暂居菌，减少常居菌。
2. 抑制手术过程中手表面微生物生长，减少手部皮肤细菌释放。
3. 防止病原微生物在医务人员和患者之间传播，有效预防手术部位感染发生。

【评估】

1. 用物准备齐全。
2. 医务人员双手臂皮肤完好。

【操作过程】

1. **护士准备**　着装符合手术室要求，摘除首饰（戒指、手表、手镯、耳环、珠状项链等）。
2. **物品准备**　洗手液、消手液、手刷、纸巾、秒表、垃圾桶。
3. **环境准备**　环境宽敞、整洁、安静。
4. **操作步骤**

（1）取适量皂液清洗双手、前臂和上臂下1/3，认真揉搓。清洁双手时，应注意清洁指甲下的污垢和手部皮肤皱褶处。按三节段（双手交替）刷手。顺序：指尖、指间、手掌、手背、腕部（环形）；前臂（螺旋性）；上臂下1/3。时间3min（图10-1至图10-4）。

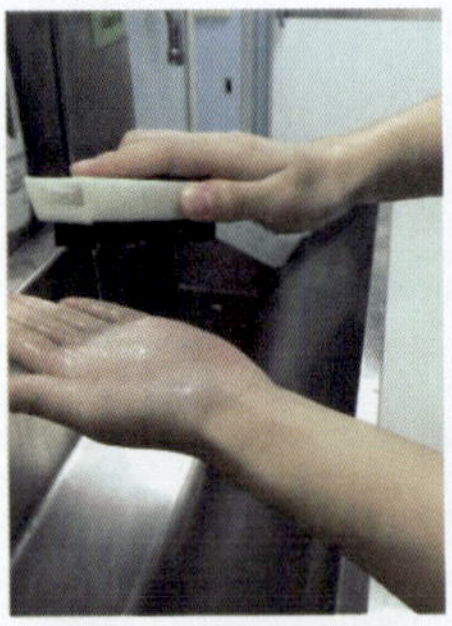

图10-1　刷手掌

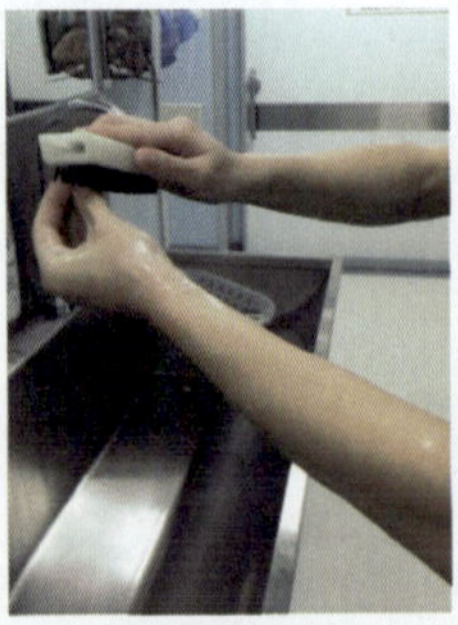

图10-2　刷手尖

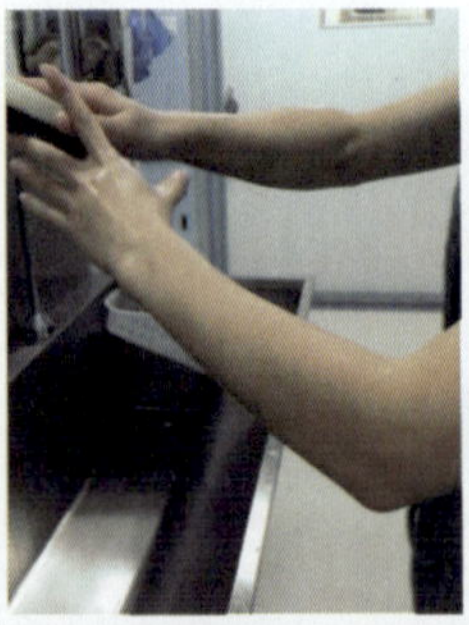

图10-3　刷手指间

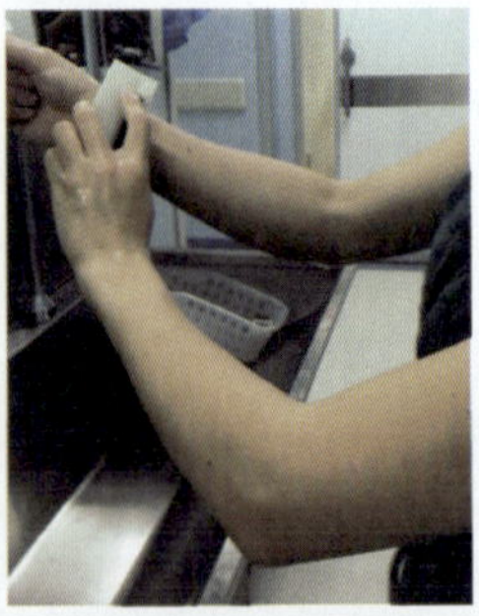

图10-4　刷手腕部

（2）流动水冲洗双手、前臂和上臂下1/3。从手指到肘部，沿一个方向用流动水冲洗手和手臂，不要在水中来回移动手臂（图10-5，图10-6）。

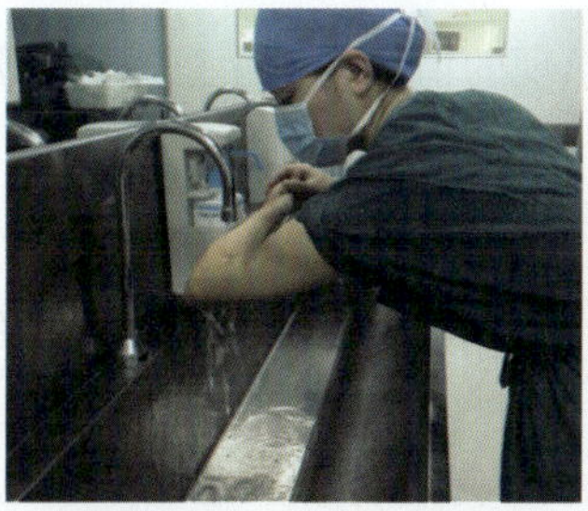

图10-5　冲洗手和前臂

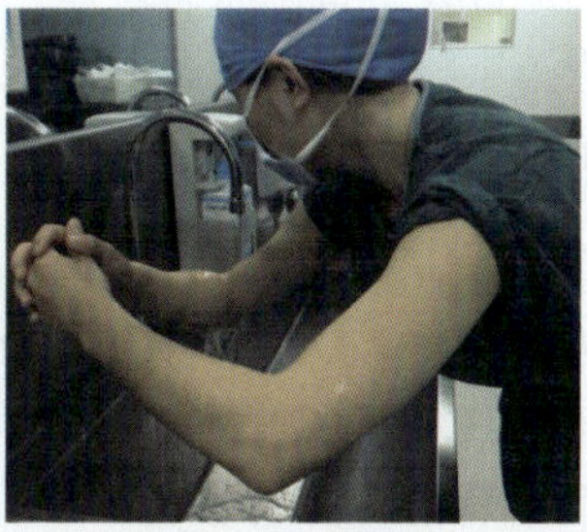

图10-6　冲洗上臂

（3）使用干手物品擦干双手、前臂和上臂下1/3。抓取无菌巾中心部位，擦干双手后将无菌巾对折呈三角形，底边置于腕部，角部向下，以另手拉对角向上顺势移动至上臂下1/3，擦去水迹，不得回擦；擦对侧时，将毛巾翻转，方法相同（图10-7）。

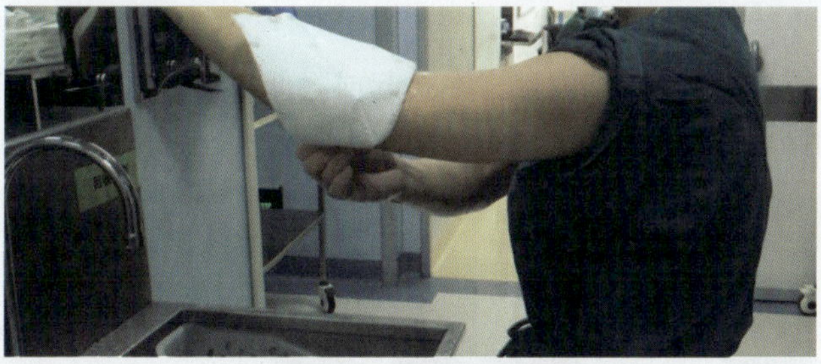

图10-7　擦洗手臂

（4）消毒手臂：取适量外科手消毒液，搓揉双手至肘上1/3，再取适量外科手消毒液完成六步消手法，待消毒液自行挥发至干燥。揉搓时间不能少于3min。

（5）保持拱手姿势，自然晾干手臂不可再触及未经消毒的任何物品。

【评估】

1. 刷手，消手顺序正确，无遗漏。
2. 操作时间不能低于6min。

【注意事项】

1. 洗手时应控制水流，以防水溅湿洗手衣。
2. 刷洗后的手、臂、肘部不可触及其他部位，如误触其他部位应视为污染，必须重新刷手。
3. 手消毒后应双手合拢置于胸前，肘部抬高外展，远离身体，迅速进入手术间，以免污染。

二、转运床的使用

转运床是运转患者于病房及手术室路途的专用设备。必须具备稳定性好、运转方便、安全的性能。

【目的】

用于手术患者进出手术室时转运。

【评估】

1. 转运床性能，是否处于备用状态。
2. 手术患者病情、年龄、意识状况，可能出现的情况及发生意外的风险。

【操作过程】

1. **护士准备** 着装整洁，洗手、戴口罩。
2. **物品准备** 转运床1辆，用前检查制动、双侧挡板、背板、手摇杆的完好性。
3. **环境准备** 环境宽敞、整洁、安静。
4. **患者准备** 根据病情，协助患者采取安全、舒适体位。患者头部应向车前部，转运床应固定，并使用保护带，防止患者坠床。
5. **操作步骤**

（1）固定滚轮使用：转运床在交接过程中除移动之外，都必须锁定滚轮。锁定时要用力踩下，确实锁定。滚轮在锁定状态下，禁止强行移动转运床（图10-8）。

（2）转运床高低调节杆使用：两辆转运床在转运交接过程中必须调节两床面水平位置，保证其在同一水平面（图10-9）。

（3）背板使用：背板为气压杆设计，在抬起或降低气压杆时要动作轻柔缓慢，一手操控气压杆，一手辅助抬高或降低背板（图10-10，图10-11）。

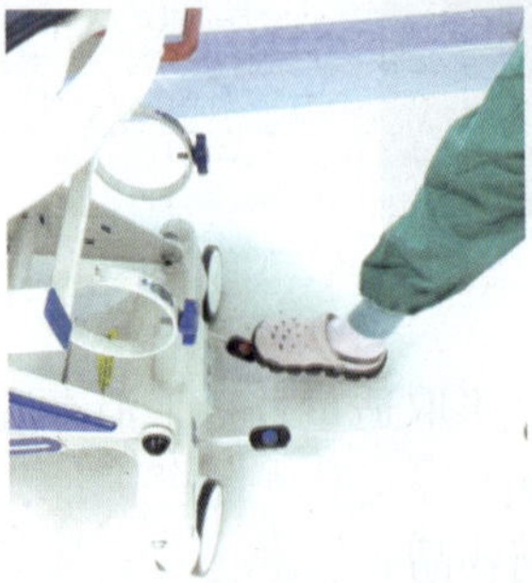

图10-8 车轮锁定

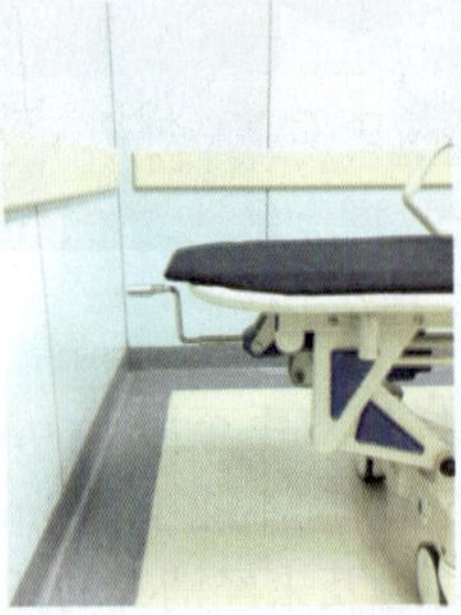

图10-9 调整高度

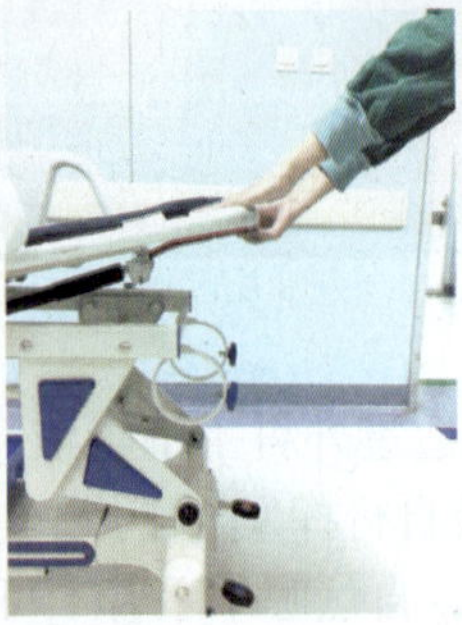

图10-10 抬高背板

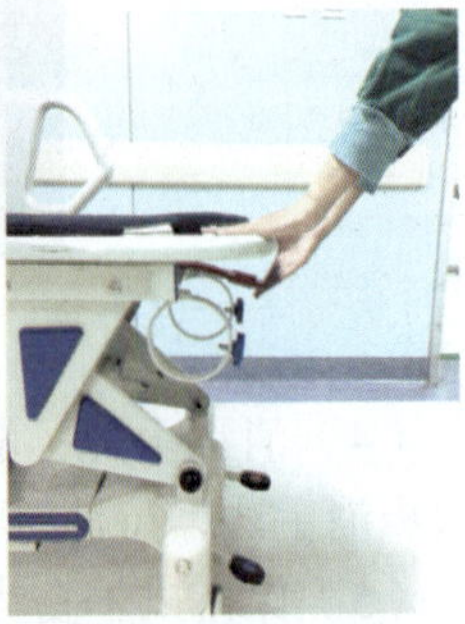

图10-11 降低背板

（4）床旁防护栏使用：安装或放下防护栏时要确保患者躺于转运床正中位置，防止防护栏对肢体或皮肤造成挤压或损伤（图10-12，图10-13）。

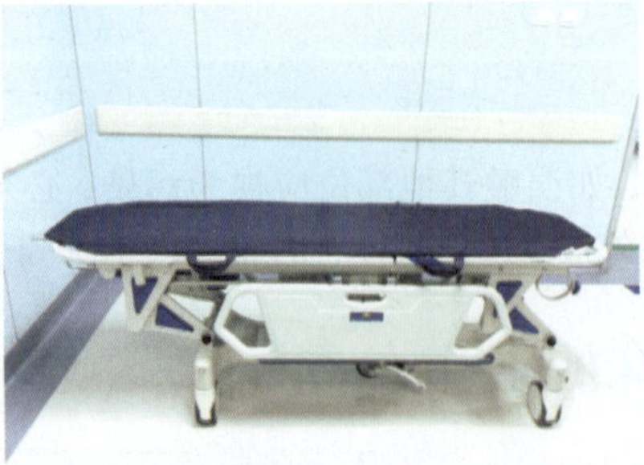

图10-12 防护栏

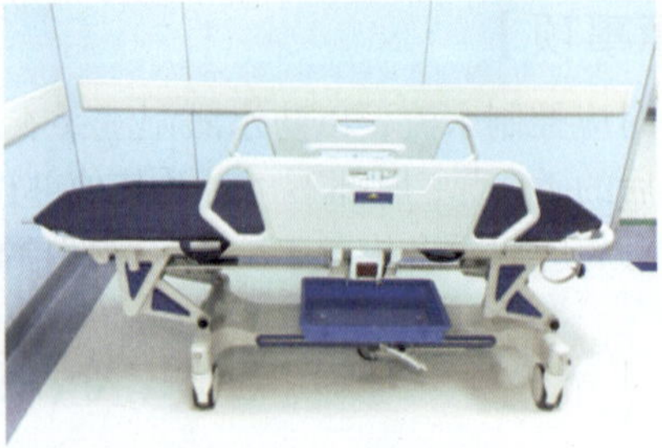

图10-13 拉起防护栏

（5）患者转移

①为了安全转移患者，必须有两人以上进行转运床操作。

②固定转运床滚轮（图 10-14）。

③放下床旁防护栏。

④调节背板及两转运床的水平位置。

⑤缓慢、平稳拉动转运床的转运床垫，使患者安全转运（图 10-15）。

⑥放置防护栏，必要情况下，使用约束带。

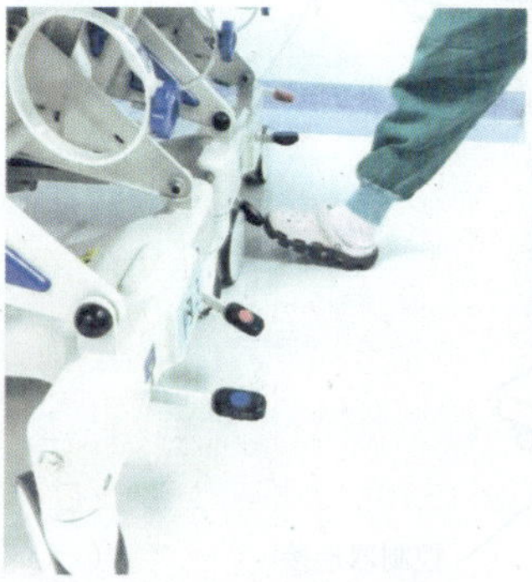

图 10-14 固定滚轮

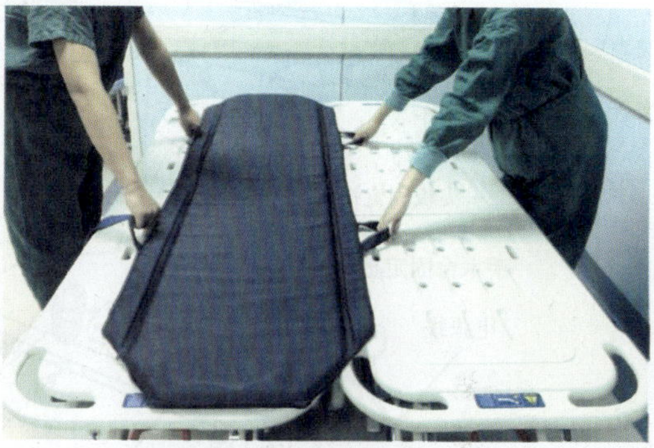

图 10-15 拉动床垫

【评估】

1. 转运过程各项操作熟练，符合安全操作流程。
2. 转运过程中患者生命体征平稳、各项管路在位，无脱出。
3. 转运过程中注意患者保暖及隐私保护。

【注意事项】

1. 患者头必须在转运床头端。
2. 患者为老人、儿童、意识不清醒患者，要防范坠床意外发生。
3. 必须由两人以上人员进行转运床操作。
4. 转运过程中要保证各种管路在位，防止管路滑脱。

三、手术床的使用

手术床是手术体位安置的主要设备，通常由底座、床柱、床面、控制面板和附件等组成，可根据手术需要调节患者体位，以适应各种手术操作（图 10-16）。手术床可分为多功能手术床、牵引功能手术床、显微手术床、转运功能手术床、核磁功能手术床等，根据手术方式选用不同功能手术床，有利于手术顺利进行。

【目的】

1. 安全、正确安置手术体位。
2. 有利于暴露术野、麻醉观察。

【评估】

1. 拟实施手术种类。
2. 实施手术需安置正确体位。
3. 患者一般情况和专科特殊情况。

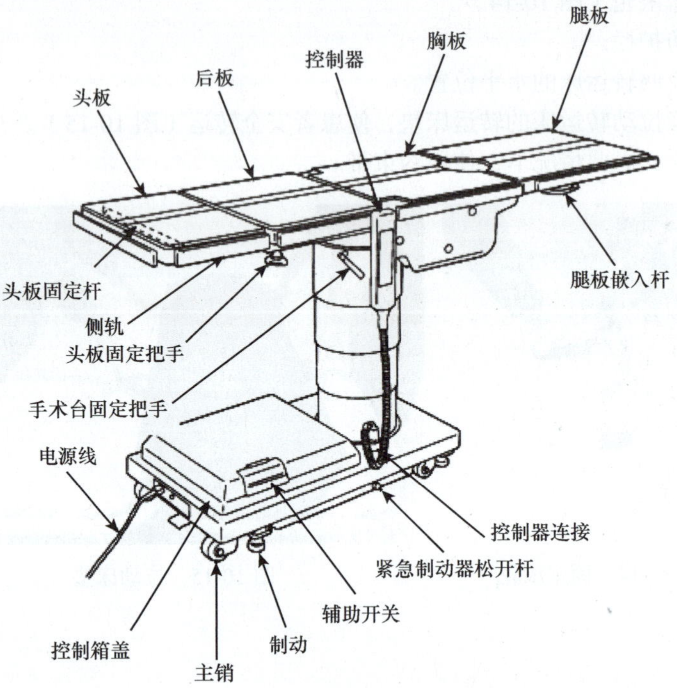

图 10-16 手术床各部件

【操作过程】

1. 护士准备 着装整洁，洗手、戴口罩。

2. 物品准备 手术床 1 台，用前检查手术床是否处于备用状态（按以下顺序检查）。

（1）台垫：检查所有台垫，确保无任何损坏。

（2）台板：检查整个台板，确保无任何损坏。

（3）电源线和插头：检查电源线，确保无任何裸露电线。检查插头，确保无损坏。

（4）电源开关：按下电源开关，检查并确保控制器上电源指示灯亮。

（5）控制器：按下控制器各个按钮，检查并确保每个功能键运转正常。

（6）台面：握住后板两侧，上下、前后移动该板，检查并确保台面平稳。

3. 环境准备 环境宽敞、整洁、安静。

4. 操作步骤

（1）打开电源开关（图 10-17）

1）把电源线插入医用墙电输出口。

2）按电源开关。控制器上电源指示灯（绿灯）将变亮。

3）再按电源开关，控制器上电源指示灯（绿灯）将熄灭。

（2）调整手术体位

1）用控制器对手术床进行操作，同时按E按钮和控制器上的一个功能键。只要可按这两个按钮，所选功能就可以执行操作。松开这两个按钮，所选功能停止执行。

2）当手术台被调试到可支配最大限制时，每一机能都将停止。

3）当所选功能停止时，松开按钮。

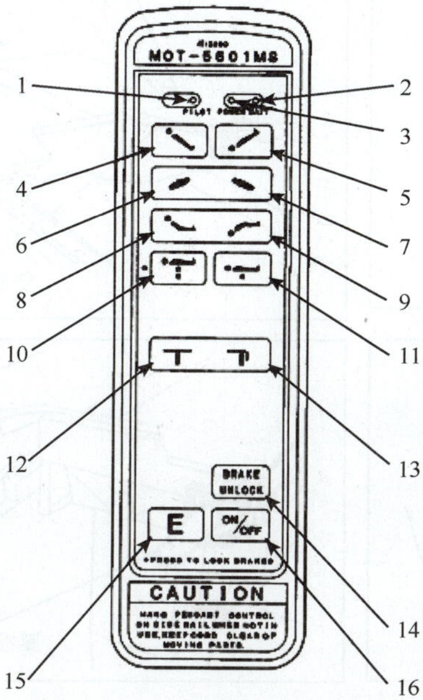

1. 表盘灯 监视灯 指示灯
2. 低压白炽灯
3. 电源指示灯
4. 纵向倾斜：头上
5. 纵向倾斜：头下
6. 侧向倾斜：左下
7. 侧向倾斜：左上
8. 后板挠曲：上
9. 后板挠曲：下
10. 升降(制动装置)：上升
11. 升降：下降
12. 腿板挠曲：上
13. 腿板挠曲：下
14. 制动松开
15. 按钮
16. 电池开关

图 10-17　手术床控制面板

（3）头板使用（图 10-18）

1）挠曲：在头部方向拔出头板挠曲杆。头板可上下挠曲。松开头板挠曲杆，头板将固定在该位置。

2）拆卸

①拧动和松开位于后板稍低侧的两个头板固定挠曲。

②把头板直接从后板直接拔出。

3）安装

①把头板嵌入轴与后板或腿板接收孔对准，插入。

②检查确保头板完全插入，拧紧右左头板固定把手。

（4）腿板使用（图 10-19）

1）拆卸

①同时按下位于腿板上的两个腿板嵌入杆。

②按下腿板嵌入杆时，拔出腿板。

2）安装

把腿板插入腿板固定轴销。向反方向拉腿板，检查确保完全嵌入。

3）挠曲（图 10-20）

①向下按腿板挠曲杆，推动腿板向下。

②为使腿板恢复到水平位置，握紧腿板边沿，拉高腿板。

4）向外摆动

①用力拧动位于将向外移动腿板偏低一侧的腿板固定把手。

②向外摆动腿板到想要位置。

③在想要位置把腿板固定把手拧紧。

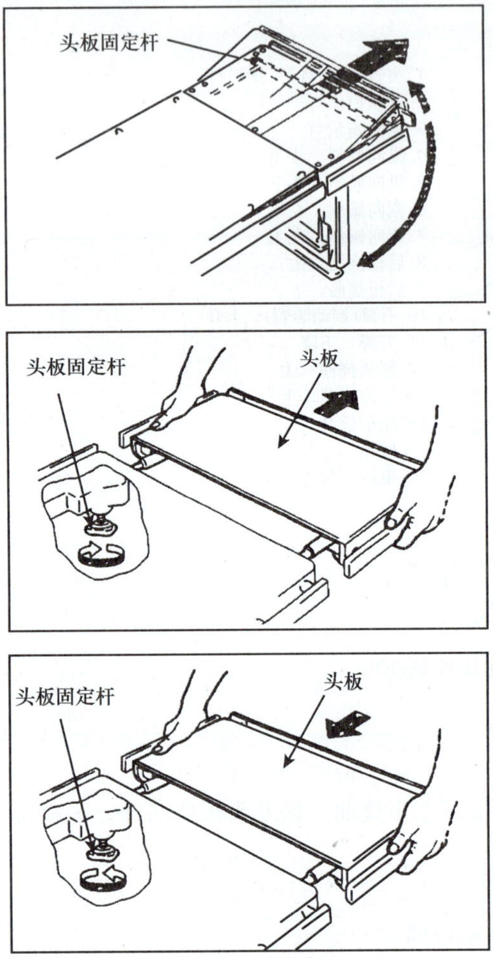

图 10-18　头板的使用

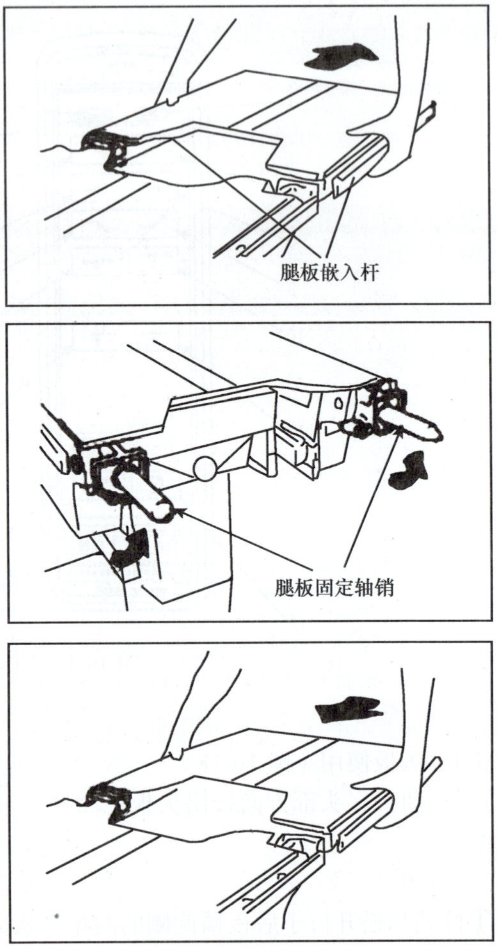

图 10-19　脚板的使用

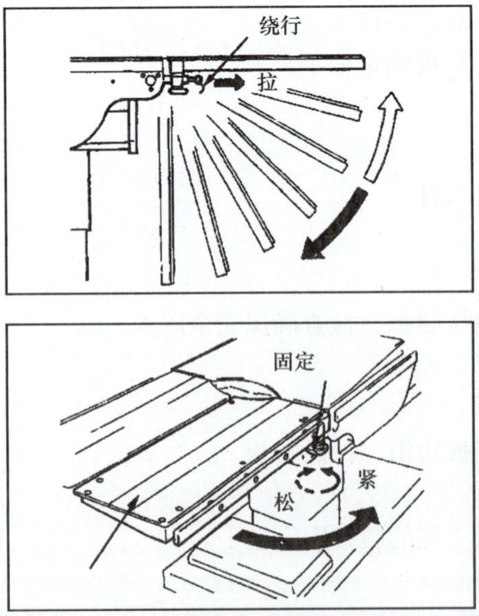

图 10-20　挠曲

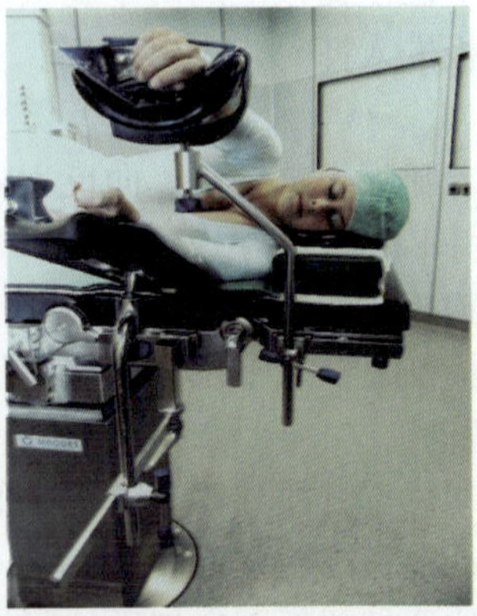

图 10-21　手板

（5）手术床配件

1）侧卧位专用配件

①手板：支撑固定手臂（图 10-21）。

②侧挡板：支撑固定耻骨联合、骶尾部（图 10-22，图 10-23）。

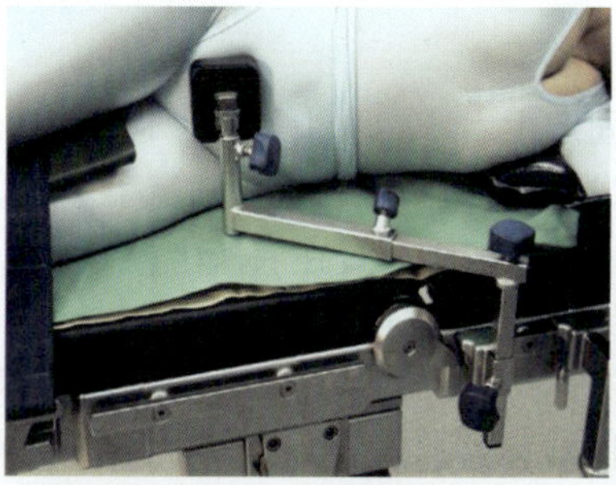

图 10-22　前侧挡板

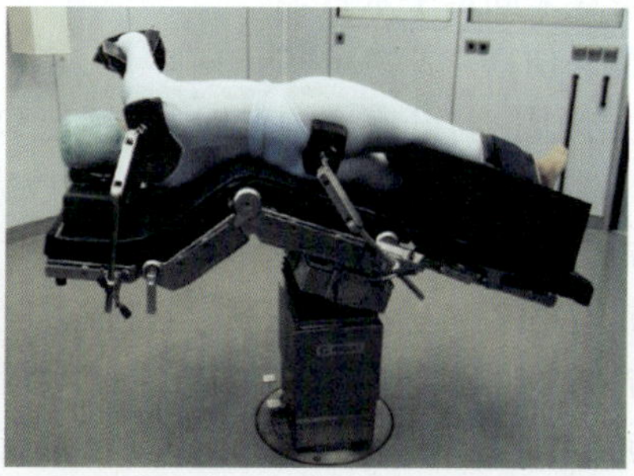

图 10-23　后侧挡板

2）截石位专用配件：截石位腿架

①根据手术需要调节截石位腿架、脚靴角度，并安装在手术床上（图 10-24）。

②将患者双腿放置在脚靴内部，并固定（图 10-25）。

③撤去腿板（图 10-26）。

3）头颈部手术专用配件：马蹄形头托（图 10-27）。

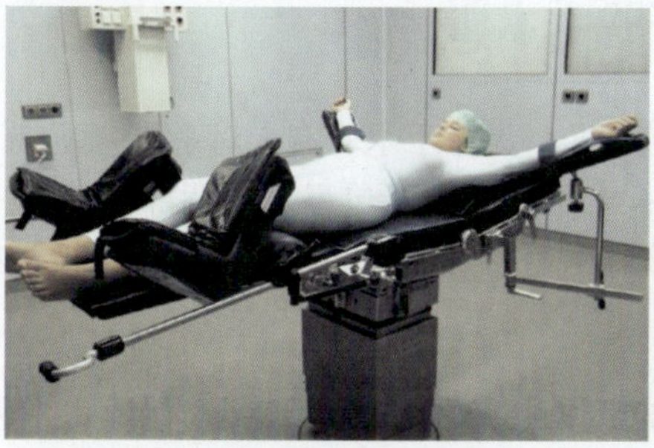

图 10-24　腿脚与腿架

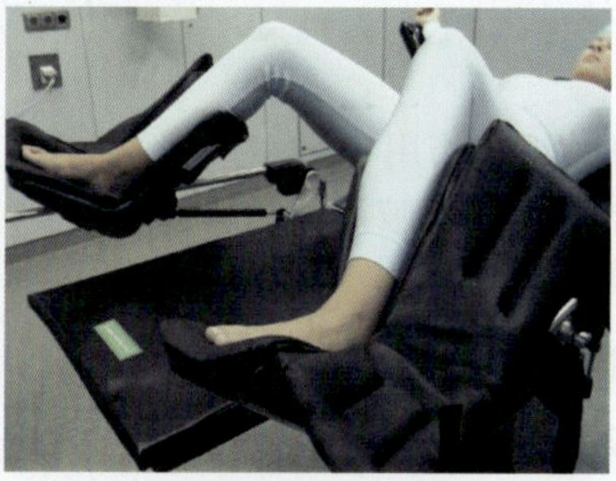

图 10-25　脚靴

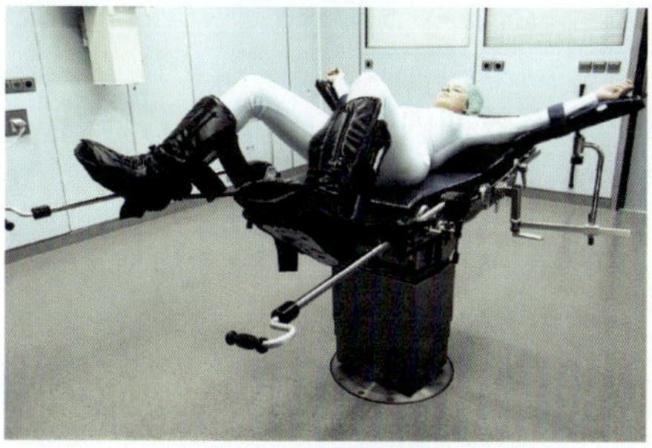

图 10-26　撤去脚板

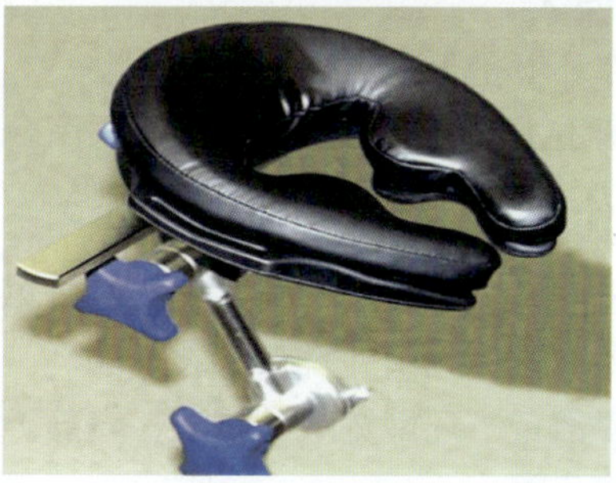

图 10-27　头托

【评估】

1. 手术床使用过程顺利。

2. 满足麻醉需要及手术需要。

【注意事项】

1. 按下手按控制器面板上电源开关，以进入操作准备阶段。

2. 正确启动与释放底座刹车。踏下底座旁刹车踏板，并移至固定杆下固定，以启动中央机械式刹车装置来固定手术台。

3. 防止意外伤害

（1）防止倾倒：打开底座刹车后，未锁定和固定手术床，此时操作手术台或搬移转换病人，可发生手术床移位、倾倒，或患者坠床。所以完成调节操作后一定要锁定手术床。

（2）防止夹伤或压伤：当释放底座刹车时，请勿把脚放置在底座上。

（3）防止绊倒：电源线放于适当位置，避免行走时被绊倒。

（4）防止触电：当电器检修盖或控制零组件被移走时，请勿操作或维修手术台。

（5）防止灼伤：使用电刀时，防止患者皮肤接触手术床金属部位，避免旁路灼伤。

4. 手按控制板应挂在手术床侧面钢轨上。其线路应避免夹伤、压伤，防止线路损坏。

5. 勿放置重物于电源线上或让推车辗过电源线。

6. 勿让患者坐在手术床头板、手臂板或腿板上，过重重量可造成配件弯曲损坏。头板与腿板最大载重 40kg，当两腿板分开超过 45° 时，只可载重 20kg。手术床承受的重量不宜超过 150kg。

7. 勿将物品、配件或重物放于手术床底座的外盖上。

四、穿脱手术服

无菌手术衣是指用于手术室环境下的无菌服装。无菌手术衣有 3 对系带：领口 1 对系带；左页背部与右页内侧腋下各一系带组成 1 对；右页宽大，能包裹术者背部，其上一系带与腰部前方的腰带组成 1 对。必须按规定程序和步骤穿手术衣，方能保证无菌衣不被污染。

【目的】

避免和预防手术过程中医护人员衣物上的细菌污染手术切口，同时保障手术人员安全，预防职业暴露。

【评估】

1. 操作环境是否整洁。

2. 无菌手术衣完好无破损，消毒灭菌合格，在有效期内。

【操作过程】

1. 护士准备　身着外科刷手衣，戴口罩、帽子，进行外科洗手。

2. 物品准备　无菌外科手术衣 1 件。

3. 环境准备　环境宽敞、整洁、安静。

4. 操作步骤

（1）拿取无菌手术衣，选择较宽敞处站立，面向无菌台，手提衣领，抖开，使无菌手术衣另一端下垂（图 10-28，图 10-29）。

（2）两手提住衣领两角，衣袖向前位将手术衣展开，举至与肩同齐水平，使手术衣内侧面面对自己，顺势将双手和前臂伸入衣袖内，并向前平行伸展（图 10-30）。

（3）巡回护士在穿衣者背后抓住衣领内面，协助将领口后拉，并系好领口一对系带及左页背部与右侧腋下一对系带（图 10-31，图 10-32）。

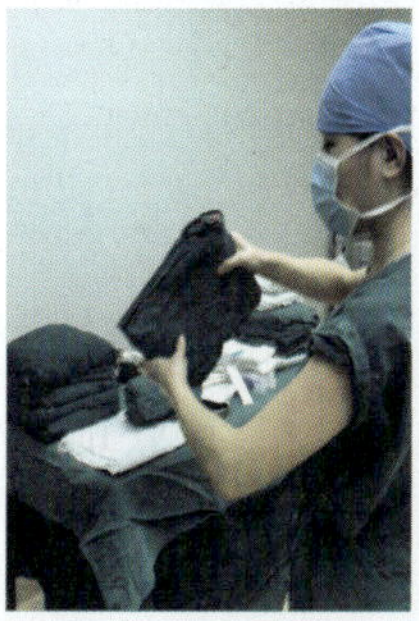

图 10-28　取手术衣

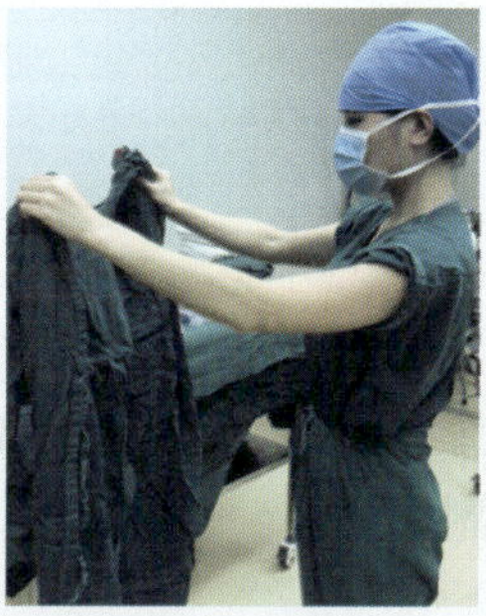

图 10-29　抖开手术衣

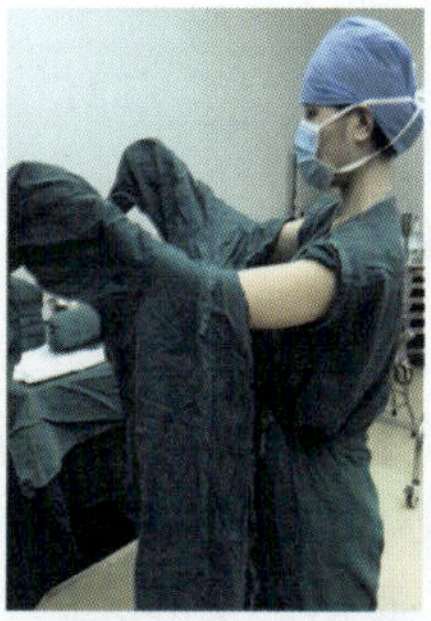

图 10-30　穿手术衣

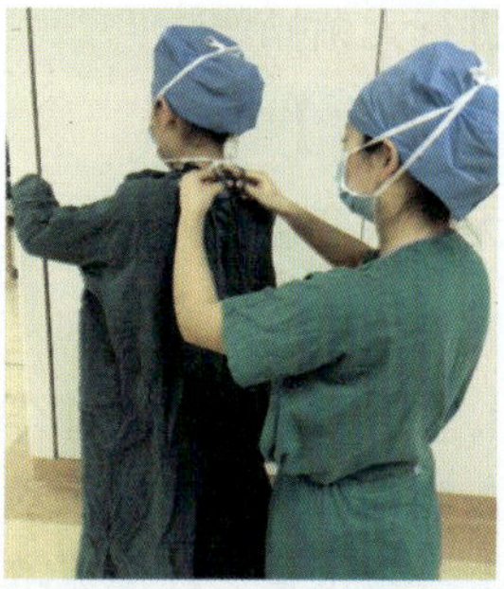

图 10-31　系领口系带

（4）解开腰间活结，将右叶腰带递给台上其他手术人员或交由巡回护士用无菌持物钳夹取，旋转后与左手腰带系于胸前，使手术衣右叶遮盖左叶（图 10-33 至图 10-35）。

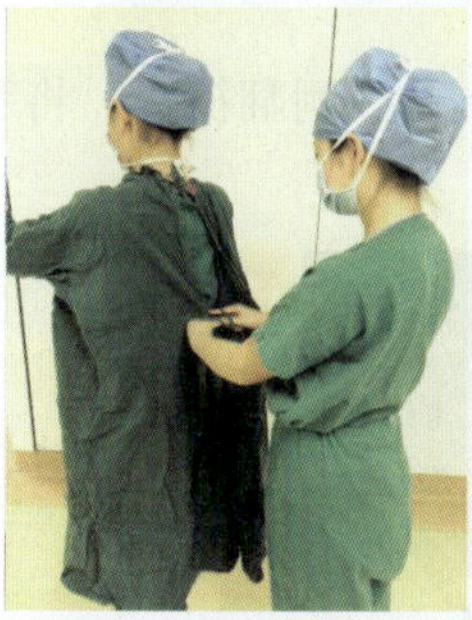

图 10-32　系背部系带

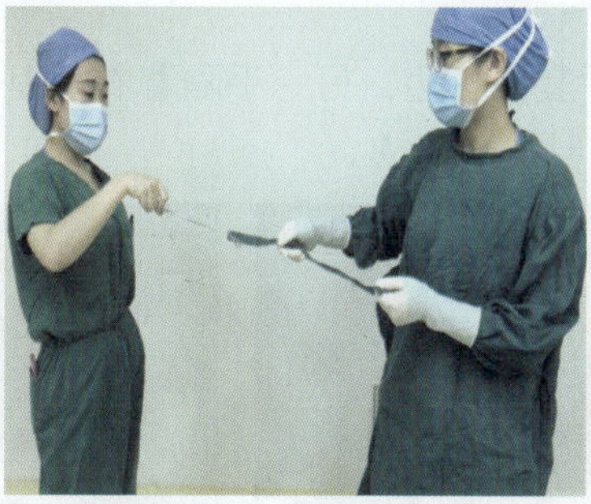

图 10-33　用无菌持物钳夹取右腰带

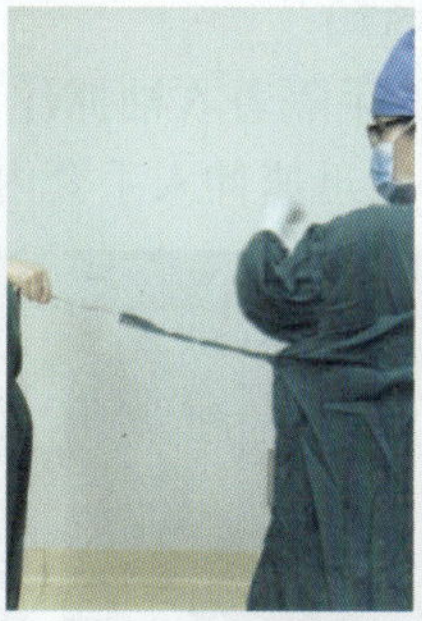

图 10-34　旋转右腰带至胸前

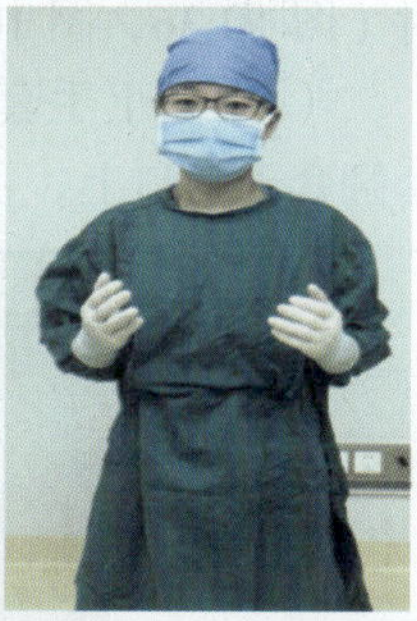

图 10-35　穿戴完整

【评估】

1. 手术衣完好无破损。
2. 穿手术衣过程中没有触碰到非无菌物品。
3. 全围式手术衣后背包裹严密。

【注意事项】

1. 穿无菌手术衣必须在相应手术间进行。
2. 无菌手术衣不可接触及非无菌区域，如有质疑立即更换。
3. 有破损无菌衣或可疑污染时立即更换。
4. 巡回护士向后拉衣领时，不可触及手术衣外面。
5. 穿无菌手术衣人员必须戴好手套，方可解开腰间活结或接取腰带，未戴手套的手不可拉衣袖或触及其他部位。
6. 无菌手术衣无菌区范围为肩以下、腰以上及两侧腋前线之间。

五、手术无菌手套佩戴

无接触式戴无菌手套是指手术人员在穿无菌手术衣时手不露出袖口独自完成或由他人协助完成戴手套的方法。

【目的】

进行无菌操作。

【评估】

无菌手套包装完整性，在有效期内。

【操作方法】

1. 护士准备 着装符合手术室要求，摘除首饰（戒指、手表、手镯、耳环、珠状项链等）。

2. 物品准备 无菌手术衣 1 件，无菌手套 1 副。

3. 环境准备 环境宽敞、整洁、安静。

4. 操作步骤

（1）按规范穿无菌手术衣（见穿无菌手术衣法），穿无菌手术衣时双手不露于袖口。

（2）隔着衣袖左手取出右手的无菌手套，扣于右手袖口上，手套的手指向上，各手指相对（图 10-36，图 10-37）。

（3）戴上手套的手隔着衣袖抓住手套翻折边，另一手隔着衣袖捏住另一侧翻折边，将手套翻套于袖口上，手指迅速伸入手套内（图 10-38）。

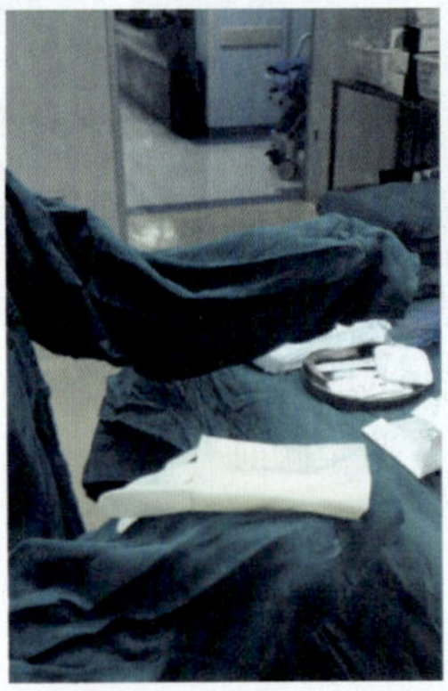

图 10-36 手套扣于右手

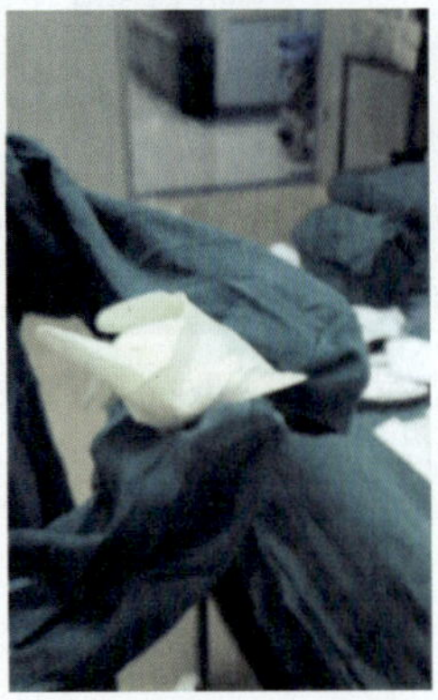

图 10-37 左手捏翻折边

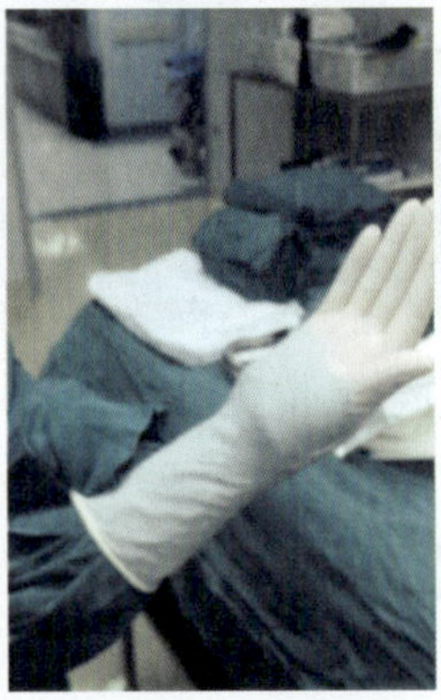

图 10-38 右手指伸入手套内

（4）再用已戴好手套的右手，同法戴另一只手套（图 10-39 至图 10-41）。

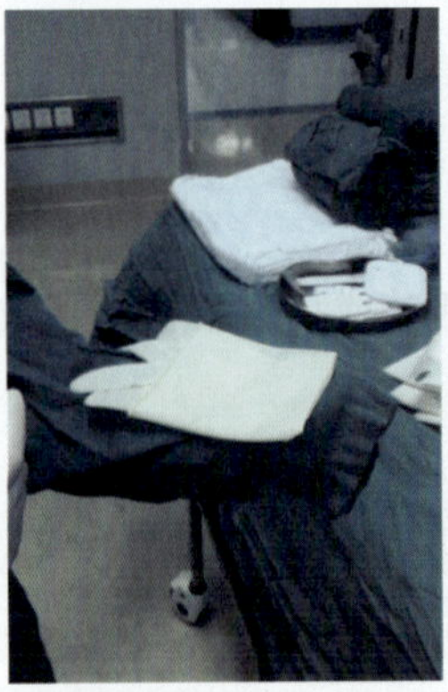

图 10-39 手套扣于左手

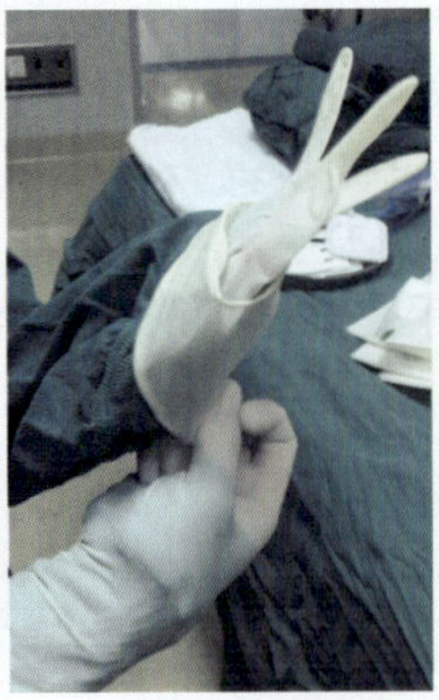

图 10-40 右手捏翻折边

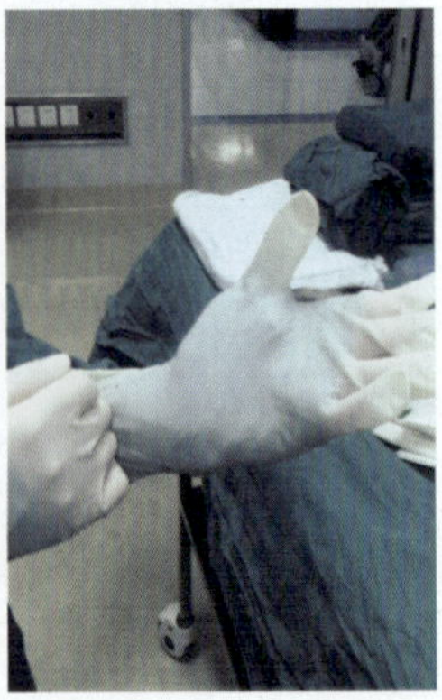

图 10-41 左手指伸入手套内

【评估】

1. 无菌手套无破损。
2. 手套型号适中。

【注意事项】

1. 已戴手套的手不可触及手套内面，未戴手套的手不可触及手套外面。
2. 参加手术前，应用无菌生理盐水冲净手套表面的滑石粉。
3. 协助他人戴手套时，器械护士应戴好手套，避免触及术者皮肤。
4. 穿好无菌手术衣、戴无菌手套后，手臂应保持在胸前，高不过肩，低不过腰，双手不可交叉放于腋下。

第二节　手术配合护理

一、铺　台

无菌器械台是指手术过程中存放无菌物品、手术器械等物品操作区域。无菌器械台的铺置为手术用物创造无菌放置环境。

【目的】

1. 使用无菌单建立无菌区域，建立无菌屏障，防止无菌手术器械及辅料再污染，最大限度地减少微生物由非无菌区域转移至无菌区域。
2. 加强手术器械管理。

【评估】

1. 器械类别、数量。
2. 器械车是否清洁干燥，放置于宽敞无遮挡的层流手术间环境内。
3. 手术器械和用物准备是否完好、齐全，灭菌是否合格。

【操作过程】

1. 护士准备　规范更衣，戴帽子、口罩；不佩戴首饰，指甲平短、清洁，不涂指甲油。
2. 物品准备　根据手术性质及范围，选择适宜器械车，备齐所需无菌物品。
3. 环境准备　选择近手术区较宽敞、明亮、方便放置器械车区域。
4. 操作步骤

（1）将无菌包放置于器械车中央，检查无菌包名称、灭菌日期和包外化学指示物，包装是否完整、干燥，有无破损（图 10-42）。

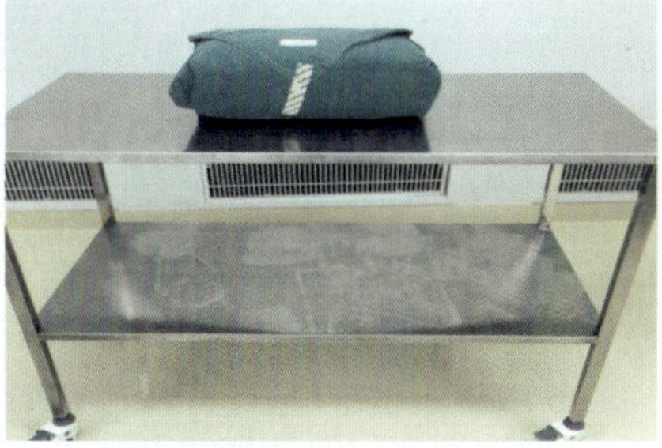

图 10-42　无菌包

（2）检查干燥无菌持物钳有效期，包有无松动，包布有无潮湿、破损，化学指示胶带变色状态。

（3）打开无菌持物钳

1）撕下化学指示胶带，放置在储物盘内（图 10-43）。

2）用手依次打开无菌持物钳包布的外、左、右角（图

10-44，图 10-45）。

3）取出无菌持物钳，检查持物钳下缘化学指示胶带变色情况。

4）在化学指示胶带上注明开启日期、时间，有效期为 4h（图 10-46）。

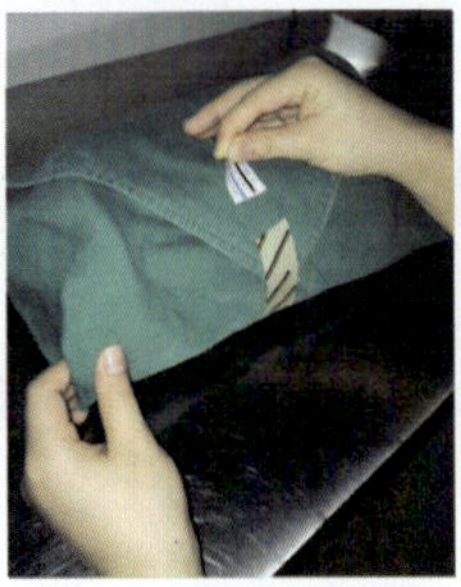

图 10-43 化学指示带

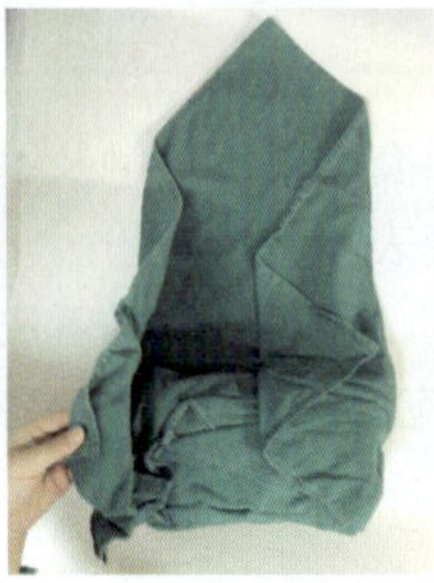

图 10-44 打开无菌包

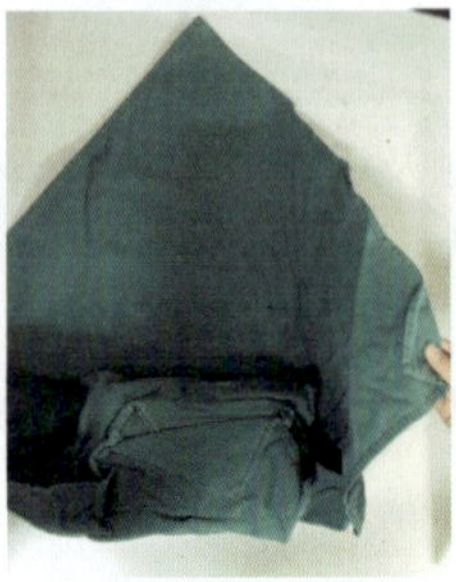

图 10-45 打开无菌包

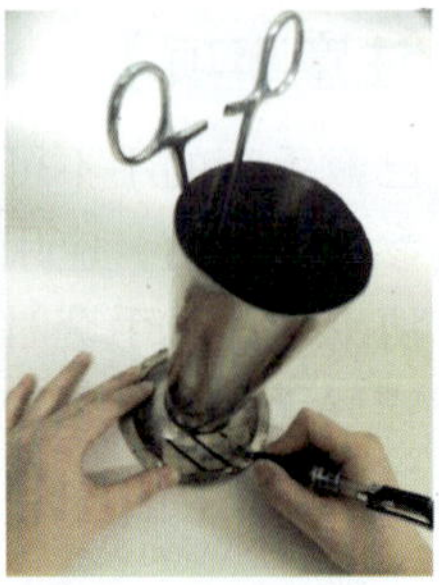

图 10-46 注明有效期

5. 打开无菌包及无菌物品

（1）方法一：打开无菌包外层包布后，使之平行覆盖器械车，洗手护士进行外科手消毒，由巡回护士用无菌持物钳打开内层无菌单，顺序如下。

1）洗手护士撕下无菌包外指示胶带及灭菌日期，放置在储物盘内。

2）用手依次打开无菌包外层包布的外、左、右、内角（图 10-47A）。

3）巡回护士取无菌持物钳，用持物钳依次打开内层包布的左、右、对侧、近侧（图 10-47B，10-47C，10-47D，10-47E）。

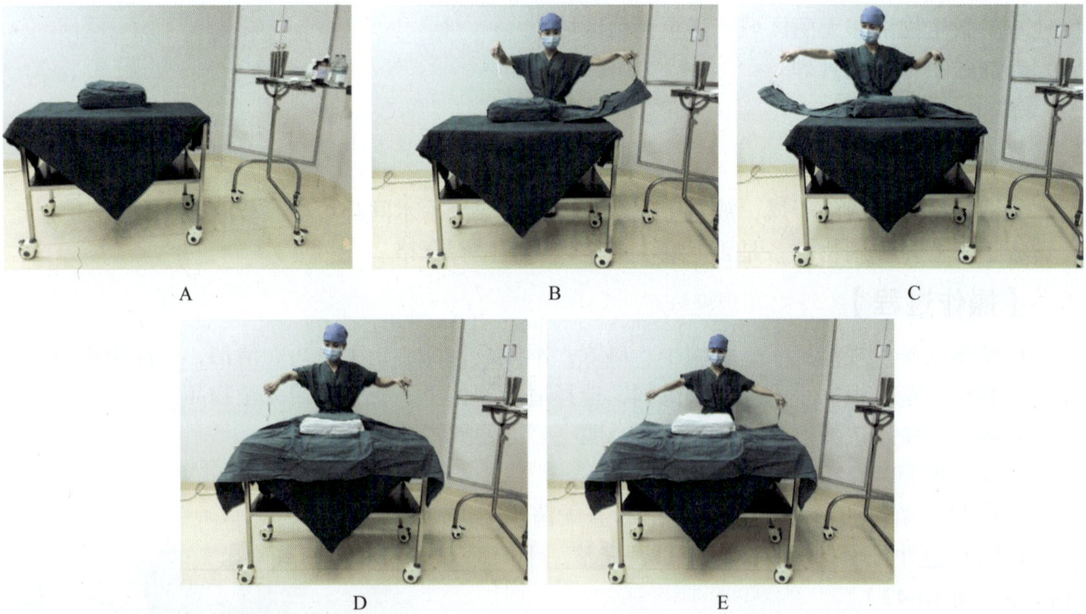

图 10-47 打开无菌包

4）检查化学指示卡变色状态（图 10-48）。

5）无菌器械台的铺巾保证 4～6 层。

6）四周无菌单垂于车缘下 30cm 以上，并保证无菌单下缘在回风口以上。

7）协助洗手护士穿无菌手术衣、戴无菌手套。

8）再由巡回护士与洗手护士一对一打开无菌敷料及无菌物品：巡回护士检查有效期及包布完整性并打开外层包布，洗手护士取出并查看消毒指示卡，放于规定位置（图 10-49）。

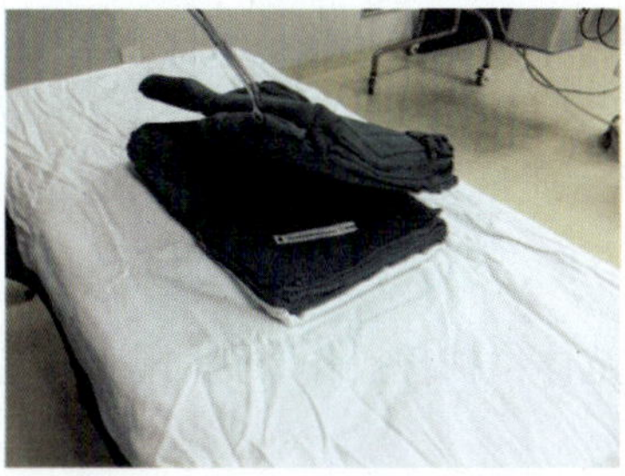

图 10-48　检查化学指示卡

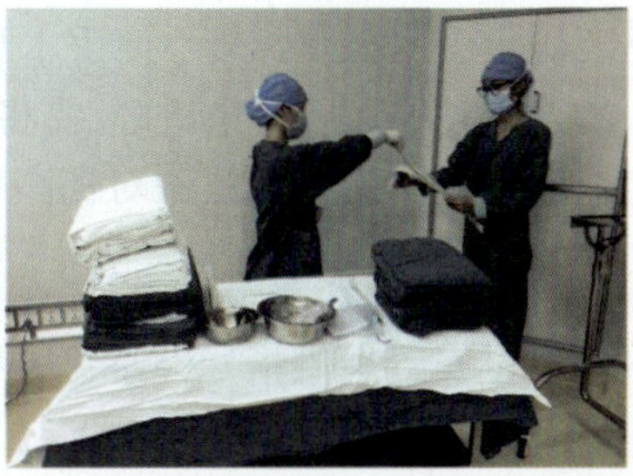

图 10-49　取出指示卡

（2）方法二

1）打开无菌包外层包布后，洗手护士用无菌持物钳打开内层无菌单。（同巡回护士打开方法）

2）洗手护士使用无菌持物钳将无菌物品打至无菌器械台内。

3）物品打齐后，将无菌器械台置于无人走动位置后进行外科手消毒。

4）巡回护士协助洗手护士穿无菌手术衣，无接触式戴无菌手套。

6. 将无菌器械台面按器械物品使用顺序、频率、分类进行摆放，方便拿取物品。

【评估】

1. 铺置无菌器械台操作过程严格执行无菌技术。

2. 动作准确、熟练、节力，在规定时间内完成。

【注意事项】

1. 检查物品是否齐全，在有效期内，包装无破损湿污。

2. 严格执行无菌技术。

3. 洗手护士穿无菌手术衣、戴无菌手套后，方可进行器械台整理。

4. 未穿无菌手术衣及未戴无菌手套者，其手不得跨越无菌区及接触无菌台内的一切物品。

5. 检查无菌巾有无破损，器械性能良好。

6. 铺置好的无菌器械台原则上不应该进行覆盖。

7. 保持无菌器械台及手术区整洁、干燥。无菌巾如果浸湿，应及时更换或重新加盖无菌单。

8. 无菌器械台台面为无菌区，台布平整，无菌单应下垂台缘下 30cm 以上，手术器械、物品不可超出台缘。

9. 注意保护器械，慎防器械敷料滑落而影响手术。

10. 主动请术者检查器械规格、数、质量是否合适。

11. 按手术步骤先后顺序放置所需器械，节约手术时间。

12. 整理无菌台及铺单时，规范整齐，毛边与开口向外。

13. 移动无菌器械台时，洗手护士不能接触台缘平面以下区域。巡回护士不可触及下垂手术布单。

14. 打开无菌包时，手与未消毒物品不能触及包内侧面，操作时不能跨越无菌区。

二、患者手术体位摆放

安置体位是要满足手术操作需要，使手术野易于显露（尤其是深部手术）、方便手术操作、缩短手术时间、提高手术成功率，同时又要将手术体位对患者生理产生影响及危险性减少到最低程度。因此，适宜科学的手术体位对提高手术质量，保证手术安全极其重要。

【目的】

为围术期患者体位安置提供指导性意见，规范体位护理操作，最大限度避免手术体位损伤。

【评估】

1. 拟实施手术方式。
2. 根据手术方式应安置体位。
3. 所安置体位对循环、呼吸、脑组织血液供应、外周神经及皮肤影响。

（1）对循环系统的影响：血压骤降、心力衰竭、顽固性低血压、急性肺肿胀及血栓形成。

（2）对呼吸系统的影响：呼吸障碍或窒息。

（3）对脑组织血供的影响：面、颈和眼部水肿，甚至出现脑水肿。

（4）对外周神经系统的影响：颈神经、尺神经、臂丛神经、桡神经或腓总神经等损伤。

（5）对皮肤的影响：皮肤压疮、眼球受压、角膜擦伤或失明。

4. 所需体位垫准备齐全。

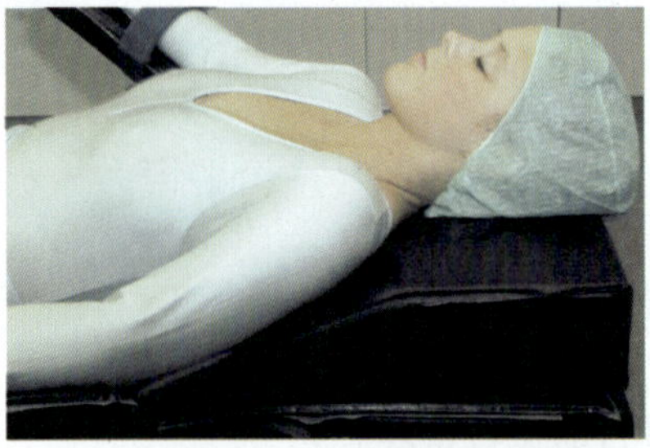

图 10-50　头部体位

【操作过程】

1. 护士准备　着装整洁，洗手，戴口罩。
2. 物品准备　手术床及配件，体位垫，约束带。
3. 环境准备　环境宽敞、整洁、安静。
4. 操作步骤

（1）仰卧位

1）所需体位垫：头枕或头圈 1 个、膝枕或海绵垫 1 个、足跟垫 1 个、上下肢约束带各 1 条。

2）患者平卧与手术床上。

3）头部垫头垫并处于中立体位，高度适宜（图 10-50）。

4）上肢远端关节略高于近端关节，有利于上肢肌肉韧带放松和静脉回流。肩关节外展不超过 90°，以免损伤臂丛神经（图 10-51）。

5）腘窝垫膝枕或薄海绵垫（图 10-52）。

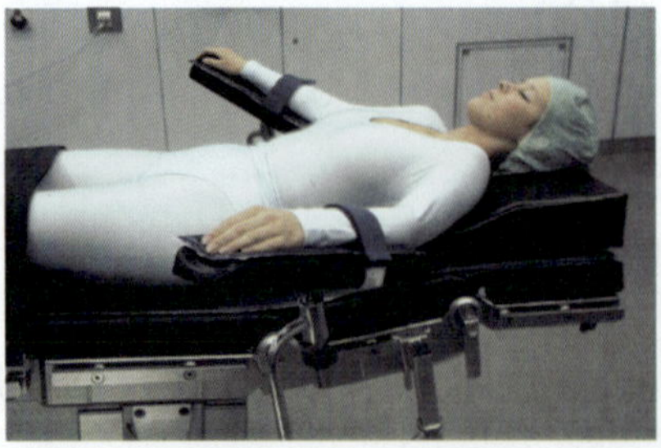

图 10-51　上肢位置

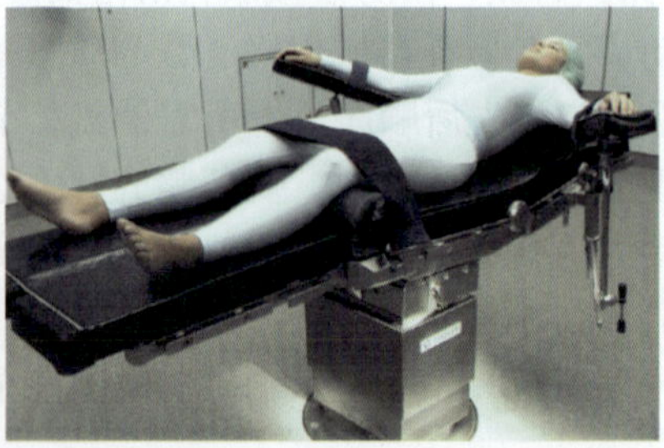

图 10-52　下肢位置

6）距离膝关节上或下 5cm 处用约束带固定，松紧适宜，能容纳一指为宜，防止腓总神经损伤（图 10-52）。

（2）侧卧位

1）所需体位垫：马蹄形头圈、胸垫、固定挡板、下肢支撑垫、支手架及可调式支手架、上下肢约束带。

2）取健侧卧，头下置头枕，高度平下侧肩高，使颈椎处于水平位置（图 10-53）。

3）腋下距肩峰 10cm 处垫胸垫。

4）术侧上肢屈曲呈抱球状，置于可调式支手架上，远端关节稍低于近端关节。

5）下侧上肢外展于支手架上，远端关节稍高于近端关节，共同维持胸廓自然舒展（图 10-54）。

6）肩关节外展或上举不超过 90°，两肩连线与手术台呈 90°。

7）腹侧用固定挡板支持耻骨联合，背侧用挡板固定骶尾部或肩胛区（离手术野至少 15cm）共同维持患者 90° 侧卧位（图 10-54）。

8）双下肢约 45° 自然屈曲，前后分开放置，保持两腿呈跑步时姿态屈曲位，两腿间用支撑垫承托上侧下肢（图 10-55）。

9）小腿及双上肢分别用约束带固定。

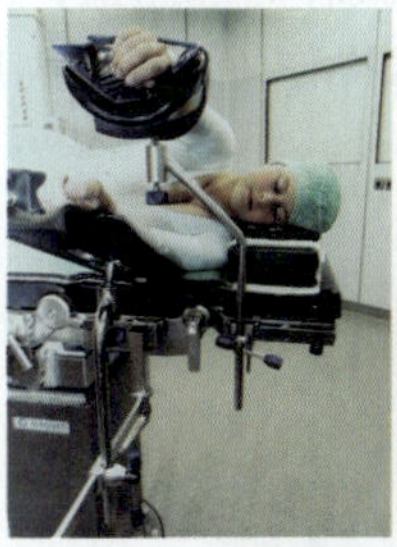
图 10-53　侧卧位（一）

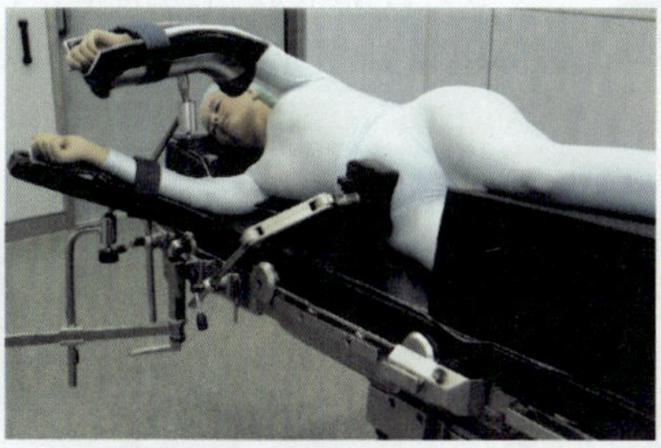
图 10-54　侧卧位（二）

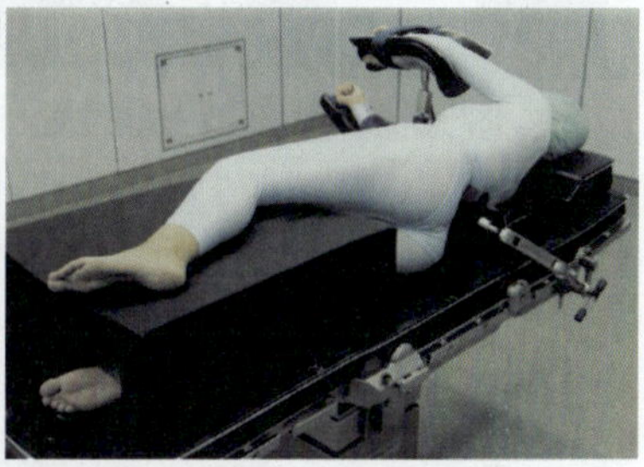
图 10-55　侧卧位（三）

（3）俯卧位

1）所需体位垫：根据手术部位、种类及患者情况准备不同类型和形状的体位用具。如弓形体位架或俯卧位体位垫、外科头托、马蹄头圈、弓形架、支手架、褥疮垫、三角海绵垫、上下肢约束带。

2）根据手术方式和患者体型，选择适宜体位支撑用物，并置于手术床上相应位置。

3）麻醉成功，由医护人员共同配合，采用轴线翻身法将患者安置于弓形体位架上，切口部位对准弓形架中部。

4）头部垫头圈：根据患者脸型调整头圈位置，选择额颞部及下颌作为支撑点，避免压迫眼部眶上神经、眶上动脉、眼球、颧骨、鼻及口唇等（图 10-56）。

5）双上肢沿关节生理旋转方向，自然向前放于头部两侧或置于支手架上，高度适中，避免指端下垂，上肢约束带固定（图 10-57）。

6）将前胸、肋骨两侧、髂前上棘、耻骨联合作为支撑点，胸腹部悬空，避免受压（图 10-58）。

7）将双腿置于三角斜坡上，保持功能位，避免双膝部悬空，给予褥疮垫保护，双下肢略分开，足踝部垫褥疮垫，踝关节自然弯曲，足尖自然下垂，约束带置于膝关节上 5cm 处。

（4）截石位

1）物品准备：头圈、截石位腿架、支手架、褥疮垫、约束带。

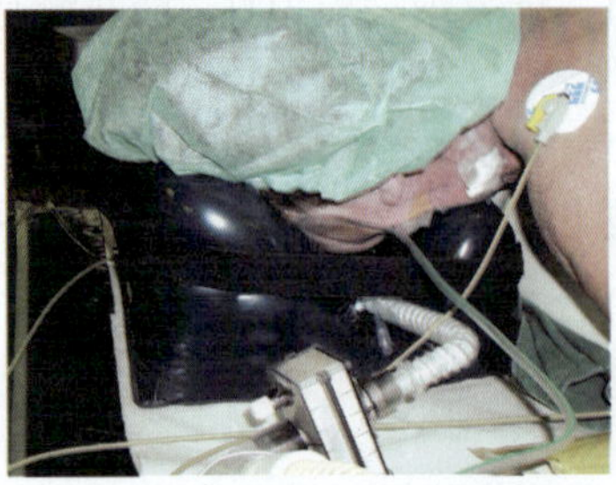

图 10-56　头部垫头圈

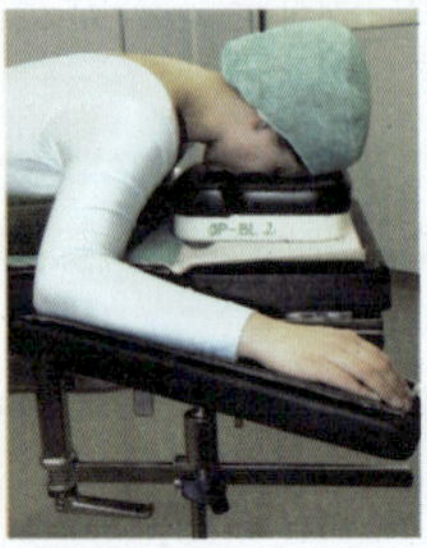

图 10-57　上肢位置

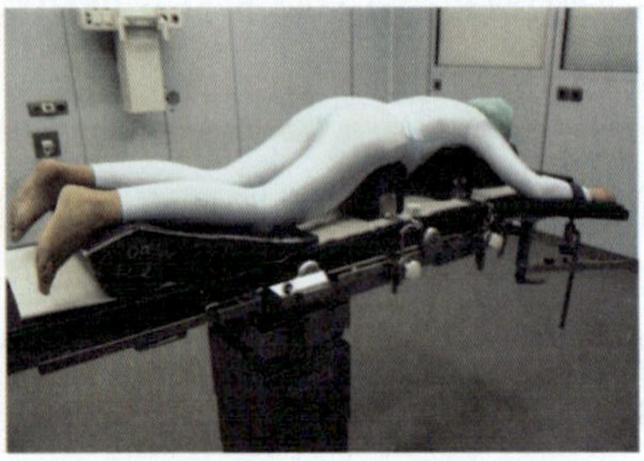

图 10-58　俯卧位

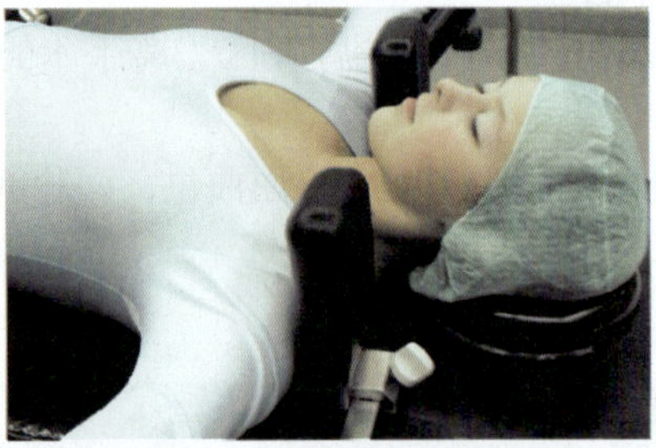

图 10-59　头部及上肢位置

2）患者取仰卧位，头部垫头圈（图 10-59）。

3）患者上肢外展，肩部垫肩托（图 10-59）。

4）取下腿板，在近髋关节平面固定截石位腿架，双腿置于腿托上，垫褥疮垫，用下肢约束带固定（图 10-60）。

5）臀部下放防压疮垫，以减轻局部压迫，同时臀部也得到相应抬高，便于手术操作（图 10-61）。

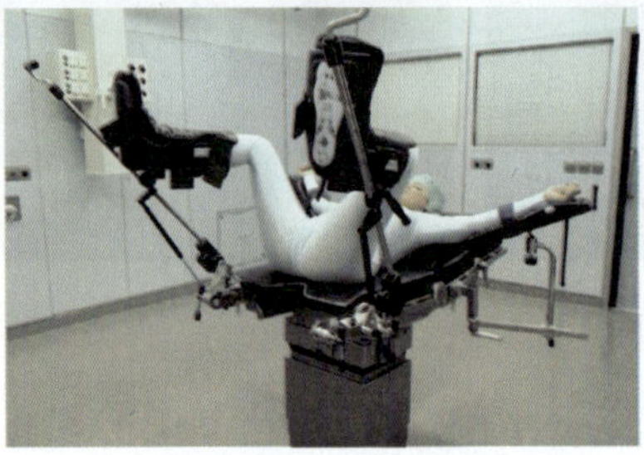

图 10-60　截石位

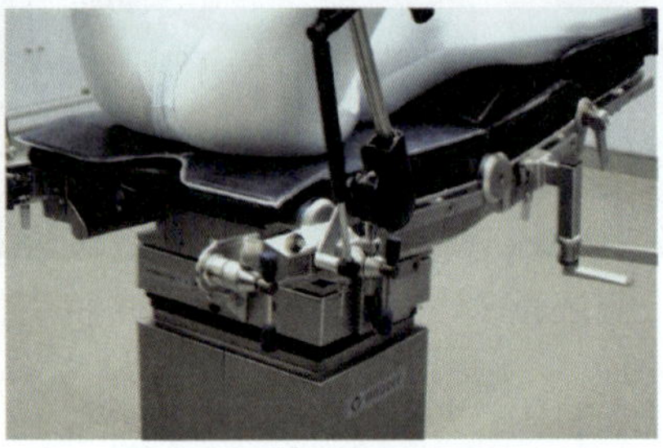

图 10-61　臀部垫防压疮垫

【评估】

1. 体位舒适　手术体位安置在满足手术需求条件下，达到手术患者安全舒适的目的。

2. 保持功能　手术体位安置避免对呼吸、循环生理功能及皮肤影响，保持机体功能。

3. 固定牢固　在保证患者卧位舒适、功能安全前提下，将患者固定稳妥，避免手术时体位不稳定及操作不方便。

4. 显露充分　手术中充分显露手术野，使术者视野清晰操作方便。

5. 体位安全　手术中肢体位置适当，手臂无过分牵引外展，骨突出处、血管、神经无挤压。

【健康教育】

1. 术前访视时，对患者做好心理护理，让患者了解术式，从而更好地配合手术进行。

2. 术中，如患者清醒，嘱患者不能随意活动，如有不适及时与护士沟通，双手不触碰手术床附近金属区域。

【注意事项】

1. 认真执行查对制度，摆放体位前与手术医师根据手术通知单和病历查对手术部位，特别注意左、右侧手术查对。

2. 保证约束带固定适度，还要保证患者床单位平整、干燥且柔软。

3. 体位安置完成后检查身体是否与金属物品接触。

4. 手术体位摆放最常见并发症是压疮及周围神经损伤，因此护士要熟悉并掌握人体易受压常见部位及外周神经。

5. 手术允许情况下每两个小时适当调整体位，以缩短局部组织受压时间。

6. 手术结束后应检查评估皮肤情况，与病房护士仔细床旁交接，使对患者护理得到延续。

三、手术器械传递方法

正确传递手术器械是手术室护士基本技能之一，正确掌握手术器械传递方法，有利于提高手术配合质量。主要有锐利器械传递方法和钝性器械传递方法。

【目的】

1. 安全、正确传递手术器械，避免误伤，引发职业暴露。

2. 保持器械无菌状态，避免污染引发患者术后感染。

【评估】

评估器械种类，选择合适器械传递方法。

【操作过程】

1. 护士准备　身着无菌手术衣、戴口罩、帽子。

2. 物品准备　手术器械。

3. 环境准备　环境宽敞、整洁、安静。

4. 操作步骤

（1）锐利器械传递方法

1）手术刀传递法：采用弯盘进行无接触式传递方法，水平传递给术者，防止职业暴露（图 10-62）。

2）剪刀传递法：右手拇指握凸侧上 1/3 处，四指握凹侧中部，通过腕部适力运动，将器械柄环部拍打在术者掌心上。不可从术者肩或背后传递（图 10-63）。

3）持针器传递法：洗手护士右手捏住持针器中部，针尖端向手心，针弧朝背，缝线搭在手背上或握在手心，利用手腕部适当力度将柄环部拍打在术者掌心上（图 10-64）。

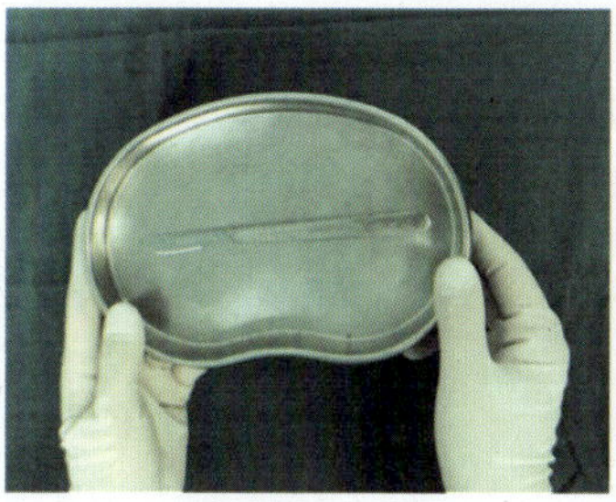

图 10-62　无接触式传递手术刀

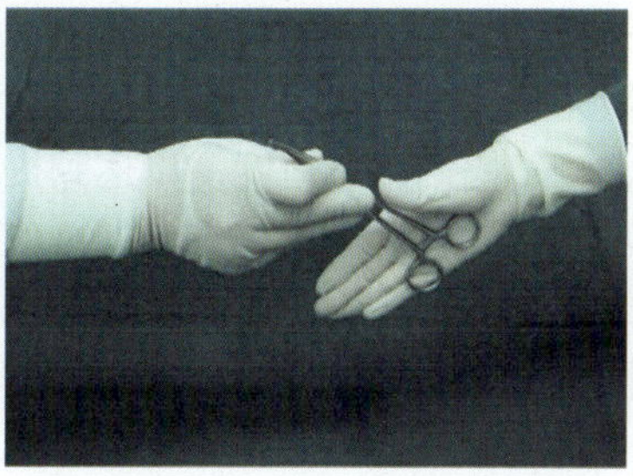

图 10-63　剪刀传递法

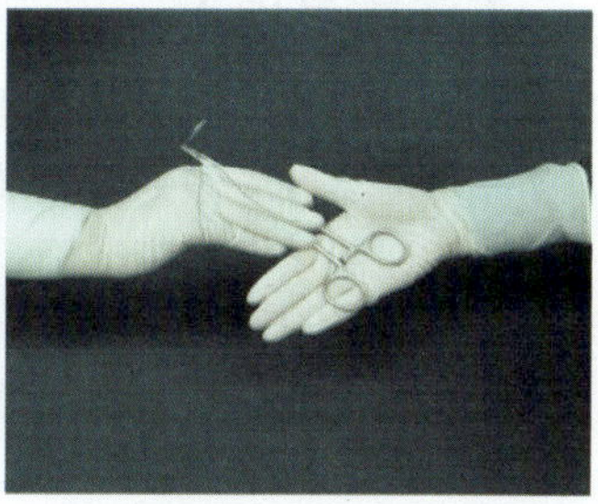

图 10-64　持针器传递法

（2）钝性器械传递方法

1）镊子传递法：用拇指、示指、中指握住镊子尖端，闭合开口，直立式传递，让术者握住镊子中部（图 10-65）。

2）拉钩传递法：递拉钩前应用盐水湿润使用端。传递时，握住拉钩使用端，将另一端平行传递至术者手中（图 10-66）。

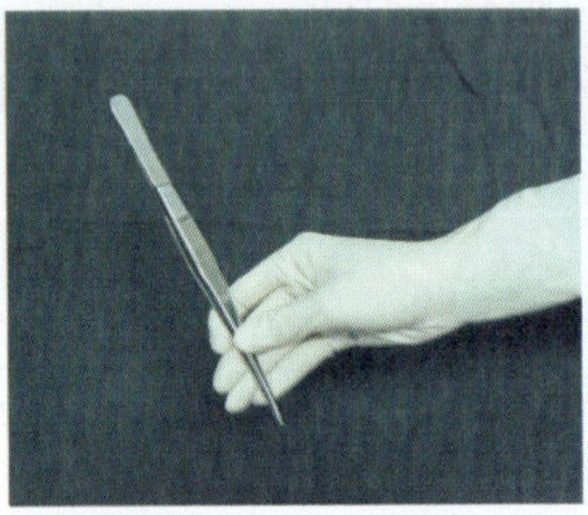

图 10-65　镊子传递法

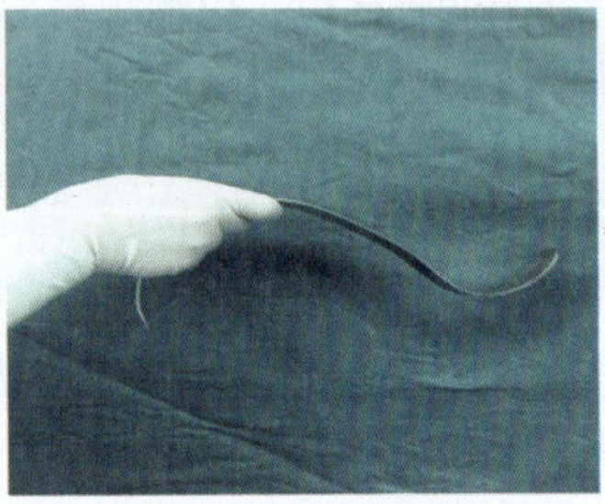

图 10-66　拉钩传递法

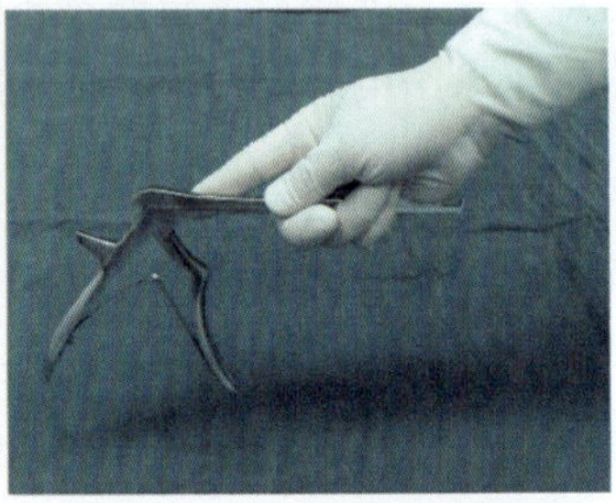

图 10-67　枪状咬骨钳传递法

3）咬骨钳传递：枪状咬骨钳握住轴部传递，手接柄（图 10-67）；双关节咬骨钳传递，握头端，手接柄（图 10-68）。

4）锤、凿传递法：左手握凿端，柄递给术者左手（图 10-69）；右手握凿，手柄水平递给术者右手（图 10-70）。

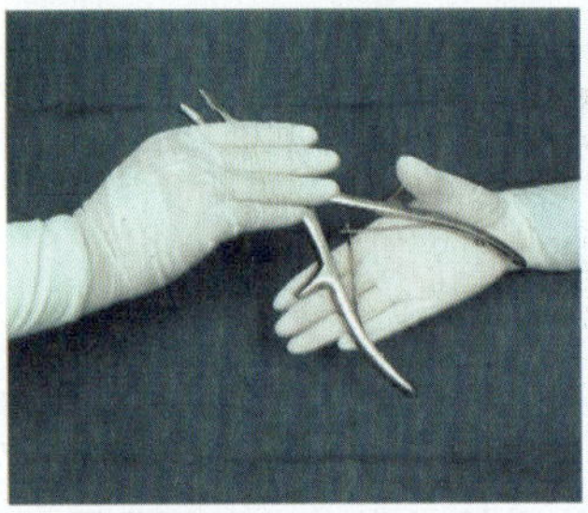

图 10-68　双关节咬骨钳传递法

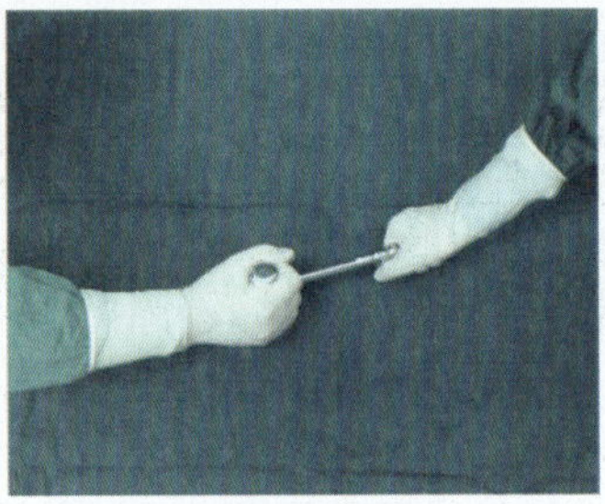

图 10-69　锤传递法

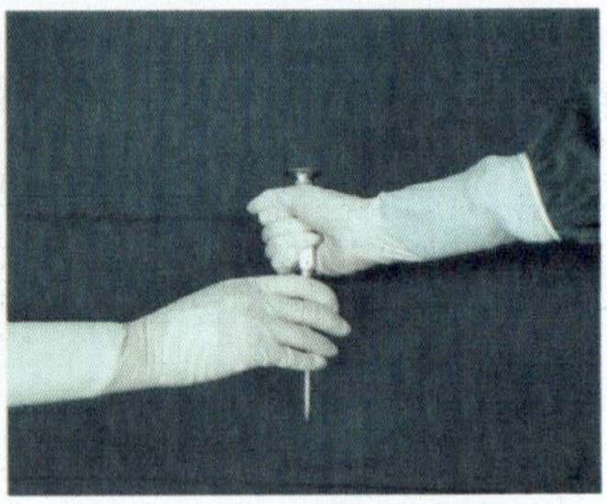

图 10-70　凿传递法

【评估】

1. 器械传递速度快、方法准、器械对，术者接过后无需调整方向即可使用。
2. 器械传递力度适当，达到提醒术者注意的目的。

【注意事项】

1. 传递器械前后应检查器械完整性，防止缺失部分遗留在手术部位。
2. 传递器械应做到稳、准、轻、快，用力适度，以达到提醒术者注意为限。
3. 传递器械方式应准确，术者接过后无需调整方向即可使用。
4. 传递锐利器械时，采用无接触式传递，预防职业暴露。
5. 向对侧或跨越式传递器械，禁止从医师肩后或背后传递。

四、穿针技术

医用缝针及缝线作为手术中重要基本材料，主要用于缝合组织、结扎血管，以对缝合组织达到缝合止血的目的，维持组织自然愈合所需张力。

【目的】

迅速准确地配合手术。

【评估】

缝针、缝线、持针器的完整性。

【操作过程】

1. 护士准备 身着无菌手术衣，戴口罩，帽子。

2. 物品准备 缝针、缝线、持针器。

3. 环境准备 环境宽敞、整洁、安静。

4. 操作步骤

（1）持针器夹持缝针：持针器于关节开口的中上 1/3 交界处夹持缝针末端 1/3 交界处（图 10-71）。

（2）穿线：由后方向前方穿线（图 10-72）。

（3）回头线：拉出回头缝线，长度为整个线长 1/3（5 ～ 8cm）（图 10-73）。

（4）缝线及回头线同时卡入持针器末端开口。

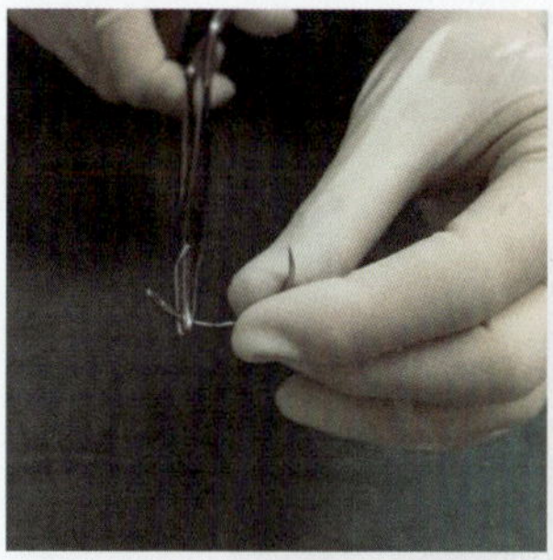

图 10-71 持针器夹持缝针

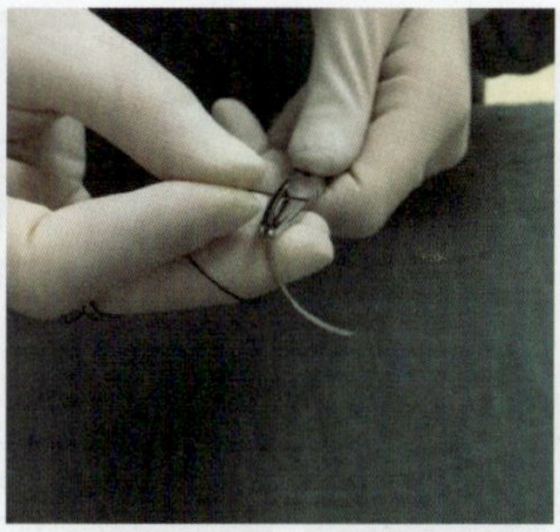

图 10-72 穿线方法

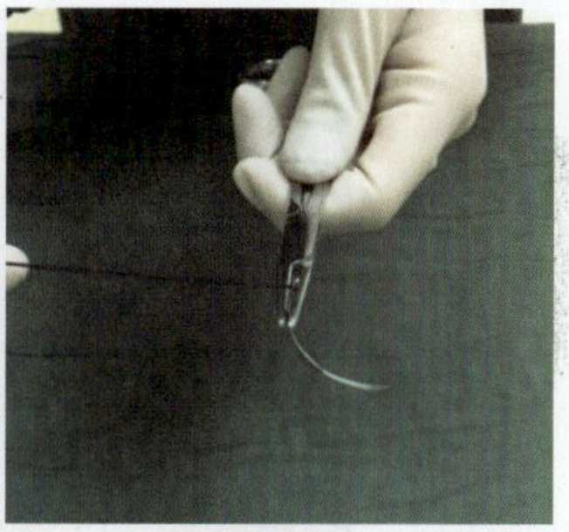

图 10-73 回头线长度

【评估】

1. 卡线标准 缝线及回头线同时卡入持针器末端开口。

2. 夹持缝针标准 缝针朝向呈水平位或稍向处上倾斜。

【注意事项】

1. 根据缝针种类选择不同持针器。
2. 缝线穿过针眼应立即用拇指按住针眼处防止缝线滑落。

五、手术刀装卸

手术刀用于切割和解剖组织，由刀柄和刀片构成。刀柄有长短之分，常见有 3#、4#、7# 共 3 种型号。常见刀片有 15# 小圆刀、10# 中圆刀、20 ～ 24# 大圆刀和 11# 尖刀、12# 镰状刀片。一般情况下，中、大圆刀用于切开皮肤、皮下、肌肉、骨膜等组织；小圆刀用于深部组织及眼科、心脏手术等组织切割。尖刀用于切开血管、神经、胃肠道及心脏组织；镰状刀用于膝部、五官科手术；其中，4# 刀柄可安装 20 ～ 24 号刀片；3# 和 7# 刀柄可安装 10、11、12、15 号刀片。

【目的】

1. 安全、正确安装手术刀片便于术中使用。
2. 防止操作不当引起职业暴露，降低职业风险。

【评估】

1. 刀柄型号及卡槽完整性。
2. 刀片型号及完整性。

【操作过程】

1. 护士准备　身着无菌手术衣，戴口罩、帽子。
2. 物品准备　刀柄、刀片、持针器。
3. 环境准备　环境宽敞、整洁、安静。
4. 操作步骤

（1）安装刀片：用持针器夹持刀片前段背侧，轻轻用力将刀片与刀柄槽相对合（图 10-74）。

（2）拆卸刀片：用持针器夹住刀片尾端背侧，向上轻抬，推出刀柄槽（图 10-75）。

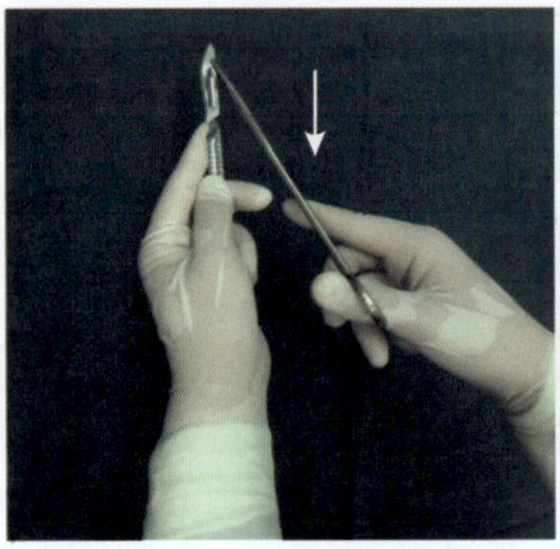

图 10-74　安装刀片

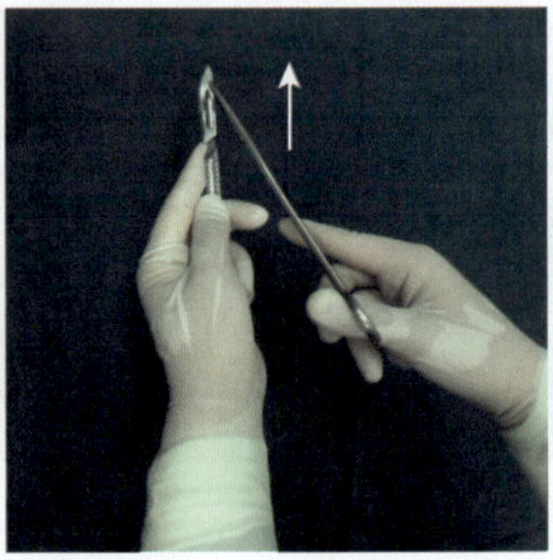

图 10-75　拆卸刀片

【评估】

1. 刀柄与刀片相匹配并完全安装到位。
2. 安装好手术刀，适用于本台手术。
3. 卸下刀片时方法正确。

【注意事项】

拆卸刀片时，刀尖不可对着有人的方向，应尽量对着空旷处，防止刀片崩飞后误伤患者与医务人员。

强化自测题

第一章　绪　论

一、填空题

1. 外科疾病大致分为________、________、________、________及其他性质的疾病。

2. 认为外科就是手术，手术解决一切，这种想法是________、________。

3. 临床外科学根据治疗目的不同有着明确的分工，可分为________、________、________、________、________、________、________、________、________。

4. 外科临床护理的主要内容包括外科常见疾病的________、________、________和各种疾病的围术期护理。

二、选择题（单选或多选）

1. 下述哪些患者不宜实施腹腔镜手术（　　）

A. 糖尿病患者

B. 既往行剖宫产手术，现准备行胆囊切除术的患者

C. 年龄＞60 岁的患者

D. 有凝血功能障碍而凝血功能未纠正的患者

E. 特发性血小板减少性紫癜准备行脾切除的患者

2.（多选题）现代外科从 19 世纪 40 年代开始先后解决了下列哪些问题（　　）

A. 手术疼痛　　B. 伤口感染　　C. 止血　　D. 输血　　E. 手法复位技术

第二章　外科基本护理技术

一、填空题

1. 手术区域皮肤准备时，备皮刀应与皮肤成________角，________毛发走向，从上到下依次剃净毛发。

2. 术前手术区域皮肤准备范围包括切口周围至少________cm 的区域。

3. 保留灌肠时，肛管插入肛门________cm，液面至肛门的高度应________cm。

4. 小量不保留灌肠使用甘油栓灌肠剂时温度为________℃，选用“1、2、3”灌肠溶液，即________、________、________。

5. 大量不保留灌肠，溶液温度为________℃，用于降温时温度为________℃。

6. 为伤寒患者灌肠时，溶液不超过________ml，压力要低，液面距肛门不超过________cm。

7. 肝性脑病患者禁用________灌肠，以减少血氨的吸收。

8. 大量不保留灌肠禁忌证为________、________、________、________等。

9. 三人或四人搬运法适用于________的伤者。

10. 临床上常用的搬运方法有________、________、________。

二、选择题（单选或多选）

1. 为手术前的患者进行手术区皮肤准备的目的是（　　）

A. 防止术中切口出血　　B. 防止术后切口感染　　C. 保持手术切口清洁

D. 有利于观察伤口情况　　E. 确定手术切口的长度

2. 为骨科手术患者手术区域皮肤准备中哪项措施是错误的（　　）

A. 术前 3 日开始准备皮肤

B. 备皮范围要超过切口 35cm　　C. 备皮后用 70% 乙醇消毒，无菌巾包扎

D. 术前 2 ～ 3d 每日用肥皂水冲洗　　E. 术前 1d 剃净毛发

3. 上腹部手术的备皮范围是（　　）

A. 自乳头至耻骨联合平面，两侧到腋后线

B. 自乳头至脐部，两侧到腋后线　　C. 上起剑突，下至大腿上 1/3

D. 上起肋弓缘，下至耻骨联合　　E. 上起剑突，下至会阴部

4. 颈部手术备皮范围是（　　）

A. 下唇至剑突，两侧到斜方肌前缘　　B. 上唇至锁骨，两侧到斜方肌前缘

C. 下唇至乳头连线，两侧到斜方肌前缘　　D. 下唇至胸骨角，两侧到斜方肌前缘

E. 上唇至乳头连线，两侧到斜方肌前缘

5. 手术区域皮肤准备的操作步骤，错误的是（　　）

A. 用软毛刷蘸肥皂水涂局部　　B. 用纱布固定皮肤，分区剃净体毛

C. 用毛巾浸温水洗去局部毛发及肥皂　　D. 腹部手术用汽油棉签擦净脐部污垢

E. 较软的体毛顺着生长方向剃除，较硬的体毛逆着生长方向剃除

6. 不宜做大量不保留灌肠的患者是（　　）

A. 腹部手术前　　B. 习惯性便秘　　C. 直肠结肠镜检

D. 为孕妇保胎时　　E. 腹部 X 线摄片

7. 患者，女，53 岁。右侧乳房出现无痛性包块，质地硬，直径 2.0cm，同侧腋窝 2 个淋巴结肿大，诊断为乳腺癌，拟定于明天在全身麻醉下行右侧乳腺癌根治术。此患者手术前皮肤准备的范围是（　　）

A. 胸部、上臂　　B. 胸部、颈部　　C. 胸部及双侧腋下

D. 胸部及同侧腋下　　E. 胸部、同侧腋下及上臂

8. 患者，男，50 岁。门静脉高压症多年，拟行分流术。术前需灌肠，下列哪项正确（　　）

A. 术前 1 周清洁灌肠　　B. 用碱性溶液灌肠　　C. 术前晚保留灌肠

D. 术前肥皂水灌肠　　E. 不灌肠

9. 患者，女，46 岁。因肝硬化 3 年，今晨出现呕血，量约 450ml，随后又出现嗜睡及扑翼样震颤。为及时清除肠道积血，遵医嘱给予灌肠。下列哪种灌肠液不宜采用（　　）

A. 清水　　B. 肥皂水　　C. 生理盐水

D.1% 新霉素溶液　　E. 米醋 + 生理盐水

10. 患者，男，36 岁。阑尾炎切除术后 3d，患者仍无排气，腹胀明显。护士采取的简单、有效的措施是（　　）

A. 腹部热敷　　B. 胃肠减压　　C. 肛管排气

D. 鼓励下床活动　　E. 腹部环行按摩

11. 患者，女，53 岁。术前医嘱：清洁灌肠。在灌肠过程中患者出现了面色苍白，出冷汗，心慌气促，此时护士应采取的措施是（　　）

A. 边灌肠，边通知医生　　B. 转移患者的注意力　　C. 立即停止灌肠，通知医生

D. 降低灌肠筒的高度，减轻压力　　E. 边灌肠，边指导患者进行深呼吸

12. 患者，女，60 岁。直肠手术后第 2 天，患者诉腹胀，肛门未排气。下列措施正确的是（　　）

A. 不宜灌肠　　B. 保留灌肠　　C. 小量不保留灌肠
D. 大量不保留灌肠　　E. 以上都不对

13. 张女士，30 岁。不慎从 4m 高墙上跌下，双下肢活动障碍，第 3 腰椎骨折，压痛明显，搬运患者时错误的是（　　）

A. 忌脊柱扭曲　　B. 始终保持脊柱中立位　　C. 翻身时上下身同时旋转
D. 若无休克，可用背负方法运送　　E. 三人协同搬运，以平托法或滚动法轻放于木板上

14. 患者，女，19 岁。因恶心、呕吐、脐周疼痛 6h 后开始转移到右下腹疼痛，急诊收入院。诊断为急性化脓性阑尾炎。该患者准备行急诊手术治疗，其备皮范围是（　　）。

A. 上起剑突，下至大腿上 1/3，两侧至腋后线
B. 上起乳头连线，下至大腿上 1/3，两侧至腋后线
C. 上起乳头连线，下至耻骨联合，两侧至腋后线
D. 上起锁骨上窝，下至脐水平，两侧至腋后线
E. 上起锁骨上，下至肋缘下

（15 ～ 19 题共用题干）

李先生，36 岁。主诉腹胀、腹痛，3d 未排便，触诊腹部较硬实且紧张，可触及包块，肛诊可触及粪块。

15. 该患者最主要的护理措施是（　　）

A. 清洁灌肠　　B. 保留灌肠　　C. 调整排便姿势
D. 腹部环行按摩　　E. 大量不保留灌肠

16. 下列灌肠操作哪项是错误的（　　）

A. 患者取左侧卧位　　B. 液面距肛门约 50cm　　C. 插管深度为 7 ～ 10cm
D. 灌肠溶液 800ml，温度 28℃　　E. 灌肠后嘱患者保留 1min 后，再排便

17. 在灌肠过程中患者感觉腹胀有便意，下列处理方法哪项正确（　　）

A. 拔出肛管，停止灌肠　　B. 稍移动肛管，观察流速
C. 加大灌肠压力，快速灌入　　D. 降低灌肠筒，嘱患者深呼吸
E. 挤捏肛管，嘱患者忍耐片刻

18. 灌肠过程中如果患者出现脉速、面色苍白等不适，正确的处理是（　　）

A. 移动肛管　　B. 挤捏肛管　　C. 停止灌肠
D. 提高灌肠筒的高度　　E. 嘱患者张口深呼吸

19. 患者，男，30 岁。车祸后急诊入院，神志清楚，生命体征正常，诊断为脊柱骨折，需要收入骨科手术治疗。护士用平车运送时，患者头部卧于大轮端的原因是（　　）

A. 大轮平稳　　B. 大轮噪声小　　C. 大轮推动省力
D. 大轮摩擦力小　　E. 大轮转弯灵活

（20 ～ 23 题共用备选答案）

A. 背负法　　B. 抱持法　　C. 三人搬运法　　D. 四人搬运法　　E. 双人拉车式搬运法

20. 腰椎骨折的患者宜选用（　　）

21. 颈椎骨折的患者宜选用（　　）

22. 大腿有骨折的患者禁用（　　）

23. 伤后意识不清的患者宜选用（　　）

（24、25 题共用备选答案）

A. 右侧卧位　　B. 平卧位　　C. 左侧卧位
D. 半卧位　　E. 俯卧位

24. 清洁灌肠后协助患者取（　　）
25. 大量不保留灌肠时宜选用（　　）
26.（多选题）不可做大量不保留灌肠的是（　　）
A. 待产孕妇　　B. 伤寒高热　　C. 早期妊娠
D. 消化道出血　　E. 急性胃穿孔术前准备
27.（多选题）下列哪种情况在灌肠时压力宜低（　　）
A. 伤寒患者　　B. 胆囊切除术前　　C. 高热患者降温
D. 乙状结肠检查时　　E.10% 水合氯醛灌肠

三、判断题

1. 备皮时动作宜轻柔，可以逆行刮剃，以免划伤患者皮肤。（　　）
2. 备皮区域要大于手术切口直径范围至少 15 ～ 20cm。（　　）
3. 直肠、结肠和肛门等手术后及大便失禁的患者可以灌肠。（　　）
4. 伤寒患者灌肠时溶液为 600ml，液面不高于肛门 30cm。（　　）
5. 清洁灌肠后协助患者取右侧卧位，使液体到达降结肠至横结肠，保证充分排便。（　　）
6. 保留灌肠时，肛管宜粗，插入宜浅，速度宜快，量宜少。（　　）
7. 上止血带的患者，要记录上止血带和放松止血带的时间。（　　）
8. 搬运患者的过程中，应密切注意患者的神志、呼吸等。（　　）
9. 在移动开放性气胸患者时，可以不用做急救处理直接搬运。（　　）
10. 用担架搬运休克的患者时，一般头略高于脚。（　　）

四、病例分析题

1. 患者，男，39 岁。在高温环境下工作 6h 后感到全身软弱乏力、头晕、头痛，出汗减少。体格检查：体温 41℃，面色潮红。诊断为轻度中暑。医嘱给予大量不保留灌肠。请问：灌肠的目的是什么？

2. 患者因失眠，遵医嘱于 21：00 给予 10% 水合氯醛 20ml 保留灌肠。请问：灌肠液的液量和插入肛管的深度为多少？

3. 患者，女，50 岁。因车祸昏迷需运送至医院急诊。初步诊断患者有颅骨骨折和骨盆骨折。请问：运送患者时最佳的搬运方式是什么？

4. 患者，男，46 岁。因肺源性心脏病发生呼吸衰竭，急诊入院。急诊室已给予输液、吸氧等处理，现准备转入病房做进一步治疗，请问：在护送途中护士应注意哪些问题。

5. 患者，男，35 岁。1 周前因肛门周围持续性跳痛，皮肤红肿，并有局部压痛及波动感，诊断为肛门周围脓肿，今日准备在局部麻醉下行脓肿切开引流。请问：备皮时有哪些注意事项？

第三章　外科营养支持技术

一、填空题

1. 全肠外营养的输注途径有________、________和________3 种途径。
2. 营养支持一般以________为主，________为辅。
3. 每次鼻饲前应确定鼻饲管是否在________内，鼻饲量不超过________ml。
4. 鼻饲后，应嘱患者维持原位________min，以防止恶心、反流等不适。
5. 鼻饲管插入的深度为________cm，给神志清楚的患者插管时协助取________位、________位，昏迷患者取________位。
6. 长期鼻饲的患者每天应进行口腔护理________次。

7. 营养支持是指在________或________的情况下，通过________或________途径补充或提供维持人体必需的营养素。

二、选择题（单选或多选）

1. 下列哪项不是肠外营养的适应证（　　）

A. 急性胰腺炎　B. 高位肠瘘　C. 短肠综合征

D. 大面积烧伤　E. 肿瘤患者手术前后

2. 肠内营养并发症与输入速度及溶液浓度有关的是（　　）

A. 误吸　B. 肠炎　C. 胆囊结石

D. 空气栓塞　E. 腹胀、腹泻

3. 禁忌使用鼻饲的患者是（　　）

A. 昏迷　B. 脑出血　C. 婴幼儿

D. 口腔手术　E. 食管下段静脉曲张

4. 鼻饲插管中患者突然出现呛咳、发绀，护士正确的处置是（　　）

A. 用注射器抽吸胃液　B. 托起患者的头部插管　C. 嘱患者做吞咽动作

D. 拔出胃管，休息片刻后重新插管　E. 嘱患者深呼吸，休息片刻后再继续插管

5. 患者，男，50 岁。体重 60kg，胃癌术后，给予单瓶营养液输注，1h 内输入了 20% 脂肪乳剂 150ml，随后患者主诉心悸、发热、全身骨骼肌疼痛，该患者可能出现的并发症为（　　）

A. 气胸　B. 低血糖　C. 导管移位

D. 吸入性肺炎　E. 脂肪超载综合征

6. 患者，女，43 岁。因车祸导致颅脑损伤昏迷已 6d，其营养疗法宜选用的补给途径是（　　）

A. 管饲　B. 口服　C. 经周围静脉

D. 经中心静脉　E. 经周围小动脉

7. 患者，女，65 岁。因高位小肠瘘 2d 入院，入院后连续 4d 经颈内静脉插管输入肠外营养液，护士查房时发现其出现幻觉、神志淡漠，继之昏迷。最有可能的原因是（　　）

A. 气胸　B. 肺部感染　C. 咽喉部感染

D. 导管性脓毒症　E. 高渗性非酮症昏迷

8. 患者，女，55 岁。因行胃全切术输注静脉高价营养 3 个月后，出现高渗性非酮症昏迷。出现这一现象的主要原因是（　　）

A. 胰岛素分泌不足　B. 高价营养液被污染

C. 中枢神经系统功能失常　D. 深静脉插管感染导致的脓毒症

E. 渗透性利尿、水电解质酸碱平衡紊乱

9. 患者，男，46 岁。患结肠溃疡多年，近日严重消瘦，腹泻每天 10 次左右。若考虑对其营养支持，应（　　）

A. 予肠内营养支持　B. 予肠外营养支持　C. 纠正电解质紊乱

D. 嘱患者增加进食次数　E. 先予肠内营养，再予肠外营养支持

10. 患者，女，56 岁。肝癌晚期，极度消瘦，不思饮食，护士为其插胃管补充营养，判断胃管是否在胃内的最好方法是（　　）

A. 用注射器抽取胃内容物

B. 用注射器向胃内注入 10ml 空气，听气过水声

C. 用注射器向胃内注入 10ml 生理盐水，听气过水声

D. 将胃管末端放入盛水碗中，观察有无气泡溢出

E. 让患者晃动身体，感觉胃内是否有异物存在

11. 患者，女，43 岁。脑出血，昏迷 3 个月。提供鼻饲营养时护士操作不正确的是（　　）

A. 鼻饲饮食应注意保鲜

B. 两次鼻饲间隔时间应在 2h 以上

C. 鼻饲饮食需加温至 38 ～ 40℃方可使用

D. 注入饮食或药物前要确认胃管在胃内

E. 胃管每日更换，晚上拔出，次晨从另一鼻孔插入

（12 ～ 18 题共用题干）

患者，女，52 岁。体重 50kg，右半结肠切除术后，给予 TNA 营养液 2000ml 经颈内静脉输注，3h 后患者出现嗜睡、幻觉，随即昏迷。实验室检查：血糖 41mmol/L，血清钠 155mmol/L，血浆渗透压为 360mmol/L，尿糖强阳性，但尿酮（－）。此时已输入 TNA 液 1000ml，患者既往无糖尿病史。

12. 该患者可能并发（　　）

A. 高脂血症　　B. 意识障碍　　C. 肝功能损害

D. 高血糖和高渗性非酮症昏迷　　E. 低血糖

13. 出现上述并发症最有可能的原因为（　　）

A. TNA 液输入速度过慢　　B. TNA 液中糖浓度过高　　C. TNA 液被污染或变质

D. TNA 液中糖浓度过高、输入速度过快　　E. 患者的基础疾病所致

14. 为防止 TNA 液的变质，TNA 液应在配置后（　　）

A. 10h 内输完　　B. 12h 内输完　　C. 24h 内输完

D. 36h 内输完　　E. 48h 内输完

15. 关于肠外营养输注途径的选择，需遵循的原则为（　　）

A. 为避免导管性并发症，只能经周围静脉途径输注

B. 为提高患者的耐受性，只能经中心静脉途径输注

C. 为有效预防静脉炎的发生，应尽量选择经中心静脉输注

D. 估计营养支持时间大于 2 周者，应考虑经中心静脉途径输注

E. 只要有足够好的护理条件就应该选经中心静脉途径输注

16. 若该患者经及时治疗后，神志清楚，血糖和各项生化指标均恢复正常，尿糖（－）。继续经原颈内静脉途径接受 TNA 液输注，但经此管输注 2 周后患者又出现无法解释的发热、寒战、反应淡漠或烦躁不安，最应考虑的原因是（　　）

A. 空气栓塞　　B. 胸导管损伤　　C. 导管性感染

D. 营养液成分过敏　　E. 气胸

17. 此时应采取最有效的措施为（　　）

A. 抽血做血培养

B. 应用抗生素

C. 留取 TNA 液进行培养

D. 每日清洁和消毒静脉穿刺部位

E. 在排除其他部位感染的基础上，及时拔除该导管，并做微生物培养和药物敏感试验

18. 为预防上述并发症，下列哪项不妥（　　）

A. 常规预防性使用抗生素

B. 观察穿刺部位有无红、肿、热、痛等感染征象

C. 用 3M 透明胶布贴于导管穿刺处，并标明更换日期

D. 尽量避免在导管处抽血或输血

E. 每天清洁、消毒静脉穿刺部位

（19 ～ 20 题共用题干）

患者，女，45 岁。因不完全性肠梗阻入院，遵医嘱给予禁食、胃肠减压、防止感染、解痉止痛等处理。

19. 如果在插胃管过程中该患者出现恶心，护士首先应（　　）

A. 立即拔出胃管重新插入　B. 暂停插管并嘱患者深呼吸

C. 加快插管速度以减轻反应　D. 嘱患者屏气

E. 继续插管并嘱患者深呼吸

20. 插管至 14 ～ 16cm 时，应注意（　　）

A. 使患者头偏向一侧　B. 使患者头向后仰　C. 嘱患者张嘴哈气

D. 嘱患者做吞咽动作　E. 使患者下颌靠近胸骨柄

（21 ～ 24 题共用备选答案）

A. 口服法　B. 管饲法　C. 经周围静脉

D. 经中心静脉　E. 营养灌肠

21. 提供营养最安全、经济、方便的途径是（　）

22. 特大面积烧伤患者的营养支持首选（　　）

23. 肺叶切除术后 10d 加强营养首选（　　）

24. 较快改善腹部手术前营养最常用的方法是（　　）

（25 ～ 29 题共用备选答案）

A. 20 ～ 50ml　B. 200ml　C. 3500ml

D. 0.9% 氯化钠　E. 20 次

25. 深静脉插管输营养液结束后用（　　）冲管

26. 3L 袋可容纳（　　）液体

27. 鼻饲后温水（　　）冲洗管腔

28. 每次鼻饲量不超过（　　）

29. 3L 袋应边配制边轻轻混摇，混摇次数一般大于（　　）为宜

30.（多选题）要素饮食的特点有（　　）

A. 是用多种营养物质配成的消化营养制剂　B. 不需消化或稍经消化即可吸收利用

C. 对胃肠刺激小，不引起消化道分泌增加　D. 无渣粪便少，有利于肠道休息及清洁

E. 最适宜管饲

31.（多选题）下列哪些患者不宜使用胃肠外营养（　　）

A. 短肠综合征　B. 休克　C. 出凝血功能紊乱

D. 严重水电解质紊乱　E. 完全性肠梗阻

32.（多选题）下列胃肠外营养护理中错误的是（　　）

A. 导管进入静脉处的敷料应每 2d 更换一次

B. 可在静脉营养导管处采集血标本，减少对患者的穿刺

C. 使用前及使用过程中应严密监测患者的实验室检查结果

D. 加强营养液配置过程中的无菌操作

E. 输注营养液过程中应防止液体中断

三、判断题

1. 在插胃管的过程中，如遇到阻力可将胃管抽回一小段，再小心插入。（　　）

2. 注入鼻饲液的时候为防止温度变冷，应该快速注入。（　　）

3. 鼻饲时应将药片研碎溶解后注入，新鲜的果汁可与奶液一同注入，以保证营养。（ ）
4. 在插胃管过程中，如患者出现呛咳，呼吸困难等不适，应立即拔出。（ ）
5. 长期鼻饲患者每月应更换鼻饲管一次。（ ）
6. 长期鼻饲的患者不需做口腔护理。（ ）
7. 护士在配制营养液时不需要遵守无菌操作原则。（ ）
8. 输入营养液的途径有两种，一是经外周静脉的肠外营养，一是经中心静脉的肠外营养。（ ）
9. 在输注全胃肠外营养液时一般需控制滴速，不宜过快。（ ）
10. 配制好的营养液不能放置过久，如超过 24h 应停止使用。（ ）

四、病例分析题

1. 患者，男性，39 岁。1 周前因车祸导致颅脑损伤。经救治，目前生命体征平稳，呈浅昏迷。今日医嘱给予经鼻胃管输注营养液 200ml。请问：将为该患者实施的营养支持为何种途径？有哪些注意事项？

2. 患者，女性，56 岁。因患“溃疡性结肠炎”并发肠瘘，不能经口进食。经外周中心静脉置管行肠外营养支持。请问：该如何为患者做健康教育？

3. 患者，女性，50 岁。消化性溃疡致瘢痕性幽门梗阻数月。近两日来上腹部饱胀，呕吐较重，不能饮食。消瘦，全身情况较差。住院后已决定手术前拟行 1 周的营养支持治疗。请问：你认为选择哪种营养支持方式较合适？

4. 患者，男性，60 岁。特重度烧伤 3d，烧伤总面积 60%，神志清楚，体温 38℃。请问：首选什么营养支持途径？

5. 患者，男性，35 岁。胃大部切除术后，腹胀明显，禁食，需肠外营养支持。请简述其目的。

第四章　普通外科常用护理技术

一、填空题

1. T 型引流管引流拔管后观察患者食欲、大便色泽、有无 ________、________、________ 等情况。
2. 结肠造口袋内分泌物超过 ________ 可倒出。
3. 直肠指检可发现 ________cm 以内的直肠肿瘤。

二、选择题（单选或多选）

1. T 型引流管引流与腹腔引流管的护理措施不同的是（ ）
A. 每天更换引流袋　　B. 观察引流量和性状　　C. 保持引流管通畅
D. 引流袋不得高于引流出口　　E. 拔管前夹管观察 1 ～ 2d
2. 造口护理技术，下列说法不正确的是（ ）
A. 操作前应先评估患者造口的类型及造口情况
B. 撕离造口袋时应由上向下，注意保护皮肤
C. 贴造口袋前应先润滑皮肤，防止局部皮肤干燥
D. 造口袋裁剪时与实际造口方向相反，不规则造口应注意裁剪方向
E. 结肠造口一般于术后 2 ～ 3d 肠蠕动恢复后开放
3. 下列哪项不是结肠造口患者出院指导的内容（ ）
A. 合理安排饮食，避免进食胀气性或有刺激性气味的食物
B. 参加适量活动，保持心情舒畅

C. 出院后每 2 ～ 3 周扩张造口一次
D. 出院后发现造口狭窄应及时到医院就诊
E. 出院后避免重体力劳动，以免形成造口旁疝
4. 造口袋内分泌物超过（　　）可倒出
A. 1/2　　B. 1/3　　C. 1/4　　D. 2/3　　E. 3/4
5. 鼻胆管引流术操作过程中，以下哪项是错误的（　　）
A. 操作过程中嘱患者吞咽口水
B. 嘱患者用鼻吸气，用口呼气，做深呼吸放松身体
C. 术中严密观察生命体征和血氧饱和度变化情况
D. 动作轻柔，切勿粗暴
E. 术中配合医师将导丝插至理想位置，沿导丝置入鼻胆引流管
6. 鼻胆管引流术前应进行相关护理措施下列哪项是错误的（　　）
A. 术前可以进食
B. 为患者创造干净整洁的舒适环境
C. 术前向患者详细介绍该操作的目的、方法等
D. 嘱患者术前注意休息，保持充足的睡眠和充沛的精力
E. 术前需做碘过敏试验
7. 为乳腺癌根治术后的患者实施的护理措施中，可预防皮下积液及皮瓣坏死的措施是（　　）
A. 半卧位　　B. 胸带包扎松紧度要适宜
C. 避免过早外展术侧上肢　　D. 局部沙袋压迫　　E. 引流管持续负压吸引
8. 患者，女，65 岁，因外伤致肝破裂行手术治疗，手术后拔除胃肠减压管的时机是（　　）
A. 术后 48h 后　　B. 能进食后　　C. 无胃液抽出
D. 肠蠕动恢复，肛门排气　　E. 下床活动后
9. 张某，70 岁，肠穿孔修补术后第 2 天，肛门尚未排气，腹胀明显。下列护理措施中最重要的是（　　）
A. 针刺穴位　　B. 禁食　　C. 半卧位
D. 胃肠减压　　E. 肛管排气
10. 患者，女性，46 岁，左乳腺癌根治术后，患侧上肢活动受限。护士指导其上肢功能锻炼，最理想的预期目标是（　　）
A. 手能梳头　　B. 肘能屈伸　　C. 肩能外展
D. 手经胸前摸到对侧肩膀　　E. 手经头顶摸到对侧耳朵
11. 患者，女性，30 岁，乳腺癌根治术后。护士在出院指导中，告知早期发现复发乳腺癌时最应强调的内容是（　　）
A. 经常自查乳房　　B. 5 年内避免妊娠　　C. 术后坚持放、化疗
D. 坚持患肢功能锻炼　　E. 术侧上肢不宜搬重物
12. 患者，女性，28 岁。左侧乳腺癌根治术后。患者出院时，提示患者掌握了正确的健康教育内容的描述是（　　）
A. 出院后可以穿紧身衣保持体型　　B. 坚持右侧上肢的功能锻炼
C. 术后第 2 年可以怀孕　　D. 手术已达到根治目的，无需定期检查
E. 术后不用再做乳房自我检查
13. 患者，女性，48 岁。右侧乳腺癌根治术后第 2 天，右上肢康复训练中正确的是（　　）

A. 右手梳头　B. 右手爬墙运动　C. 右手刷牙洗脸
D. 下床时用吊带托扶右上肢　E. 下床活动需要有人扶住患者右上肢

14. 患者，男性，34 岁，因消化性溃疡幽门梗阻行胃大部切除术，术后顺利恢复进食。于术后第 10 天，在进食面条时，突然出现频繁呕吐，下列治疗中错误的是（　　）
A. 输液　B. 紧急手术治疗　C. 禁食、胃肠减压
D. 应用糖皮质激素　E. 肌内注射新斯的明

15. 患者，男性，58 岁，因胆总管结石行手术治疗。现术后 2 周，下列哪种情况可拔除 T 型引流管（　　）
A. 夹管 1 ～ 2d 无腹痛、发热和黄疸　B. 夹管 1 ～ 2d 腹痛、发热和黄疸又出现
C. T 型引流管每天引流胆汁 700ml　D. T 型引流管引流出残石
E. 大便呈陶土色

（16 ～ 17 题共用题干）
患者，女性，46 岁。因左乳肿块就诊：触诊左侧乳房外上象限可扪及直径约 5cm 的肿块，边界不清，质地硬，活动度差，病变局部皮肤出现“橘皮样”改变。建议患者住院进一步治疗。患者入院后初步诊断为乳腺癌，拟行改良根治术。

16. 患者乳房皮肤出现橘皮样改变的原因是（　　）
A. 癌细胞侵及 Cooper 韧带所致　B. 癌肿侵犯乳头
C. 癌细胞阻塞皮下淋巴管　D. 癌肿与皮下组织粘连
E. 癌细胞阻塞乳腺导管

17. 术后第 2 天，护士采取的护理措施错误的是（　　）
A. 指导患侧肩关节的活动
B. 按摩患侧上肢或进行握拳、屈、伸肘运动
C. 观察患侧肢体皮温、脉搏，保持胸带松紧度适宜
D. 观察并记录引流液的量、颜色、性状
E. 禁止在患侧手臂测血压、输液

（18 ～ 19 题共用题干）
患者，男性，58 岁，阵发性腹痛、腹胀、呕吐，肛门停止排气排便 1d，诊断为粘连性肠梗阻。

18. 能减轻腹痛腹胀、改善肠壁血液循环的措施是（　　）
A. 止痛，半卧位　B. 禁食、胃肠减压　C. 肠外营养支持
D. 纠正水、电解质失衡　E. 腹部环形按摩

19. 为该患者进行的护理措施中，下列哪项是错误的（　　）
A. 及时更换引流瓶　B. 口服药物后，胃肠减压仍应继续进行
C. 注意口腔护理　D. 观察并记录引流液量及性状
E. 维持水电解质平衡

（20、21 题共用题干）
患者，女性，56 岁。浸润性乳腺癌，行乳腺癌根治术。

20. 护士为术后患者采取的护理措施不包括（　　）
A. 胸带加压包扎护理　B. 严密观察病情　C. 避免过早外展术侧上肢
D. 术后 24h 开始做腕部、肘部锻炼　E. 术后 24h 可正常进食

21. 患者向护士询问患侧上肢开始进行手指爬墙、肩部功能锻炼的时间，该护士正确的回答是（　　）
A. 手术当天　B. 术后 3d　C. 术后 5d

D. 术后 6h　　E. 术后 11d

（22 ～ 23 题共用题干）

患者，男性，65 岁，直肠癌根治术后。

22. 以下哪项是肠造口最严重的早期并发症（　　）

A. 腹膜炎　　B. 缺血坏死　　C. 感染

D. 腹股沟疝　　E. 皮炎

23. 为该患者更换造口袋时，撕离造口袋的方向顺序是（　　）

A、由上向下　　B. 由下向上　　C. 由中间向外

D. 从外侧向中　　E. 以上都对

（24 ～ 28 题共用备选答案）

A. 内痔　　B. 肛瘘　　C. 外痔

D. 直肠息肉　　E. 直肠癌

24. 直肠指检，扪到质软可推动的圆形肿块，指套染有新鲜血迹者应考虑（　）

25. 直肠指检，肠壁上扪到高低不平硬块，肠腔狭窄，指套染有脓血和黏液者应考虑（　　）

26. 直肠指检，扪到质软不可推动的圆形肿块，指套染有新鲜血迹者应考虑（　）

27. 直肠指检，肛门内口处轻度压痛，扪到条索样物应考虑（　）

28. 肛门视诊，肛周见暗红色圆形肿块且局部无压痛应考虑（　）

（29 ～ 33 题共用备选答案）

A. 急性乳腺炎　　B. 乳腺癌　　C. 乳腺纤维腺瘤

D. 乳腺囊性增生病　　E. 乳腺导管内乳头状瘤

29. 无痛性单发小肿块，质硬、不光滑、边界不清、不易推动的肿块是（　）

30. 乳腺肿块伴疼痛且与月经周期有关的是（　　）

31. 无痛性单发小肿块，质韧、表面光滑、边界清，与周围组织无粘连，易于推动的肿块是（　　）

32. 哺乳期妇女好发的是（　）

33. 乳头出现血性、浆液血性或浆液性溢液的是（　　）

（34 ～ 35 题共用备选答案）

A. 阵发性腹痛　　B. 持续性腹部疼痛　　C. 夏克三联征

D. 损伤性疼痛　　E. 腹部隐痛

34. 急性胆管炎（　　）

35. 胆道蛔虫症（　　）

（36 ～ 37 题共用备选答案）

A. 墨菲征阳性　　B. 膀胱刺激征　　C. 夏克三联征

D. 腹膜刺激征　　E. 雷诺五联征

36. 急性梗阻性化脓性胆管炎主要体征是（　　）

37. 急性胆囊炎主要体征是（　　）

（38、39 题共用备选答案）

A.1 ～ 2d　　B.7 ～ 8d　　C.14d

D.15d　　E.30d

38. 护士向胆道手术后患者解释其 T 型引流管留置的时间不少于（　　）

39.T 型引流管引流患者拔管前须试行夹管（　　）

（40～41题共用备选答案）

A. 机械性肠梗阻　　B. 痉挛性肠梗阻　　C. 绞窄性肠梗阻

D. 麻痹性肠梗阻　　E. 闭袢性肠梗阻

40. 结肠癌可有（　　）

41. 弥漫性腹膜炎可有（　　）

（42～43题共用备选答案）

A. 急性胆囊炎　　B. 急性阑尾炎　　C. 胃十二指肠溃疡穿孔

D. 急性胰腺炎　　E. 右侧输尿管结石

42. 进食油腻食物后右上腹疼痛，向右侧肩背部放射的疾病是（　　）

43. 突发剑突下剧烈疼痛迅速波及全腹的疾病是（　　）

44.（多选题）以下哪项是鼻胆管引流术的适应证（　　）

A. 急性梗阻化脓性胆管炎　　B. ERCP 术后　　C. 急性胆囊炎

D. 急性胆源性胰腺炎　　E. 胆管癌的腔内化疗

三、判断题

1. 定期更换胃管的患者，拔除胃管后，随即从另一侧鼻孔插入。（　　）

2. 拔出胃管时，胃管应在末次喂食后，立即拔出。（　　）

3. 胃管末端反折的目的是为了便于固定。（　　）

4. 胃肠减压期间，应每日给予患者口腔护理。（　　）

5. 胃肠减压期间必须口服药物时，须研碎调水后注入，并用温水冲洗胃管，注入后须夹管。（　　）

6. 胃管不通畅时，可用注射器直接向胃管内注射生理盐水，一次注入不得少于 100ml。（　　）

7. 胃肠减压期间，因胃管对咽喉部的摩擦和刺激，会导致咽干、咽痛等，为减轻上述不适症状，应指导患者喝水。（　　）

8. 拔除胃管时为减少刺激，应嘱患者深呼吸后缓慢将胃管拔除。（　　）

9. 插胃管为侵入性操作，操作前应将目的、方法、可能出现的不适及减轻不适的方法等告知患者，并由患者或家属签名同意。（　　）

10. 食管及胃大部分切除术后为保持有效胃肠减压，应妥善固定胃管，如胃管脱出，应立即重插。（　　）

四、病例分析题

1. 患者，男性，35 岁，反复上腹部饥饿样疼痛 10 年，入院诊断为十二指肠溃疡，行比尔罗特Ⅱ式胃大部分切除术。术后行胃肠减压术。请分析：如何对该患者进行护理？

2. 患者，女性，65 岁，半个月来反复右上腹疼痛，加重 1 天，伴恶心、呕吐。查体：表情淡漠，多汗，皮肤巩膜黄染，右上腹压痛，反跳痛明显，体温 40.0℃，脉搏 132 次 /min，血压 85/55mmHg。彩超检查提示肝外胆管扩张，胆囊及胆总管结石。血常规提示白细胞计数和中性粒细胞比例均增高，血生化检查提示肝酶谱增高，血胆红素增高。请分析：该患者的初步诊断是什么？处理的关键措施是什么？

3. 患者，女性，50 岁，无意中发现左乳房上有一肿块，无红肿及疼痛，入院检查治疗。查体：双侧乳头不对称，左侧乳房皮肤“橘皮样”外观，触及一直径 2cm 的肿块，质地较硬，边界欠清楚，表面不光滑，与胸肌无粘连。左侧腋窝触及 2 个直径约 1.5cm 肿大的淋巴结，活动好，无粘连。右侧腋窝未触及肿大淋巴结。请分析：患者最可能的诊断是什么？请提出患者手术后的主要护理措施。

4. 患者，男，50 岁，近半年来反复出现腹泻和便秘，有黏液脓血便，下腹部隐痛不适，来院就诊。查体：腹平软，无压痛及肿块。纤维结肠镜提示直肠癌。行直肠癌根治术 + 左半结肠造口术。现术后第 3 天。请分析：如何对该患者的结肠造口进行护理？

5. 患者，男，45 岁，肝硬化门静脉高压失代偿期，腹胀明显，彩超提示门静脉扩张，大量腹水，行腹腔穿刺术放腹水减轻患者腹胀症状。请分析：术后应采取哪些护理措施？

第五章　心胸外科常用护理技术

一、填空题

1. 胸腔闭式引流拔管后观察患者有无 ________、________、切口漏气、渗液、出血、皮下气肿等症状。

2. 搬动胸腔闭式引流的患者过床时，最重要的是 ________、________。

3. 在胸腔闭式引流装置中，连接水封瓶的长管下端应浸于水面下 ________。

4. 瓶内长管中的水柱正常的波动范围是 ________。

5. 胸腔闭式引流是否通畅的最好方法是 ________。

6. 胸腔闭式引流患者引流积气的置管部位是 ________。

7. 胸腔闭式引流患者拔管指征：引流液 ________、脓液 ________、无气体溢出，无呼吸困难，听诊双肺呼吸音恢复，X 线示 ________。

8. 心包引流是将引流管的一端放入 ________，另一端连接于密闭式引流装置，使积液沿引流管排出的一种治疗方法。

9. 心包引流时引流瓶应低于患者 ________ 位置。

10. 腹式呼吸是以 ________ 运动为主的呼吸运动。

二、选择题（单选或多选）

1. 胸腔闭式引流后的护理，下列哪项是错误的（　　）

A. 患者取半卧位　B. 保持引流管通畅

C. 引流瓶不能高于患者胸腔平面　D. 观察记录引流物的量及性质

E. 引流瓶内短玻璃管与引流管相接，长玻璃管开放

2. 关于胸腔闭式引流的护理，错误的是（　　）

A. 患者取半卧位　B. 鼓励患者咳嗽　C. 严格无菌操作

D. 引流不畅可注入空气　E. 定时挤压引流管

3. 搬动胸腔闭式引流术后患者时最重要的是（　　）

A. 保证引流管通畅　B. 引流管不能高于患者胸腔平面

C. 避免引流管受压、折曲　D. 注意管内水柱波动情况

E. 夹紧引流管，暂停引流

4. 术后患者胸腔闭式引流管护理中不正确的是（　　）

A. 引流管呈钳闭状态　B. 保持引流管通畅　C. 每小时挤压引流管一次

D. 引流瓶接负压吸引装置　E. 每天挤压引流管两次

5. 患者，男性，21 岁，车祸致多根多处肋骨骨折，出现反常呼吸运动，最有效的急救方法是（　　）

A. 吸氧　B. 胸穿　C. 加压包扎固定胸壁

D. 胸腔闭式引流　E. 止痛

6. 患者，男性，56 岁，因肺癌于 4 个月前行左肺上、中叶切除术。近 3d 来发热，体温 39.5℃，血常规提示白细胞计数和中性粒细胞比率明显增高，胸片提示左上肺野可见液平面，

胸穿抽出黄白色脓性液体，伴臭味。当前治疗应首先选择（　　）

A. 余肺全部切除术　　B. 输血、补液　　C. 胸膜全肺切除术

D. 胸膜腔闭式引流术　　E. 胸廓成形术

7. 患者，男性，35岁，张力性气胸行胸腔闭式引流术，现术后第1天，护士发现胸腔闭式引流装置中长玻璃管内的水柱不动，提示（　　）

A. 引流管密封不好　　B. 引流管过长　　C. 引流管不通

D. 引流管滑脱　　E. 引流管过短

8. 患者，男性，47岁，因胸部外伤导致左侧血气胸，行胸腔闭式引流，现术后第8天，下列哪项是拔管的指征（　　）

A. 水封瓶内无气泡逸出或一日引流量少于50ml，胸片证实左肺完全膨胀

B. 胸腔闭式引流管长管内水柱停止波动，即可拔管

C. 胸腔闭式引流管长管内水柱波动小于1cm

D. 胸腔闭式引流量连续两天少于50ml，夹管24h后拔除

E. 只需胸透证实左肺已完全复胀即可

9. 男，58岁，从4米高处坠落致左胸外伤8h。查体：体温36.8℃，脉搏98/min，呼吸16/min，血压110/66mmHg。神清，气管居中，反常呼吸运动，左胸壁可触及多根多处肋骨断端，左肺呼吸音明显减弱。最佳治疗方案是（　　）

A. 镇痛止咳，鼓励排痰　　B. 胸壁加压包扎　　C. 开胸探查，肋骨固定

D. 胸腔闭式引流　　E. 胸腔穿刺排气排痰

10. 男，52岁，从2m高处摔下，右胸着地。查体：神清，呼吸35/min，心率110/min，血压130/80mmHg，右胸壁畸形，无伤口，出现反常呼吸运动，双肺呼吸音粗，无干湿性啰音。身体其余部位无损伤。现场急救的最重要处理是（　　）

A. 静脉输液治疗　　B. 给氧、镇静、镇痛治疗

C. 加压包扎，迅速消除反常呼吸　　D. 行气管内插管、人工控制呼吸

E. 行气管切开术

11. 男，28岁，闭合性气胸外伤6h。查体：口唇发绀，端坐呼吸，左侧胸壁触及皮下气肿，气管右偏，左侧呼吸音消失。正确的急救措施是（　　）

A. 心包穿刺　　B. 加压给氧　　C. 气管内插

D. 左胸腔穿刺排气　　E. 急诊开胸探查

12. 男，32岁，左胸刀刺伤1h来院，呼吸困难、发绀，胸部广泛皮下气肿，脉细速，左胸叩诊鼓音，呼吸音消失，气管右偏，应立即（　　）

A. 气管内插管　　B. 行左侧肋间神经封闭术　　C. 吸氧输血输液

D. 用宽胶布固定胸壁　　E. 用粗针头穿刺左侧胸腔排气减压

（13～14题共用题干）

患者，男性，35岁，5h前由3楼跌下，伤后即有呼吸困难，并逐渐加重，入院查体：体温37℃，脉搏140/min，呼吸24/min，血压70/50mmHg，口唇发绀，极度呼吸困难，颈、上胸部有皮下气肿，气管向右侧移位，左侧呼吸音消失。

13. 该患者的诊断首先考虑（　　）

A. 开放性气胸　　B. 闭合性气胸　　C. 损伤性气胸

D. 张力性气胸　　E. 多个多处肋骨骨折

14. 为该患者行胸腔闭式引流，引流管应安置在（　　）

A. 第2肋间锁骨中线外侧　　B. 第4肋间锁骨中线外侧　　C. 第3肋间锁骨中线内侧

D. 第 4 肋间锁骨中线内侧 E. 第 5 肋间锁骨中线内侧

（15 ～ 16 题共用题干）

患者，男性，37 岁，既往体健。半小时前从 5m 高处摔下，左胸疼痛，呼吸困难，急诊入院。查体：神清，轻度发绀，左前胸壁直径约 10cm 皮下瘀斑，胸壁浮动，可触及骨擦感，双肺未闻及湿啰音。胸片见左 4、5、6 肋各有两处骨折，肋膈角稍钝。

15. 此时患者的呼吸困难主要不是（ ）

A. 纵隔扑动 B. 静脉血回心障碍 C. 缺氧、二氧化碳潴留

D. 胸壁软化 E. 精神过度紧张

16. 此时应采取的急诊处理是（ ）

A. 胸壁包扎固定、止痛 B. 呼吸机辅助呼吸 C. 吸痰

D. 气管内插管 E. 气管切开

（17 ～ 21 题共用备选答案）

A. 乳样，乙醚试验苏丹Ⅲ染成红色

B. 草黄浑浊，细胞数＞ 500×10^6/L，血红蛋白 30g/L，LDH 300U/L

C. LDH ＞ 500U/L，LZM（溶菌酶）与 ADH（腺苷脱氢酶）正常

D. 胸液蛋白 / 血清蛋白＜ 0.5，LDH ＜ 200U/L

E. RBC ＞ 5×10^9/L，细胞数＜ 400×10^6/L，

17. 恶性胸液（ ）

18. 漏出性胸液（ ）

19. 乳糜性胸液（ ）

20. 血性胸液（ ）

21. 渗出性胸液（ ）

（22 ～ 26 题共用备选答案）

A. 漏出性 B. 渗出性 C. 脓性

D. 血性 E. 乳糜性

22. 充血性心力衰竭所产生的胸腔积液为（ ）

23. 系统性红斑狼疮所产生的胸腔积液为（ ）

24. 金黄色葡萄球菌肺炎并发的胸腔积液为（ ）

25. 胸导管阻塞或破裂所致的胸腔积液为（ ）

26. 刀刺伤所产生的胸腔积液为（ ）

（27 ～ 29 题共用备选答案）

A. 清音 B. 浊音 C. 鼓音

D. 实音 E. 过清音

27. 闭合性气胸患者胸部叩诊为（ ）

28. 血胸患者胸部叩诊为（ ）

29. 肺气肿患者胸部叩诊为（ ）

（30 ～ 32 题共用备选答案）

A. 腋中线与腋后线之间的第 6 ～ 8 肋间 B. 第 4 肋间锁骨中线外侧

C. 腋前线第 6 ～ 8 肋间 D. 锁骨中线第 2 肋间 E. 脓腔最低点

30. 气胸患者胸膜腔闭式引流插管位置是（ ）

31. 脓胸患者胸膜腔闭式引流插管位置是（ ）

32. 血胸患者胸膜腔闭式引流插管位置是（ ）

（33、34 题共用备选答案）

A. 听诊时患侧呼吸音加强　B. 呼吸运动和语颤减弱　C. 伤口有气体进出的嘶嘶声

D. 气管向患侧移位　E. 听诊患侧呼吸音消失

33. 开放性气胸（　）

34. 闭合性气胸（　）

（35、36 题共用备选答案）

A. 伤侧肺完全萎陷　B. 健侧肺完全萎陷　C. 纵隔摆动

D. 胸膜腔负压不变　E. 呼吸循环功能严重障碍

35. 开放性气胸特有的病理生理特点是（　）

36. 张力性气胸特有的病理生理特点是（　）

37.（多选题）患者，男，45 岁，呼吸困难伴干咳 1 周，伴发热、乏力、上腹胀痛来院就诊。诊断为急性渗出性心包炎、心包积液。在为该患者体检时，有可能出现的体征是（　）

A. 动脉血压升高　B. 心浊音界扩大　C. 心音遥远

D. 心尖搏动微弱　E. Ewart 征

38.（多选题）肋骨骨折的一般处理原则正确的是（　）

A. 鼓励患者咳嗽、排痰

B. 酌情使用镇痛和镇静药

C. 使用抗生素控制感染

D. 多根多处肋骨骨折做肋骨固定　E. 提早下床活动

三、判断题

1. 心包引流的目的是为了防止心脏压塞。（　）

2. 心包引流时引流瓶放置应高于患者心脏位置。（　）

3. 胸腔闭式引流患者活动时引流管滑脱，应立即用手捏闭伤口处皮肤，配合医师进一步处理。（　）

4. 搬动胸腔闭式引流患者时，不需要夹闭引流管。（　）

5. 胸腔闭式引流时，引流瓶应低于胸壁引流伤口 30cm。（　）

6. 为血胸患者进行胸腔闭式引流时，应取平卧位才有利于引流。（　）

7. 胸腔闭式引流水封瓶中长玻璃管内的水柱随呼吸上下波动，表示引流不畅。（　）

8. 胸腔手术后，持续引流出血性液体，每小时超过 200ml，说明胸腔内有活动性出血。（　）

9. 胸腔闭式引流术后拔管时嘱患者深呼气后屏气，迅速拔除。（　）

10. 多根多处肋骨骨折患者现场急救的首要措施是棉垫覆盖胸壁软化区，并用胸带加压包扎固定。（　）

四、病例分析题

1. 患者，男性，40 岁，被汽车撞伤，诉左侧胸部疼痛难忍。查体：神清，面色发绀，呼吸急促，烦躁不安，脉搏细速，四肢湿冷，呼吸 25/min，脉搏 120/min，血压 80/50mmHg。左侧胸壁有一个小裂口，见肋骨断端，伴出血不止，在伤口处可闻及“嘶嘶”声。请分析：该患者目前的护理问题是什么？如何急救与护理？

2. 患者，女性，36 岁，车祸致右胸部损伤。现场查体：神清，极度呼吸困难、发绀，颈部及胸部有严重的皮下气肿。右侧呼吸音消失，叩诊右胸部呈高度鼓音。请分析：请评估该患者已发生什么情况？如何急救与护理？

3. 患者，女性，56 岁，因肺癌行左肺上叶切除术，术后胸腔闭式引流，术后患者因伤口疼痛不敢咳嗽，痰液极黏稠不易咳出。术后第 3 天患者诉胸闷。查体：体温 38℃，脉搏

110/min，呼吸 28/min，听诊左侧呼吸音减弱，右肺可闻及湿啰音。请分析：患者目前最主要的护理问题是什么？需采取哪些主要的护理措施？

4. 患者，女，65 岁，3 周前发热、咳嗽，咳黄脓痰、胸闷、胸痛，经抗感染治疗好转。现再次高热，咳嗽无痰，感觉胸闷。查体：体温 39℃，脉搏 118/min，呼吸 25/min，血压 130/80mmHg，气管明显左移，右肺语颤减弱，叩诊呈实音，呼吸音消失。血常规白细胞计数和中性粒细胞比率明显增高。请分析：请评估该患者可能的初步诊断？需采取哪些护理措施？

5. 患者，男性，30 岁，呼吸困难伴干咳 10d，伴发热、乏力、烦躁、上腹胀痛来诊，入院诊断为急性渗出性心包炎、心包积液。请分析：需对该患者采取哪些护理措施？

第六章　神经外科常用护理技术

一、填空题

1. GCS 计分法包括________、________和________三个子项目，分测各项目分值相加求其总分，即可得到________的客观评分。

2.GCS 测评中那些对语言指令没有反应或不能睁眼，并且总分≤ 8 分的情况被定义为________。

3. GCS 测评中应注意运动反应的刺激部分应以________为主，以________记分。

4. 双侧眼睑闭合障碍、眼球突出、眼裂增宽见于________。

5. 脑室引流管开口高于侧脑室平面________cm，以维持正常的颅内压。

6. 弹力敷料加压套可用于烧伤患者，对烧伤愈合部位持续压迫，可以________。

二、选择题（单选或多选）

1. 脑室引流的患者引流管无脑脊液流出，关于常见原因及处理方法，下列正确的是（　　）

A. 颅内压低于 10 ～ 15cmH_2O，此时将引流袋抬高，能观察到有脑脊液流出

B. 引流管放入脑室过长而盘曲成角，可将引流管向外全部抽出，再重新插入脑室。

C. 引流管被小血块阻塞，可挤压引流管

D. 管口吸附于脑室壁，可在无菌操作下用注射器抽吸

E. 引流管被小血块阻塞，可用盐水冲洗

2. 鉴别浅昏迷和昏睡最有价值的项目是（　　）

A. 瞳孔对光反射是否存在　B. 对疼痛等刺激是否有反应　C. 生命体征是否紊乱

D. 患者是否能够被唤醒　E. 是否排便、排尿失禁

3. 鉴别浅昏迷与深昏迷最有价值的项目是（　　）

A. 能否被唤醒　B. 深浅反射是否全部消失　C. 是否排便、排尿失禁

D. 是否肌肉松弛　E. 生命体征是否紊乱

4. 患者，女性，34 岁。车祸后送来医院。查体：出现刺痛后睁眼，回答问题正确，能遵命动作，其 GCS 测评评分是

A.9　B.10　C.11

D.12　E.13

5.60 岁女性，脑梗死患者，神经系统检查结果：压眶后出现痛苦表情，但无言语应答，不能执行简单的命令，角膜反射存在。该患者意识障碍程度为（　　）

A. 嗜睡　B. 昏睡　C. 轻度昏迷

D. 中度昏迷　E. 深度昏迷

6.10 岁男性患儿，溺水后处于持续睡眠状态，可被唤醒，醒后能正确回答问题和做出各种反应，当刺激停止后很快又入睡。其意识障碍程度为（　　）

A. 嗜睡　　B. 昏睡　　C. 轻度昏迷

D. 中度昏迷　　E. 深度昏迷

7. 患者，男性，74 岁，患高血压 20 余年，突然剧烈头痛伴呕吐，继而昏迷，出现脑疝症状。在通知医生的同时，首先要做好的准备是（　　）

A. 吸入 20% ～ 30% 乙醇湿化的氧气　　B. 静脉滴注甘露醇

C. 静脉滴注 5% 葡萄糖溶液　　D. 取“V”形卧位　　E. 尽快准备辅助呼吸

8. 患者，女性，22 岁，头部受伤后意识不清约 20min，头痛，恶心，呕吐，护士追问受伤经过，患者不能回忆。查体无异常发现。患者最可能的疾病是（　　）

A. 脑震荡　　B. 蛛网膜下腔出血　　C. 颅骨骨折

D. 硬脑膜下血肿　　E. 脑出血

9. 患者，女性，25 岁，左侧头部着地受伤，曾出现意识丧失。无头痛、呕吐。查体：血压 118/72mmHg，脉搏 78/min，呼吸 19/min。神志清楚，对答切题。左耳有血性液体流出。若患者再次出现头痛、呕吐、伴意识障碍，最可能出现了（　　）

A. 脑室内出血　　B. 帽状腱膜下出血

C. 硬脑膜外血肿　　D. 急性硬脑膜下血肿　　E. 慢性硬脑膜下血肿

（10、11 题共用题干）

黄先生，75 岁，已婚，男性。在家里突然昏倒，立即被送入医院，诊断为脑血管意外。黄先生的妻子告诉护士，黄先生在发病前，一直自服降压药以控制高血压。

10. 能够确定患者的意识状态的选项是（　　）

A. 角膜反射　　B. 生命体征　　C. 肌腱反射

D. 疼痛刺激反应　　E. 瞳孔对光反射

11. 黄先生逐渐恢复，为鼓励黄先生自己进食，护士应采取的护理措施是（　　）

A. 协助把筷子和盛食物的餐具放到患者手里

B. 建议黄太太帮助喂食，以协助患者进食

C. 将食物和餐具放在患者方便拿取处

D. 给患者充足的时间，让他自己慢慢进食

E. 先给患者喂食，剩余一部分让患者自己进食

12. 患者，男，50 岁，因钝器击伤头部 1h 入院。患者昏迷、呕吐、双侧瞳孔不等大。血压 180/102mmHg。行硬膜下血肿清除术 + 碎骨片清除术，留置脑室引流管送回病房。术后引流管护理正确的措施是（　　）

A. 引流管开口高于侧脑室平面 10cm　　B. 保持引流管通畅　　C. 脱出要及时送入

D. 定时无菌生理盐水冲洗　　E. 每天更换引流管

（13 ～ 16 题共用题干）

患者，男，35 岁。因“头部外伤”急诊入院。现浅昏迷，CT 提示颅内血肿，脑挫裂伤，在全身麻醉下行颅内血肿清除术。

13. 患者术后返回病房，正确的体位是（　　）

A. 侧卧位　　B. 去枕仰卧位，头偏向一侧　　C. 头高足低位

D. 头低足高位　　E. 中凹卧位

14. 术后第 2 天，患者应采取的体位是（　　）

A. 头高足低位　　B. 半卧位　　C. 头低足高位

D. 中凹卧位　　　　　　　E. 俯卧位

15. 术后第 2 天采取此卧位的目的是（　　）

A. 促进排痰　　　　　　　B. 利于呼吸　　　　　　　　C. 便于观察瞳孔

D. 促进引流　　　　　　　E. 预防脑水肿

16. 患者出现躁动，使用约束带时护士需重点观察（　　）

A. 呼吸情况　　　　　　　B. 血压情况　　　　　　　　C. 约束时间

D. 末梢血液循环　　　　　E. 伤口渗血情况

（17 ～ 19 题共用备选答案）

A. 伤后立即出现昏迷，昏迷时间超过 30min

B. 伤后立即出现短暂的昏迷，清醒后大多有逆行性遗忘

C. 伤后清醒，血肿形成后出现继发性昏迷　　D. 伤后清醒—昏迷—再清醒

E. 伤后昏迷—清醒—再昏迷

17. 硬脑膜外血肿的患者（　　）

18. 脑震荡的患者（　　）

19. 脑挫裂伤的患者（　　）

三、判断题

1. 任何原因引起大脑高级神经中枢功能损害时，都可出现意识障碍。（　　）

2. 昏睡是患者处于熟睡状态，易唤醒，停止刺激后即又进入熟睡状态。（　　）

3. 烧伤患者创面愈合后，需要使用弹力敷料加压套，一般使用时间为半年到 1 年。（　　）

4. 嗜睡不是最轻的意识障碍。（　　）

5. 若脑室引流管阻塞，可挤压引流管，将血块等阻塞物挤出，或者用盐水冲洗。（　　）

6. 脑室引流时间一般不超过 5 ～ 7d，时间过长易发生颅内感染。（　　）

7. 术后 1 ～ 2d 脑室引流液可略呈血性，若引流液浑浊，呈毛玻璃样或有絮状物，提示脑室内出血。（　　）

8. 护理急性颅内压增高患者时，应注意患者每日液体入量不宜超过 2000ml。（　　）

9.GCS 昏迷计分法，最低分为 2 分，表示意识障碍最严重。（　　）

10.GCS 昏迷计分法，最高分为 15 分，表示意识最清醒。（　　）

四、病例分析题

1. 男性，68 岁， 有高血压病史 20 余年，患者 4h 前在晨练时突然感到右侧肢体无力，继之出现意识不清，呼之不应，急送医院急诊科。查体：体温 36.5℃，脉搏 85/min，呼吸 20/min，血压 145/95mmHg。意识不清，呼之不应。双侧瞳孔等大等圆，对光反射灵敏。痛刺激左侧肢体有逃避反应，右侧肢体无反应。右下 Babinski 征阳性，左侧未引出。急诊头颅 CT 显示左侧基底节区高密度影。

（1）请判断该患者意识障碍的程度并阐明判断依据。

（2）该患者进一步评估的要点有哪些?

2. 护士值班过程中发现一重症患者出现双侧瞳孔散大伴对光反射消失，首先应考虑什么问题?

3. 陈 ××，男，17 岁，因脑外伤 1d 急诊入院，查体：体温 37℃，脉搏 76/min，呼吸 20/min，血压 110/70mmHg，双侧瞳孔等大等圆，对光反射存在，神志不清，压眶上神经有痛苦表情。请判断患者处于何种意识状态？次晨患者出现脉搏 60/min，呼吸 14/min，血压 84/40mmHg，双侧瞳孔不等大，对光反射消失。

（1）请分析患者病情发生了什么变化?

（2）护理上应重点观察哪些内容？

4. 聂先生，60 岁，1h 前被汽车撞倒，随即呕吐，急诊入院。入院查体：患者呈浅昏迷，双侧瞳孔等大等圆直径 2.5mm，对光反射灵敏，生命体征暂平稳，大小便失禁，无四肢抽搐，无呼吸困难。CT 检查示左侧额颞顶部急性硬膜下血肿，双侧额颞顶叶脑挫伤伴脑内血肿，双侧颞顶骨骨折。医疗诊断为颅脑外伤，左侧额颞顶部急性硬膜下血肿，双侧额颞顶叶脑挫伤伴脑内血肿。请针对该患者“意识障碍”的护理问题列出主要护理措施。

5. 患者，男，44 岁。因头部外伤 6h 来院就诊，家人诉患者伤后即昏迷，持续约 3h 后苏醒，主诉头痛，并在他人搀扶下起床小便一次。2h 前患者再次昏迷，烦躁不安，频繁呕吐，呈喷射状。查体：患者深昏迷，右侧瞳孔散大，对光反射消失，左侧下肢病理征阳性。CT 示颅盖骨折，骨折线通过脑膜中动脉沟，但未发现血肿。针对该患者的主要护理措施有哪些？

第七章　骨科常用护理技术

一、填空题

1. 牵引分________、________、________3 种。
2. 兜带牵引分________、________、________。
3. 骨牵引常用的穿刺部位是________、________、________、________及________等部位。
4. 常用的牵引架有________、________和________。
5. 石膏固定术的常见并发症有______、______、______、______、______、________。
6. 牵引的护理措施包括心理护理、________、________并发症的预防和护理四大方面。
7. 牵引的常见并发症有________、________、________。
8. 石膏的护理措施包括石膏干前的护理，如______、________、________、________。
9. 骨折专有体征包括________、________、________。
10. 骨折的急救处理包括________、________、________、________。

二、选择题（单选或多选）

1. 脊柱骨折最常见的合并症是（　　）

A. 截瘫　B. 脊髓损伤　C. 休克　D. 脂肪栓塞

2. 下列哪项不是骨折的并发症（　　）

A. 休克　B. 关节强直　C. 脊髓损伤　D. 脂肪栓塞　E. 血管损伤

3. 一旦发生骨筋膜室综合征应立即（　　）

A. 抬高患肢　B. 切开引流　C. 切开减压　D. 应用脱水药　E. 应用抗生素

4. 脊髓型颈椎病一般不宜采用（　　）

A. 骨牵引　B. 颌枕带牵引　C. 皮肤牵引　D. 兜带牵引　E. 经皮肤骨牵引

5. 牵引的护理措施不包括（　　）

A. 引流管的护理　B. 维持有效血液循环　C. 保持有效牵引　D. 并发症的预防和护理　E. 定时测量对比两侧肢体长度

6. 骨折的急救处理不包括（　　）

A. 清创　B. 伤口包扎　C. 妥善固定　D. 迅速运输　E. 现场取材进行简单包扎及固定

7. 脊柱损伤伤员的正确搬运方法是（　　）
A. 二人分别抱头抱脚平放于硬板上后送
B. 二人用手分别托住伤员头、肩、臀和下肢，动作一致将伤员搬起平放于门板或担架上后送
C. 一人抱起伤员，放于门板担架上后送
D. 二人用手分别托住伤员头、肩、臀和下肢，平放于帆布担架上后送
E. 无搬运工具时可背负伤员后送

8. 李先生 35 岁，工作中不慎被割草机将右手割掉，残断少量渗血，患者急送来院，在当地医务室将右手刷洗干净，自来水冲净后初步处理，哪项不对（　　）
A. 残肢上止血带　B. 密切观察患者　C. 无菌巾包裹右手，外套塑料袋
D. 之后，立即用冰快作干冻冷藏　E. 连人带手一同送给医院

9. 下肢骨折长期卧床的患者，在足部放一护架的作用是（　　）
A. 用于足部运动　B. 避免发生压疮　C. 用于观察血运
D. 避免长期受压，形成足下垂　E. 便于患者活动

10. 颈椎骨折进行颅骨牵引时采取何种卧位（　　）
A. 端坐位　B. 半坐卧位　C. 头低足高位
D. 头高足低位　E. 俯卧位

11. 小夹板固定患者的护理中不要的是（　　）
A. 缚夹板的带结以不能上下移动为宜　B. 抬高患肢
C. 注意观察患肢的感觉运动及血运情况　D. 嘱咐患者定时复诊
E. 可早期进行患肢功能锻炼

12. 骨牵引术，下列哪项护理措施能防止过度牵引（　　）
A. 抬高床尾 15 ～ 30cm　B. 鼓励功能锻炼　C. 定时测定肢体长度
D. 每天用 70% 乙醇滴牵引针孔　E. 保持有效的牵引作用

13. 对骨折伴有伤口的患者，应立即封闭伤口，下列不正确的方法是（　　）
A. 最好用清洁、干净的布片、衣物覆盖伤口，再用布带包扎
B. 包扎时要越紧越好，不然起不到压迫止血作用
C. 如有骨折端外露，注意不要将骨折端放回原处，应继续保持外露
D. 如将骨折端放回原处，应给予注明，并将时间和医师交待清楚

14. 骨牵引重量一般为体重的多少（　　）
A. 牵引重量一般为体重的 1/10 ～ 1/7　B. 牵引重量一般为体重的 1/5 ～ 1/7
C. 牵引重量一般为体重的 1/5　D. 牵引重量一般为体重的 1/10
E. 牵引重量一般为体重的 1/15

15. 男性，23 岁。右小腿中 1/3 骨折入院。管形右膏固定 24h 后，自诉足趾疼痛，发凉。查体：足趾不敢活动。你认为以下哪种处理方法是正确的（　　）
A. 拆除石膏外固定　B. 立即切开筋膜减压　C. 抬高患肢利于静脉回流
D. 应用脱水药　E. 急查血电解质和尿素氮

（16 ～ 18 题共用题干）

10 岁男孩，学骑直行车时跌倒，右侧肘部受伤。急诊室分诊护士经检查，发现他有肱骨髁上骨折，护送患者到骨科急诊。

16. 护士根据下列哪项确认骨折（　　）
A. 剧痛难忍　B. 肿胀、瘀斑　C. 异常活动

D. 功能障碍　　E. 压痛明显

17. 最常见的早期并发症是（　　）

A. 损伤正中神经　　B. 脂肪栓塞　　C. 休克

D. 损伤肱动脉　　E. 继发感染

18. 该患者经手法复位，石膏外固定后，下列护理措施哪项错误（　　）

A. 石膏干固前用手掌托扶　　B. 伤肢剧痛、给予止痛剂

C. 观察手指端的血液循环　　D. 抬高患肢

E. 固定意外的关节伸屈活动

（19、20 题共用题干）

患者，男，25 岁，在塌方事故中骨盆多处骨折，胫腓骨上 1/3 骨折，急诊入院。

19. 行骨牵引，下列护理措施中哪项不妥（　　）

A. 不随意增减牵引重量　　B. 牵引针不能左右移动　　C. 足部不抵住床栏

D. 预防压疮　　E. 及时清除针孔处血痂

20. 此患者骨折后，早期不会出现的并发症是（　　）

A. 感染　　B. 胫后动脉损伤　　C. 骨筋膜室综合征

D. 骨盆骨折端刺伤膀胱　　E. 缺血性肌痉挛

（21、22 题共用题干）

女性，45 岁，外伤后左侧髋关节后脱位，闭合复位后患肢取皮牵引。

21. 皮牵引的体位为（　　）

A. 左腿外展外旋位　　B. 左腿内收内旋位　　C. 左腿外展中立位

D. 左腿内收中立位　　E. 双腿并拢中立位

22. 护士应告诉患者患肢负重的时间至少为（　　）

A. 2 周　　B. 1 个月　　C. 2 个月

D. 3 个月　　E. 4 个月

（23、24 题共用备选答案）

A. 牵引　　B. 手术　　C. 按摩

D. 局部封闭　　E. 石膏外固定

23. 某男性患者，53 岁，右颈肩痛 2 周，无明显外伤史。查体：右肩外展、外旋受限，右肩三角肌内侧缘局限性压痛治疗应选择（　　）

24. 某女性患者，49 岁，左拇指指间关节痛半年余，早晨起床后伸指疼痛，并伴弹响。查体：左第 1 掌骨头掌侧肿物 0.3cm × 0.5cm。压痛明显，曾行多种方法治疗无效，应选择（　　）

（25、26 题共用备选答案）

A. 外旋 90° 畸形　　B. 外旋＜ 45° 畸形　　C. 屈曲、内收、内旋畸形

D. 屈曲、外展、外旋畸形　　E. 屈曲、外展、内旋畸形

25. 髋关节后脱位的典型畸形（　　）

26. 股骨粗隆间骨折的典型畸形（　　）

（27 ～ 30 题共用备选答案）

A. 动静脉损伤　　B. 周围神经损伤　　C. 缺血性肌肉痉挛

D. 缺血性骨坏死　　E. 损伤性骨化

27. 肘关节骨折可能并发（　　）

28. 股骨颈骨折可能并发（　　）

29. 肱骨中下段骨折可能并发（　　）

30. 膝关节完全脱位可能并发（　　）
（31、32 题共用备选答案）
A. 化脓性关节炎　B. 类风湿关节炎　C. 外伤性滑膜炎
D. 膝关节滑膜结核　E. 膝关节全关节结核
31. 关节穿刺注释药物无效时切开引流适用于（　　）
32. 关节穿刺注释药物无效时滑膜大部分切除适用于（　　）
（33 ～ 35 题共用备选答案）
A. 垂腕垂指畸形　B. 爪形手畸形　C. 猿手畸形
D. 锅铲畸形　E. 以上都不是
33. 尺神经损伤（　　）
34. 桡神经损伤（　　）
35. 直腿抬高试验阳性（　　）
（36 ～ 39 题共用备选答案）
A. 撕脱骨折　B. 病理性骨折　C. 粉碎性骨折
D. 压缩性骨折　E. 疲劳骨折
36. 骨组织疾患可能发生（　　）
37. 肌肉拉伤可发生（　　）
38. 积累性劳损可发生（　　）
39. 直接暴力可发生（　　）
（40 ～ 42 题共用备选答案）
A. 肱骨髁上伸直型骨折　B. 肱骨干骨折　C. 尺骨上段骨折
D. 肱骨髁上骨折晚期　E. 桡骨远端骨折
40. 桡骨小头半脱位并发（　　）
41. 前臂缺血性肌肉痉挛常见于（　　）
42. 桡神经损伤多见于（　　）
43.（多选题）牵引分（　　）
A. 皮肤牵引　B. 兜带牵引　C. 骨牵引
D. 颌枕带牵引　E. 骨盆牵引
44.（多选题）石膏的护理措施包括（　　）
A. 石膏干前的护理　B. 保持石膏清洁和注意石膏内出血
C. 观察血循环　D. 功能锻炼　E. 制作石膏管型
45.（多选题）骨牵引的常见并发症（　　）
A. 血管和神经损伤　B. 牵引针弓滑落和牵引针眼感染
C. 关节僵硬　D. 坠积性肺炎　E. 骨折

三、判断题

1. 耻骨骨折伴膀胱或尿道破裂、尾骨骨折致直肠破裂均属闭合性骨折（　　）
2. 骨折的特有体征包括畸形、肿胀、骨擦音或骨擦感（　　）
3. 功能复位的标准之一是骨折部位的旋转移位、分离移位必须完全矫正（　　）
4. 骨折伴皮肤割裂或压碎，皮下组织与肌组织中度损伤属二度开放性骨折（　　）
5. 锁骨骨折选用钢板内固定时，应将钢板放在锁骨前方（　　）
6. 肩关节脱位中后脱位最常见（　　）
7. 肱骨干中 1/3 骨折最容易造成尺神经损伤（　　）

8. 肱骨干轴线与肱骨髁轴线之间有 30° ～ 50° 的前倾角，这是容易发生肱骨髁上骨折的解剖因素（ ）

9. 屈肌腱断裂不影响手掌指关节的屈曲（ ）

10. Froment 征是用于检查正中神经有无损伤的体征（ ）

四、病例分析题

1. 患者李某，男，40 岁。职业司机。腰部活动受限伴有下肢放射痛 2 个月，评估：腰椎侧凸，腰 4、5 棘突压痛，右下肢直腿抬高试验阳性，小腿前外侧足趾内侧感觉下降，足趾背伸力下降，影像学检查：$L_{4\sim5}$ 椎间隙变窄，椎体边缘增生。

请答出以下问题：

（1）此患者的医疗诊断是什么？

（2）非手术治疗方法有哪些？

（3）术后有哪些护理措施？

2. 男性，34 岁，马车翻车时砸伤下腹部，查体：耻骨联合处压痛，挤压试验阳性，膀胱胀满，橡皮导尿管插入一定深度未引出尿液，导尿管尖端见血迹，此时应考虑有哪些创伤？

3. 男性，35 岁，常因加重的颈肩痛而影响工作和睡眠，有时并发头晕、耳鸣、耳痛，双手臂常有放射痛。检查：拇指痛，温觉减退，牵拉试验阳性，肱二头肌反射消失。你认为最大可能的诊断是什么，其治疗原则有哪些。

4. 女性，45 岁，因车祸伤致右上臂假关节形成伴功能障碍 2 年收入院。入院前 24 个月，因车祸致右上臂肱骨中段开放性粉碎性骨折伴桡神经断裂，在当地医院行骨折切开复位，钢板内固定、神经吻合术，其后半月出现伤口化脓，窦道形成，经换药经久不愈。入院前 12 个月，在当地医院行钢板取出术，经换药等处理，入院前 9 个月窦道封闭。体检：右上臂假关节形成，局部无压痛、流脓，右手伸腕、伸指功能丧失，X 线片提示肱骨中段骨折未愈合，有 1cm 缺损，两断端骨髓腔封闭。请提出该患者的诊断及治疗原则。

5. 男性，45 岁，因跌倒后左手掌者地后左肘部疼痛、肿胀、畸形 2h 入院。查体：肘后肿胀，肘后三角关系存在，上臂明显缩短畸形。因患者不合作，未能进行神经及血管功能检查。该患者可能有哪些损伤？为排除合并损伤需要着重进行哪些物理检查？

第八章 泌尿外科常用护理技术

一、填空题

1. 上尿路结石以________多见；膀胱结石及尿路结石以________多见。

2. 尿路感染最常见的致病菌是________，以______最常见。

3. 暂时性膀胱造瘘口，一般保留________d。

4. 我国男性泌尿生殖系统肿瘤多发生于________部。

5. 男性生殖系统结核以________最为常见。

6. 成年人最常见的泌尿系肿瘤是________。

二、选择题（单选或多选）

1. 诊断膀胱破裂最简单的检查方法（ ）

A. 腹腔穿刺　B. 膀胱造影　C. 尿常规　D. 注水实验　E. 膀胱穿刺

2. 尿道球部外伤的受伤类型是（ ）

A. 会阴刺伤　B. 会阴撕裂伤　C. 蹶挫伤　D. 骑跨伤　E. 击打伤

3. 上尿路结石的主要症状是（ ）

A. 疼痛　B. 排尿困难　C. 尿频，尿急　D. 尿失禁　E. 无痛性血尿

4. 诊断膀胱破裂最简单的方法是（　）

A. 膀胱造影　B. 导尿实验　C. 膀胱测压　D. 膀胱穿刺　E. 排泄性尿路造影

5. 患者，男，24 岁，户外骑车致骑跨伤，随后发生不排尿也可由尿道外口滴血。损伤部位应是（　）

A. 前尿道　B. 后尿道　C. 膀胱　D. 膜部　E. 肾

6. 王先生，52 岁，前列腺切除后行膀胱冲洗，冲洗液引流不畅。护士首先采取的护理措施是（　）

A. 关闭冲洗管，暂停冲洗　B. 继续冲洗　C. 加快冲洗速度

D. 检查引流管是否通畅　E. 通知医师

7. 某患者，60 岁，因前列腺增生症入院，行经尿道前列腺电切术治疗。术后健康教育措施中，错误的是（　）

A. 进食高纤维食物　B. 多饮水　C. 尽量锻炼如跑步

D. 进行盆地部肌肉锻炼　E. 两个月后可行性生活

8. 患者，男，35 岁，血尿伴中度水肿，2 月份就诊测血压 140/95mmHg。诊断为“慢性肾炎”。该患者治疗措施错误的是（　）

A. 利尿　B. 抗血小板药物　C. 糖皮质激素

D. 血管紧张素转换酶抑制药　E. 低蛋白低磷饮食

（9、10 题共用题干）

男，27 岁，自感膀胱胀痛难忍，膀胱内充满尿液而不能排出，辗转不安，有时从尿道溢出尿液，但不能减轻下腹疼痛。

9. 请问该患者出现了什么疾病（　）

A. 急性尿潴留　B. 肾癌　C. 肾积水

D. 膀胱破裂　E. 膀胱癌

10. 最常见原因是（　）

A. 药物因素　B. 下尿路梗阻　C. 神经源性膀胱功能障碍

D. 精神因素　E. 以上都不是

（11、12 题共用题干）

男性，40 岁，醉酒后于楼梯处摔伤 1h，腹痛，肉眼血尿入院，查体：血压 100/60mmHg，脉搏 100 次 /min，面色苍白，下腹部广泛压痛，并有肌紧张及反跳痛，B 超示肝、脾正常，少量腹水，腹穿有淡红色液体 . 顺利留置尿管，有少量血尿液体流出，色较淡，血红蛋白 120g/L。

11. 下列哪种内脏损伤可能性大（　）

A. 肾损伤　B. 膀胱损伤　C. 输尿管损伤

D. 直肠损伤　E. 尿道损伤

12. 下列哪项检查对诊断泌尿系统损伤为首选（　）

A. 腹腔动脉造影　B. B 超　C. CT

D. 膀胱造影　E. 尿道造影

（13、14 题共用题干）

患者，男，30 岁，左腰部撞伤 3h 后，局部疼痛，肿胀，有淡红色血尿，诊断左肾挫伤，采用非手术治疗。

13. 能反映肾出血情况的是（　）

A. 面色　　B. 腰部疼痛　　C. 肢体温度
D. 尿量，尿色　　E. 血压，脉搏

14. 该患者待血尿消失后应再卧床（　　）
A. 4～5天　　B. 1周　　C. 2周
D. 2～3天　　E. 1个月

（15、16题共用题干）

患者，女，28岁，近4天发热，腰痛，伴尿急、尿频、尿痛。尿镜检查：WBC增高，达27/HP。

15. 考虑该患者为（　　）
A. 急性肾小球肾炎　　B. 慢性肾小球肾炎　　C. 急性肾盂肾炎
D. 急性肾炎　　E. 肾病综合征

16. 针对该患者的护理措施，错误的是（　　）
A. 憋尿，减少尿频，尿痛症状　　B. 多饮水　　C. 避免劳累
D. 加强营养　　E. 第1周卧床休息

（17、18题共用题干）

代某，30岁，因大腿挤压伤后出现急性肾衰竭，24h尿量为300ml，尿常规提示尿比重为1.010，尿中含有蛋白尿，红细胞等。

17. 该患者处于急性肾衰竭（　　）
A. 少尿时期　　B. 无尿期　　C. 多尿期　　D. 恢复期　　E. 末期

18. 上述时期应重点观察的电解质是（　　）
A. 血钠　　B. 血钾　　C. 血钙　　D. 血镁　　E. 血磷

（19、20题共用题干）

患者男，59岁，上腹部隐痛2个月，伴肾区叩击痛，镜下有血尿。B超显示双肾各有一结石，直径约0.8cm×0.9cm。IVP显示肾功能正常，双侧输尿管通畅。

19. 目前适宜的治疗方法是（　　）
A. 中药排石　　B. 多饮水　　C. 体外冲击波碎石
D. 经肾切开取石　　E. 经皮肾镜取石

20. 上述治疗后患者应采取的体位是（　　）
A. 平卧位24h　　B. 患侧卧位24～48h　　C. 健侧卧位24～48h
D. 患侧卧位48～72h　　E. 健侧卧位48～72h

（21、22题共用备选答案）

A. 尿道外口狭窄　　B. 尿道内口狭窄　　C. 尿道损伤
D. 尿道膜部损伤　　E. 尿道球部损伤

21. 骨盆骨折最常见的泌尿系并发症为（　　）

22. 骑跨伤最常见的泌尿系并发症为（　　）

（23～27题共用备选答案）

A. 活动后血尿　　B. 全程无痛性血尿　　C. 尿频、尿急后伴血尿
D. 乳糜性血尿　　E. 阵发性高血压

23. 泌尿系结核表现为（　　）

24. 泌尿系结石表现为（　　）

25. 泌尿系肿瘤表现为（　　）

26. 乳糜尿表现为（　　）

27. 肾膀胱肿瘤表现为（　　）

28.（多选题）关于肾损伤，下列哪些叙述是正确的（　　）

A. 肾脏位于腹膜后，易损伤　　B. 轻微的肾损伤可不出现症状

C. 重度肾损伤一定有肉眼血尿　　D. 绝大多数应采用手术疗法

E. 肾蒂损伤多发生于右肾

29.（多选题）不宜行膀胱镜检查的有（　　）

A. 血尿伴有血块　　B. 尿道狭窄　　C. 膀胱结核

D. 急性膀胱炎　　E. 尿频排尿困难

30.（多选题）可行膀胱镜检查的有（　　）

A. 急性膀胱炎症　　B. 大量肉眼血尿　　C. 活动期膀胱结核

D. 膀胱肿瘤　　E. 膀胱结石伴有尿道狭窄

31.（多选题）巨大肾积水指（　　）

A. 成人肾积水容量超过 1000ml　　B. 成人肾积水容量超过 1500ml

C. 成人肾积水容量超过 800ml　　D. 小儿肾积水容量超过 600ml

E. 小儿肾积水容量超过 24h 尿液总量

32.（多选题）肾造瘘术的适应证有（　　）

A. 肾结核　　B. 尿液改道　　C. 输尿管狭窄扩张

D. 上尿路结石处理　　E. 肾后梗阻引流减压

三、判断题

1. 上尿路感染指肾盂肾炎，下尿路感染主要指膀胱炎。（　　）

2. 正常成人 24h 尿量 1000 ～ 2500ml。（　　）

3. 尿比重波动在 1.015 ～ 1.025，pH 6 ～ 8，呈弱酸性。（　　）

4. 护理尿潴留患者促进排尿，使肌肉放松可采用冰敷，按摩下腹部。（　　）

5. 成人女性尿道特点为短、粗、直，长 4 ～ 5cm。（　　）

6. 成人男性尿道长 18 ～ 20cm，有两个狭窄，三个弯曲。（　　）

7. 对膀胱高度膨胀又极度虚弱的患者，首次放尿不得超过 1500ml。（　　）

8. 对尿道有损伤的患者诊断导尿时插入导管，应留置导尿 1 周应引流尿液并支撑尿道。试插不成功，不要反复试插，以免加重损伤。（　　）

9. 肾部分切除后应早期下床活动。（　　）

10. 若临床上尿路感染症状，则要求做两次中段尿细菌定量培养，细菌数均≥ 10^5ml，且为同一菌种，称真性菌尿，可诊断为尿路感染。（　　）

四、病例分析题

1. 女性，48 岁，间歇性右上腹痛 3 个月，疼痛向右肩部放射，伴有恶心、嗳气，无畏寒、发热，无皮肤、巩膜黄染。曾行胃镜检查示浅表性胃炎。近两天，再次出现右上腹痛，向右肩部放射，伴有畏寒、发热。体检：体温 38℃，脉搏 90/min，血压 14/9kPa。皮肤及巩膜黄染，上腹肌紧张，剑突下压痛，肝区有叩击痛。白细胞 15×10^9/L，N 0.83。本病例的初步诊断是什么？治疗原则是什么？

2. 张女士，26 岁，结婚 1 个月，出现尿频、尿急、尿痛、伴高热、寒战、腰部不适，来医院就诊。测体温 39.1℃，查尿常规显示白细胞（+++），以“尿路感染”入院。医嘱：尿细菌学检查，左氧氟沙星静脉滴注。请问：如何正确做尿细菌培养？如何留取尿标本？

3. 王先生，42 岁，因“膀胱内潴留大量尿液而不能自主排出”入院，入院诊断为“尿潴留”。请问：患者入院后初步采用什么护理措施促进排尿？若患者经上述措施依然无法排尿该采用

什么护理措施？操作中应注意什么？

4. 女性，28 岁，右上腹痛 3 周，畏寒、高热 5 天，无皮肤及巩膜黄染。查体：体温 38.4℃，脉搏 106/min，血压 113/68mmHg（15/9kPa）。神志清楚，皮肤及巩膜无黄染，腹平软，肝肋下 1cm，剑突下 2cm，质软，有触痛。肝区有叩击痛。白细胞 12×10^9/L，N 0.87。ALT 80U/L，ALP 20U/L，TBIL 17μmol/L。B 超示肝外胆管及右肝管不扩张，未见结石影像。左肝内胆管扩张，有光团反射伴声影。请问：本病例的初步诊断是什么？诊断依据是什么？如何治疗？

5. 男性，65 岁。晨起跑步中途突然出现胸骨后疼痛，伴呕吐、冷汗和濒死感，持续 1h 不缓解而急诊入院。查体：体温 37.6℃，脉搏 40/min，呼吸 16/min，血压 90/60mmHg（12.0/8.0kPa）。大汗淋漓，面色苍白，口唇轻度发绀，痛苦表情。辅助检查：血白细胞 10.0×10^9/L，中性 67%，淋巴 23%。ECG 示Ⅱ、Ⅲ、aVF 导联 ST 段弓背向上抬高，并有深而宽的 Q 波，Ⅰ、aVL 导联 ST 段压低，偶见室性期前收缩。请问：该患者最可能的临床诊断是什么？如果你是当班护士，应做何处理？

第九章 烧伤外科常用护理技术

一、填空题

1. 烧伤的临床分期为________、________、________。
2. 烧伤深度的判断目前普遍采用______法，即______、________、________、________。
3. 浅度烧伤包括________和________。
4. 浅Ⅱ度烧伤创面的特点是________。
5. 大面积烧伤早期发生的休克多为________。
6. 深Ⅱ度烧伤局部损伤的深度是________。
7. 使用翻身床俯卧位时将床头抬高________，防止造成体位性水肿而发生窒息。
8. 暴露疗法适用于Ⅲ度烧伤、大面积烧伤、________和________。
9. ________、________、烦躁、心血管系统不稳定等患者禁忌使用翻身床。
10. 吸入性烧伤最危险的并发症是________。

二、选择题（单选或多选）

1. 男孩，1 个月，洗澡时不慎被开水烫伤头面部，面积约 6%，则该患儿为（　　）

A. 轻度烫伤　B. 中度烫伤　C. 重度烫伤　D. 特重度烫伤　E. 中、重度烫伤

2. 根据九分法，成人两上肢占人体体表总面积的（　　）

A. 25%　B. 35%　C. 18%　D. 30%　E. 20%

3. 中度烧伤指下列哪种（　　）

A. 10% ≤烧伤总面积≤ 30%　Ⅲ度烧伤面积＜ 10%
B. 10% ＜烧伤总面积≤ 30%　Ⅲ度烧伤面积≤ 10%
C. 10% ≤烧伤总面积≤ 30%　Ⅲ度烧伤面积≤ 10%
D. 10% ＜烧伤总面积≤ 30%　Ⅲ度烧伤面积＜ 10%
E. 10% ＜烧伤总面积＜ 30%　Ⅲ度烧伤面积≤ 10%

4. 女孩，8 岁，头面部烧伤 4h 入院，浅Ⅱ度烧伤面积 6%，首选的处理方法是（　　）

A. 包扎疗法　B. 暴露疗法　C. 半暴露疗法　D. 湿敷疗法　E. 手术疗法

5. 成人胸、腹、会阴和一侧大腿烧伤时，烧伤面积约为（　　）

A. 35%　B. 30%　C. 32%　D. 27%　E. 25%

6. 男性，38 岁，煤气烧伤头面颈及双上肢，深Ⅱ度，伴有中度吸入性损伤，则该患者为（　　）

A. 轻度烧伤　B. 重度烧伤　C. 中度烧伤　D. 特重度烧伤　E. 中、重度烧伤

7. 深Ⅱ度烧伤的临床特点是（　　）

A. 创面感觉消失

B. 水疱较小、创面微湿、红白相间、感觉迟钝

C. 水疱较大饱满、感觉迟钝、基底潮红

D. 水疱饱满、有剧痛和感觉过敏

E. 局部红肿、有烧灼感

8. 患儿，6 岁，体重 20kg。玩耍时双下肢被烫伤后皮肤出现大水疱、皮薄、疼痛明显，水疱破裂后创面为红色。该患儿烧伤面积（　　）

A. 20%　B. 40%　C. 46%　D. 50%　E. 70%

9. 男性，22 岁，因火焰烧伤面、颈、两上臂、前躯干，烧伤面积为（　　）

A. 20%　B. 22%　C. 18%　D. 24%　E. 26%

10. 患者，女性，22 岁。火灾中造成头面部、会阴部严重烧伤，请问该患者创面护理适用于下列哪种方法（　　）

A. 包扎疗法　B. 暴露疗法　C. 半暴露疗法　D. 湿敷疗法　E. 手术疗法

11. 女性患者，35 岁。全身大面积烧伤后入院，使用翻身床，渡过休克期后，采用俯卧位，在首次俯卧位时，突然出现呼吸困难表现，首先采取（　　）

A. 气管切开　B. 使用气管扩张药物　C. 继续观察

D. 立即翻身仰卧　E. 拍背排痰

12. 某消防员在救火现场导致全身多处烧伤合并有吸入性损伤，下列治疗哪项最关键（　　）

A. 应用广谱抗生素　B. 高营养支持　C. 气管切开

D. 严格消毒隔离制度　E. 湿化气道

13. 患者，女性，33 岁，烧伤后入院，烧伤深度评估为深Ⅱ度烧伤，下列临床表现中哪一项与该患者不符合（　　）

A. 有时在大腿可见树枝状栓塞血管　B. 创面多有小水疱　C. 创面感觉迟钝

D. 如无感觉，3～4 周愈合　E. 多有瘢痕增生

14. 火灾中某女性患者被严重烧伤，评估为重度烧伤，入院后约 10h 患者出现烦躁不安，多由于（　　）

A. 心理因素　B. 反应性精神病　C. 并发脓毒症

D. 血容量不足　E. 疼痛引起

（15～17 题共用题干）

患者男，36 岁。因煤气泄漏爆炸致头、面、颈部、双上肢烧伤入院。查体：烧伤部位有大量水疱，痛觉迟钝。

15. 采用中国新九分法，估计该患者的烧伤面积（　　）

A. 18%　B. 21%　C. 27%　D. 24%　E. 54%

16. 患者的烧伤严重程度（　　）

A. 轻度　B. 中度　C. 重度　D. 中重度　E. 特重度

17. 根据患者烧伤部位的特点，护士应重点观察（　　）

A. 呼吸功能　B. 上肢血液循环　C. 意识　D. 疼痛程度　E. 血压

（18～21 题共用题干）

患儿，5 岁，双下肢（包含臀部）开水烫伤 1h 入院，查体：体温 36.6℃，脉搏 110/min，呼吸 22/min，血压 90/70mmHg；双下肢散在大小水疱，创面基底潮红、渗出多，触痛明显。

18. 临床诊断为（　　）
A. 烫伤 39%，双下肢浅Ⅱ度　B. 烫伤 40%，双下肢深Ⅱ度
C. 烫伤 36%，双下肢浅Ⅱ度　D. 烫伤 30%，双下肢深Ⅱ度
E. 烫伤 39%，双下肢深Ⅱ度
19. 双下肢创面采用（　　）
A. 包扎疗法　B. 暴露疗法　C. 开放疗法　D. 湿敷疗法　E. 手术疗法
20. 按烧伤严重程度分（　　）
A. 轻度　B. 中度　C. 重度　D. 特重度　E. 以上都不是
21. 如无感染及其他并发症，该患儿大约住院多久即可痊愈出院（　　）
A. 7d　B. 3 周　C. 1 个月　D. 2 周　E. 5 周
（22、23 题共用备选答案）
A. 失血性休克　B. 低血容量性休克　C. 感染性休克
D. 神经源性休克　E. 心源性休克
22. 烧伤早期多为（　　）
23. 烧伤并发感染时可发生（　　）
（24 ～ 27 题共用备选答案）
A. 伤后出现红斑，轻度肿胀，痛觉明显
B. 创面表皮去除后基底呈苍白色，皮革样改变，毛发易拔除
C. 创面基底粉白，水肿明显，伴有少量渗出，愈合后遗有程度不等的瘢痕
D. 伤后创面基底红润、剧痛，两周左右愈合，愈合后不留瘢痕
E. 创面基底时有小出血点，干燥后可见毛细血管网，创面温度略下降，常采用植皮手术
24. Ⅰ度烧伤表现为（　　）
25. 浅Ⅱ度烧伤表现为（　　）
26. 深Ⅱ度烧伤表现为（　　）
27. Ⅲ度烧伤表现为（　　）
（28 ～ 31 题共用备选答案）
A. Ⅰ度烧伤　B. 浅Ⅱ度烧伤　C. 深Ⅱ度烧伤
D. Ⅲ度烧伤　E. Ⅰ度浅Ⅱ度烧伤
28. 剧痛和感觉过敏，皮温增高为（　　）
29. 水疱较扁薄，感觉稍迟钝，皮温也稍低的是（　　）
30. 红斑性烧伤是指（　　）
31. 焦痂性烧伤是指（　　）
（32 ～ 36 题共用备选答案）
A. Ⅰ度烧伤　B. 浅Ⅱ度烧伤　C. 深Ⅱ度烧伤
D. Ⅲ度烧伤　E. 深Ⅲ度烧伤
32. 烧伤后正常愈合后不留瘢痕，可有色素沉着（　　）
33. 伤后出现红斑，轻度肿胀，痛觉明显（　　）
34. 红斑性烧伤是指（　　）
35. 创面表皮去除后基底呈苍白色，皮革样改变，毛发易拔除（　　）
36. 创面多有小水疱，感觉迟钝，3 ～ 4 周愈合，愈合后多有瘢痕增生（　　）
（37 ～ 41 题共用备选答案）
A. 轻度　B. 中度　C. 重度

D. 特重度　　　　　　　　　　E. 以上都不是

37. Ⅱ度以下烧伤总面积在 9% 以下（　　）

38. Ⅱ度、Ⅲ度烧伤面积未达到重度烧伤面积，但已发生休克等并发症、呼吸道烧伤或有较重的复合伤（　　）

39. 总面积 30% ～ 49% 或Ⅲ度烧伤面积 10% ～ 19%（　　）

40. Ⅱ度烧伤面积 10% ～ 29% 或Ⅲ度烧伤面积不足 10%（　　）

41. 总面积 50% 以上或Ⅲ度烧伤 20% 以上或已有严重并发症（　　）

42.（多选题）临床上判断烧伤深度时，主要根据是（　　）

A. 烧伤皮肤的感觉　　B. 烧伤皮肤有无变质与坏死　　C. 烧伤创面的色泽

D. 有无休克　　E. 热源温度

43.（多选题）下列有关浅Ⅱ度的临床表现，正确的是（　　）

A. 常形成大小不一的水疱　　B. 拔毛试验阳性　　C. 水疱基底常呈现红白相间

D. 痛觉比深Ⅱ度敏感　　E. 正常愈合后不留瘢痕，可有色素沉着

44.（多选题）关于烧伤创面清创，以下哪些是正确的（　　）

A. 拟进行暴露疗法的烧伤创面，无需清创

B. 深Ⅱ度创面，坏死表皮均应彻底清除，以减少污染

C. 大面积烧伤患者，伤后应首先对烧伤创面进行充分、彻底的清创

D. Ⅱ度烧伤的水疱皮应在引流水疱液的前提下尽量保留

E. 大面积烧伤患者早期的创面清创，需在全身情况相对稳定情况下进行

45.（多选题）烧伤早期的主要并发症是（　　）

A. 应激性溃疡　　B. 脓毒症　　C. 急性肾功能不全

D. 休克　　E. 多脏器衰竭

46.（多选题）暴露疗法适合于（　　）

A. 污染较轻的四肢浅度烧伤　　B. 小儿或躁动的患者　　C. 污染较重的躯干烧伤

D. 会阴部烧伤　　E. 头颈部烧伤

三、判断题

1. 烧伤休克的主要原因是大量水分蒸发。（　　）

2. 火焰烧伤现场急救中，呼救并用手扑救火。（　　）

3. 早期休克补液治疗简易而可靠的临床监护指标是尿量。（　　）

4. 大面积深度烧伤患者创面护理可采用暴露疗法。（　　）

5. 重度烧伤指 30% ＜烧伤总面积≤ 50%，10% ＜Ⅲ度烧伤面积≤ 20%，或伴有休克、严重复合伤、中重度吸入性损伤。（　　）

6. 昏迷、休克、心功能不全的烧伤患者可以使用翻身床。（　　）

7. 头面部烧伤患者应特别警惕呼吸道烧伤。（　　）

8. 按中国新九分法计算烧伤面积，躯干和会阴占全身面积的 26%。（　　）

9. 男性患者 18 岁，被开水烫伤右前臂，局部疼痛，水疱破裂，基地潮红，该患者烧伤深度为深Ⅱ度。（　　）

10. 患儿 7 岁，双下肢（包括臀部）烧伤，其烧伤面积为 41%。（　　）

四、病例分析题

1. 王先生，34 岁，体重 60kg，当日上午 8 时不慎被沸水烫伤，1h 后送往医院。主诉创面疼痛，感觉口渴、胸闷、紧张害怕。患者烦躁不安，呻吟，表情痛苦，脉搏 110/min，血压 106/94mmHg，面部、胸、腹部、两前臂、双手、两小腿、双足部广泛烫伤，背部散在伤处约

3 个手掌大小，均有水疱。

（1）如何进行现场急救？

（2）该患者烫伤面积、深度及严重程度如何？

（3）伤后第 1 个 24h 补液总量是多少？如何安排补液种类和速度？

2. 男性患者，李某，35 岁，不慎被汽油烧伤全身多处伴疼痛，立即大声呼救后迅速脱离烧伤现场，1h 后送至医院。查体：体温 37℃，脉搏 130/min，呼吸 24/min，血压 120/70mmHg，体重 70kg，患者左前臂和右大腿、小腿可见大量大小不等的水疱，基底潮红、水肿明显，剧痛。头面颈部、右上臂、右前臂、前胸、后背和左小腿可见少量较小的水疱，基底红白相间，渗出较多、肿胀明显、有拔毛痛；双手和双足呈苍白色，可见树枝状静脉栓塞网。

（1）李某烧伤后现场自救方法是否妥当？为什么？

（2）李某的烧伤总面积多少，分别是什么程度的烧伤？烧伤程度如何？

（3）第 1 个 24h 液体量应为多少？伤后 8h 补入液体总量是多少？

3. 患者，男性，34 岁，体重 60kg。洗澡时不慎滑入热水池内，面部、颈部及双上肢烧伤，前胸有 3 个手掌面积大小的烧伤、烧伤深度为浅Ⅱ度。

（1）烧伤面积为多少？

（2）属于何种程度烧伤？

（3）伤后第 1 个 8h 应输入的电解质溶液量为多少？

4. 患者，男性，30 岁，体重 70kg。烧伤后 4h 送至医院，右上肢水肿明显，剧烈疼痛，有较大水疱；双下肢（不包含臀部）无水疱，皮肤焦黄色，触之不痛，皮革样改变。

（1）该患者的烧伤面积及烧伤深度是多少？

（2）该患者伤后第 1 个 24h 补液总量是多少？

（3）该患者创面护理措施及输液过程中简便有哪些可靠的观察指标？

5. 王某因锅炉爆炸由“120”送至我院急诊，查体血压 70/40mmHg，脉搏 110/min，呼吸 33 次 /min；SpO_2：95%，神志清，烦躁不安，谵语，入院 4h 尿量 50ml，体温 39.8℃。全身大面积烧伤其后背水疱较小，水肿明显，痛感迟钝，前躯区创面苍白，无痛感，双手臂渗液明显，有明显痛感。

（1）该患者的烧伤深度及烧伤面积是多少？

（2）该患者如何护理？

第十章　手术室常用护理技术

一、填空题

1. 手术人员一经洗手手臂不能超过________、________、________。手术过程中，手术人员调换位置时________，________。

2. 手术中器械台敷料如被无菌盐水打湿了应立即________。

3. 用无菌持物钳到远处取无菌物品应________。

4. 术中怀疑污染器械应视为________。

5. 手术体位既要便于________，使手术________，又要预防________。

6. 最常用的手术体位是________，适用于________、________及________的各种手术。

7. 有齿镊用于夹持________、________、________等坚韧组织，无齿镊用于夹持________、________等较脆弱的组织。

8. 手术缝针分为________和________两种。

9. 铺盖无菌器械桌时，桌布需下垂________以上。

二、选择题（单选或多选）

1. 穿无菌衣和戴无菌手套后，必须保持无菌的部位是（　）
A. 整个胸、腹、背部和双上肢　B. 整个颈肩、胸、腹、背部
C. 腰部以上的前胸，后背和双上肢　D. 腰部以上的前胸和肩部
E. 腰部以上的前胸、侧胸和双上肢

2. 戴无菌手套时，错误的方法是（　）
A. 先穿手术衣，后戴干手套　B. 先戴湿手套，后穿手术衣
C. 两手始终触捏在手套腕部翻转处　D. 干手套应将手套腕部罩在袖口上
E. 湿手套应将衣袖压在手套腕部的外面

3. 手术区铺盖无菌布单，正确的是（　）
A. 无菌巾先铺相对不洁区或操作者的对侧　B. 无菌巾铺下后不可由内向外再移动
C. 开腹手术的术野区至少铺单 2 层　D. 无菌单下垂手术台边缘至少 10cm
E. 术中手术巾单湿透时，应撤去重铺

4. 手术用的辅料最常用的消毒方法是（　）
A. 煮沸消毒法　B. 药物浸泡法　C. 流动蒸汽灭菌法
D. 高压蒸汽灭菌法　E. 干热灭菌法

5. 手术中、术者的手套被污染，应该（　）
A. 用碘伏消毒　B. 立即更换一双　C. 加戴一双
D. 重新刷手后再戴　E. 用无菌纱布擦拭一下即可

6. 关于无菌桌的使用，以下错误的是（　）
A. 器械护士经无菌准备后再整理无菌桌
B. 备用的无菌桌应在当日内使用
C. 垂到无菌桌桌缘以下物品应弃之不用
D. 无菌桌面被液体渗湿时应加盖无菌单保护
E. 手术开始后无菌桌上的物品不可挪给其他手术使用

7. 某医师穿手术衣戴无菌手套以后，出现以下动作，除哪项外均不正确（　）
A. 倚墙而立　B. 双手扶持无菌桌缘　C. 在手术间内来回走动
D. 拱手姿势将双手置于胸前　E. 双臂交叉手置于腋下

8. 有关手术进行中的无菌概念，错误的一项是（　）
A. 一经洗手，手臂只能接触无菌用品
B. 穿无菌衣和戴无菌手套后，手只能接触已铺好的手术台边缘以上部分
C. 不可在手术人员背后传递器械手术用品
D. 坠落到无菌巾或手术台边以外的器械物品不可拾回再用
E. 术中发现手套破损或接触到有菌的地方，应更换手套

9. 明日有胃癌根治术，你将担任器械护士，术前应做的无菌准备不包括（　）
A. 提前进入手术室，换手术内衣裤，戴好帽子口罩
B. 安置患者手术体位
C. 按规则刷洗、消毒手臂
D. 穿无菌手术衣
E. 戴无菌手套

10. 器械护士参加一台胃大部切除手术，在传递手术器械中错误的一项操作是（　）

A. 将器械柄轻击手术者手掌 B. 将器械柄尾端递给手术者
C. 将手术刀锋端传递给手术者 D. 弯钳、弯剪之类应将弯曲部向上
E. 弯针应以持针器夹住中后 1/3 交界处

11. 患者孙先生，拟接受会阴部手术，其体位应安置于（ ）
A. 俯卧位 B. 膀胱截石位 C. 侧卧位
D. 半坐位 E. 平卧位

12. 张医生在手术过程中不慎被缝针刺破手套，正确的做法是（ ）
A. 用 5% 碘伏擦拭 B. 更换手套 C. 重新洗手更换手套
D. 用 75% 乙醇消毒 E. 中止手术

13. 赵先生，45 岁，因进行性吞咽困难 4 个月余收入院，拟行食管癌根治术。护士甲为巡回护士，她在手术过程中的工作职责是（ ）
A. 保持器械桌的整洁 B. 保留手术中采集的各种标本 C. 随时清理缝线残端
D. 随时调整灯光 E. 清洗手术器械

14. 王女士，50 岁。因甲状腺肿块入院，拟行手术治疗，进入手术室。准备给王女士安置体位的人员是（ ）
A. 麻醉师 B. 手术者 C. 第一助手
D. 器械护士 E. 巡回护士

15. 护士小张作为一名巡回护士，正在参加一台胃大部切除术，手术过程中，小张的职责范围不包括（ ）
A. 监督各类人员遵守无菌规则
B. 根据手术需要，随时调整灯光
C. 正确执行输血、输液、用药等口头医嘱并及时记录
D. 协助麻醉师做好病情观察
E. 随时整理手术器械台

16. 护士小王和小李同时参加一台甲状腺大部分切除手术，分别担任器械护士和巡回护士，手术进行中，她俩的共同职责是（ ）
A. 维持输液通畅 B. 随时调节灯光 C. 清点缝针和纱布
D. 协助手术者铺巾 E. 传递手术器械

（17 ～ 19 题共用题干）

王 ××，男，60 岁，因间歇无痛性肉眼血尿 2 个月余收入院，入院后诊断“肾癌”，拟行肾癌根治术。护士甲为巡回护士。

17. 护士甲应给该患者安置的体位是（ ）
A. 平卧位 B. 半侧卧位 C. 俯卧位
D. 半坐位 E. 侧卧位

18. 护士甲在手术前的工作内容之一是（ ）
A. 开通静脉输液 B. 整理器械桌 C. 协助医师铺手术单
D. 术前访视 E. 洗手，戴无菌手套

19. 护士甲在手术过程中的工作职责是（ ）
A. 术中传递手术器械
B. 保持手术台面、器械托盘及器械桌干燥、整洁、无菌
C. 随时清理缝线残端
D. 保持手术间整洁、安静

E. 清洗手术器械

（20～22 题共用题干）

王女士，50 岁。因甲状腺肿块入院，拟行手术治疗，进入手术室。

20. 术前何时给王女士安置体位（　）

A. 核对病历后　B. 麻醉前　C. 麻醉后

D. 第一助手洗手后　E. 手术者洗手后

21. 王女士的体位应安置为（　　）

A. 平卧位　B. 头部后仰卧位　C. 半坐位

D. 半侧卧位　E. 侧卧位

22. 给王女士手术区域消毒的是（　）

A. 巡回护士　B. 器械护士　C. 麻醉师

D. 第一助手　E. 以上人员均可

（23～25 题共用备选答案）

A. 橡皮片引流　B. 卷烟式引流　C. 一般橡皮管引流

D. 蕈状橡皮管引流　E. T 型引流管引流

23. 用于浅组织引流的是（　）

24. 用于腹腔引流常用（　）

25. 用于胆总管引流的是（　）

（26、27 题共用备选答案）

A. 清点器械纱布　B. 安置手术体位　C. 铺无菌手术巾

D. 传递手术器械　E. 术后整理手术器械

26. 洗手护士与巡回护士共同完成的是（　）

27. 洗手护士协助手术医师完成的是（　）

（28～32 题共用备选答案）

A. 水平仰卧位　B. 膝胸卧位　C. 侧卧位

D. 俯卧位　E. 截石位　F. 斜坡卧位

G. 半卧位　H. 头过伸仰卧位　I. 中凹卧位

J. 头低足高卧位

28. 会阴部手术常用的是（　　）

29. 甲状腺手术常用的是（　　）

30. 休克卧位一般用的是（　　）

31. 腹部手术常用的是（　　）

32. 肛门疾病检查常用的是（　　）

33.（多选题）手术体位摆放原则为（　　）

A. 防止肢体受压　B. 充分暴露手术野　C. 远端关节低于近端关节

D. 防止体位术中移动　E. 保持患者正常的呼吸、循环功能

34.（多选题）器械护士与巡回护士清点器械的时间为（　　）

A. 手术前　B. 手术中　C. 手术后

D. 关体腔前　E. 关体腔后

三、判断题

1. 使用干持物钳，应每 24h 更换。（　　）

2. 戴手套时应注意未戴手套的手不可触及手套的外面，已戴手套的手不可触及未戴手套的手或另一手套的里面。（　　）

3. 从无菌容器中取出的物品，如未使用，可放回无菌容器中，以避免浪费。（　　）

4. 手术中器械台敷料如被无菌盐水打湿时应立即加铺双层无菌巾。（　　）

5. 乳胶片引流条用于浅部切口和小量渗液的引流。（　　）

6. 凡下坠超过手术床边缘以下的器械，缝针等物品不可再取回使用。（　　）

7. 已铺好的无菌巾，只允许向内牵拉。（　　）

8. 手术人员术前刷手冲洗肘部及肘上时，水应顺手臂从手部流下。（　　）

9. 参加连台手术更换手术衣及手套时应洗净手套上的血迹后先脱手术衣再脱手套。（　　）

10. 手术物品灭菌有效期及效果不能明确时应视为有菌。（　　）

四、病例分析题

1. 实习护士小田轮到手术室实习，跟随带教王老师上台参加手术，洗手、消毒手臂后，王老师指导小田穿无菌手术衣和戴无菌手套。请问：穿无菌手术衣（普通手术衣）的主要步骤有哪些？怎样戴无菌手套？

2. 周先生，52岁，因急性腹膜炎急诊入院，拟行剖腹探查术，已完成麻醉、安置体位等准备工作。器械护士小杨洗手、消毒手臂结束后进入手术间准备器械桌和协助医师铺单。请问：小杨如何准备器械桌？如何协助第一助手铺单？

3. 患者，男，50岁，因混合痔需手术切除，作为手术室护士你应该准备何种消毒液？该患者手术采取哪种体位？试述给这位患者的消毒方法及注意事项。

4. 患者，女，45岁，因胆总管结石住院准备手术治疗，护士小李拟作为器械护士参加手术，术前需要准备引流管。请问：小李需要准备何种引流管？该引流管的作用是什么？

5. 实习护士小王准备跟随带教老师作为巡回护士参加一台甲状腺大部分切除术，待麻醉师完成麻醉后，小王同手术医师一起摆放患者的体位。请问：该患者应该安置哪种手术体位？怎样摆放该体位？

强化自测题答案

第 一 章

一、填空题

1. 损伤　感染　肿瘤　畸形

2. 不正确　有害的

3. 普通外科　骨科　肝胆外科　心胸外科　泌尿外科　矫形外科　神经外科　烧伤科　整形科　显微外科等

4. 基本护理理论　护理知识　护理技能。

二、选择题

1. D　2. ABCD

第 二 章

一、填空题

1. 45　顺着

2. 15 ～ 20

3. 15 ～ 20　< 30

4. 38 ～ 40　50% 硫酸镁 30ml　甘油 60ml　温开水 90ml

5. 39 ～ 41　4

6. 500　30

7. 肥皂水

8. 妊娠　急腹症　消化道出血　严重心脏病

9. 脊柱骨折

10. 徒手搬运　担架搬运　两人徒手搬运法

二、选择题

1. B　2. B　3. A　4. C　5. E　6. D　7. E　8. B　9. B　10. C　11. C　12. A　13. D　14. B　15. E　16. D　17. D　18. C　19. A　20. C　21. D　22. A　23. E　24. A　25. C　26. CDE　27. AE

三、判断题

1. ×　2. √　3. ×　4. ×　5. √　6. ×　7. √　8. √　9. ×　10. ×

四、病例分析题（答题要点）

1. 为高热患者降温。

2. 灌肠溶液一般不超过 200ml，插入肛管 15 ～ 20cm。

3. 四人搬运法，四人分别站于担架的四角，面朝一方。均将靠近担架的内侧膝盖跪地，由头部固定者发令“起身”与“走”，同时先迈外侧腿。

4. 做好转运途中的护理，密切观察患者的神志、呼吸、脉搏及伤势的变化，注意保暖，保持各种管道的通畅。

5. ①护士操作轻柔，不要逆行刮剃，以免划伤患者皮肤；②避开皮肤凸起处，小心皱褶及瘢痕处；③不要过多暴露皮肤，注意保暖及保护患者隐私；④备皮区域要大于预定的切口直径范围至少

15～20cm。

第三章

一、填空题

1. 经外周静脉的肠外营养　经中心静脉的肠外营养　经外周静脉至中心静脉的肠外营养

2. 肠内营养　肠外营养

3. 胃　200

4. 20～30

5. 成人 45～55　坐　半坐　平卧

6. 2～3

7. 饮食摄入不足　不能进食　肠内　肠外

二、选择题

1. D　2. E　3. E　4. D　5. E　6. A　7. E　8. A　9. B　10. A　11. E　12. D　13. D　14. C　15. D　16. C　17. E　18. A　19. B　20. D　21. A　22. D　23. A　24. C　25. D　26. C　27. A　28. B　29. E　30. ABCDE　31. BCD　32. AB

三、判断题

1. √　2. ×　3. ×　4. √　5. √　6. ×　7. ×　8. ×　9. √　10. √

四、病例分析题（答题要点）

1. 肠内营养：如需自行配置营养液，应现用现配，粉剂应搅拌均匀，配置后的营养液放置在冰箱冷藏，24h 内用完；妥善固定管路，防止导管移位或脱出；肠内营养液温度、输注速度适宜，浓度从低到高；经肠内营养管饲通路给药前后应用温水冲管。

2. ①告知患者在输注全肠外营养过程中，不要随便调节速度；②告知患者中心静脉置管期间的自我防护要点；③告知患者在输注全肠外营养过程中感到心慌、头晕、发热等不适时按信号灯及时呼叫医护人员。

3. 经外周静脉的肠外营养。

4. 经中心静脉肠外营养。

5. ①通过静脉途径满足营养不良或有营养不良可能的外科围术期患者的机体需要，促进患者的康复；②为无胃肠道功能或胃肠道功能不全的患者提供能量和营养物质。

第四章

一、填空题

1. 腹痛　发热　黄疸

2. 1/3

3. 8

二、选择题

1. E　2. C　3. C　4. B　5. A　6. A　7. E　8. D　9. D　10. E　11. A 12. B　13. D　14. B　15. A　16. C　17. A　18. B　19. B　20. E　21. E　22. B　23. A　24. D　25. E　26. A　27. B　28. C　29. B　30. D　31. C　32. A　33. E　34. C　35. A　36. E　37. A　38. C　39. A　40. A　41. D　42. A　43. C　44. ABDE

三、判断题

1. ×　2. ×　3. ×　4. √　5. √　6. ×　7. ×　8. ×　9. √　10. ×

四、病例分析题（答题要点）

1. ①胃肠减压期间，患者禁食、禁饮，停用口服药物，如需从胃管内注药时，应注药后夹管并暂停减压 1h；②妥善固定胃肠减压管，避免移位或脱出；③保持胃肠减压通畅和持续有效的负压吸引，经常挤压胃管，防止阻塞，每日用生理盐水 30 ～ 40ml 冲洗胃管 1 次，引流瓶（袋）及引流接管应每日更换；④观察并记录引流液的量和性状；⑤加强口腔护理，预防口腔感染和呼吸道感染。

2. 该患者的初步诊断是急性梗阻性化脓性胆管炎。处理的关键措施是紧急手术切开胆道减压、引流，解除胆道梗阻，在应用足量有效的抗生素控制感染、积极抗休克治疗同时紧急手术治疗。

3. 患者最可能的诊断是乳腺癌。术后的主要的护理措施有：①密切观察患者的生命体征和切口敷料渗血、渗液情况，观察患侧上肢皮肤颜色和温度、感觉、运动、有无肿胀等，观察并记录皮瓣的颜色，有无皮下积液；②伤口用多层敷料或棉垫加压包扎，使胸壁与皮瓣紧密贴合，包扎松紧度要适当；③伤口引流管应妥善固定，保持持续性负压吸引；④术后 24h 开始进行患肢功能锻炼。

4. ①注意观察有无造口肠段回缩、出血、坏死等情况，每日扩张造口 1 次，防止造口狭窄；②保护腹部切口和造口周围的皮肤；③注意饮食卫生，避免食物中毒等原因引起腹泻；④每次排便后应用中性皂液彻底清洗和消毒造口周围皮肤，并以凡士林纱布覆盖外翻的肠黏膜；⑤选择袋口合适的造口袋，当造口袋的 1/3 容量被排泄物充满时，须及时更换。

5. ①卧床休息，观察患者有无面色苍白、心悸、头晕、出汗、血压下降、腹痛等情况；②患者束腹带松紧度合适；③穿刺部位如有腹水外渗，及时更换敷料，防止穿刺处感染。

第五章

一. 填空题

1. 胸闷　呼吸困难
2. 夹紧引流管　暂停引流
3. 3 ～ 4cm
4. 4 ～ 6cm
5. 瓶内长玻璃管的水柱有无波动
6. 锁骨中线第 2 肋间
7. 小于 50ml/24h，小于 10ml/24h，肺膨胀良好
8. 心包内
9. 心脏
10. 膈肌

二、选择题

1. E　2. D　3. E　4. A　5. C　6. D　7. C　8. A　9. B　10. C　11. D 12. E　13. D　14. A　15. D　16. A　17. C　18. D　19. A　20. E　21. B　22. A　23. B　24. C　25. E　26. D　27. C　28. D　29. E　30. D　31. E　32. A　33. C　34. B　35. C　36. E　37. BCDE　38. ABCD

三、判断题

1. √　2. ×　3. √　4. ×　5. ×　6. ×　7. ×　8. √　9. ×　10. √

四、病例分析题（答题要点）

1. 该患者目前的护理问题是气体交换受损、体液不足、疼痛。急救与护理：①迅速用纱布等物品覆盖胸壁伤口，同时加压包扎；②建立静脉通道，快速补充血容量；③保持呼吸道通畅，吸氧；④镇痛药镇痛；⑤积极术前准备，行开胸探查术。

2. 该患者发生了张力性气胸。急救与护理：①用粗针头经右锁骨中线第 2 肋间刺入胸膜腔，抽气减压，为保证安全可在针尾缚一橡皮指套，末端剪开 1cm 的小口使气体只能排出不能进入胸膜腔，并用血管钳将针头固定于胸壁；②镇痛药镇痛；③输液防止休克；④迅速转运。

3. 患者目前最主要的护理问题是清理呼吸道无效。需采取的护理措施：①雾化吸入稀释痰液；②每2h鼓励患者坐起、轻拍背部，并用双手或软枕轻轻护住伤口，嘱患者深呼吸和有效咳嗽；③如患者无力咳嗽，应及时给予吸痰，必要时行纤维支气管镜吸痰。

4. 该患者目前可能的初步诊断是急性脓胸。需采取的护理措施是：①半卧位，胸腔闭式引流；②采取药物或物理降温；③有效抗生素抗感染治疗；④给予高蛋白、高热量、高维生素食物，必要时可输血、血浆、人血白蛋白等制剂，纠正贫血和低蛋白血症。

5. 需采取的护理措施是：①急性期卧床休息，根据病情帮助患者采取半卧位或前倾卧位，提供床上小桌依靠，保持舒适。根据缺氧情况调节氧流量。协助患者满足生活自理需要；②控制输液速度，防止加重心力衰竭；③提供舒适安静的环境和良好的服务，使患者保持平静的心情；④饮食以低盐、高蛋白、高维生素为主，少食多餐，加强营养；⑤观察病情，注意体温、脉搏、呼吸、血压、心率、心律、尿量等，如有异常，及时通知医师，并协助处理。特别是及时监测呼吸状况和胸痛情况，嘱勿用力咳嗽、深呼吸或突然改变体位，以免加重疼痛；⑥及时执行医嘱，注意用药观察。

第六章

一、填空题

1. 睁眼反应　运动反应　语言反应　意识障碍程度
2. 昏迷
3. 上肢　最佳反应
4. 甲状腺功能亢进
5. 10 ～ 15
6. 预防和减轻瘢痕增生

二、选择题

1. C　2. D　3. B　4. E　5. C　6. A　7. B　8. A　9. C　10. D　11. C　12. B　13. B　14. A　15. E　16. D　17. E　18. B　19. A

三、判断题

1. ×　2. ×　3. √　4. ×　5. ×　6. √　7. ×　8. √　9. ×　10. √

四、案例分析题（答题要点）

1.（1）该病人为浅昏迷，依据包括：患者呼之不应，生命体征平稳，瞳孔对光反射灵敏，痛刺激有逃避反应。

（2）要点：①意识障碍对患者的影响：因患者处于昏迷状态，应评估患者是否跌倒受伤。昏迷患者照顾负担较重，应评估照料者是否应对无效。如果患者持续处于昏迷状态，则应注意评估患者有无口腔炎、角膜炎、结膜炎、压疮等；有无肌肉萎缩、关节僵硬、肢体畸形；有无排便、排尿失禁；有无肺部感染、尿路感染等。②患者高血压病史20余年，昏迷4h，应评估已接受过哪些诊断性检查及其结果，是否采取治疗及其效果。

2. 两侧瞳孔散大并伴有对光反射消失为濒死状态的表现，提示患者病情突发恶化，应立即与医师联系，同时做好抢救准备。

3.（1）患者处于浅昏迷状态。

（2）患者脑疝发生，神志处于深昏迷状态。护理上应重点观察以下内容：（危症患者的观察）①严密观察血压、脉搏、呼吸的变化。每15~30min测量一次，严防呼吸心搏骤停；②密切观察双侧瞳孔的改变，注意其大小、形状、对光反射；③意识状态观察：明确患者现处的意识状态，注意意识的动态改变；④注意观察呼吸道通畅情况，防止窒息，防止吸入性肺炎的发生。

4.（1）保持病室环境安静、避免刺激。

（2）助患者取头高足低位，减轻脑水肿。

（3）密切观察患者神志、瞳孔和血压的变化。

（4）遵医嘱按时输注脱水药，注意观察用药后的反应，准确记录每日出入量。

（5）酌情加床挡或使用保护性约束，注意观察约束部位皮肤情况。防止约束不当导致患者焦虑不安，使颅内压增高。

（6）保持呼吸道通畅，遵医嘱氧气吸入。做好生活护理。

（7）观察体温变化警惕颅内感染和肺内感染。

（8）术前准备。

（9）心理护理。

5.（1）严密监测患者生命体征、意识、瞳孔的变化，定时进行 GCS 评分，并及时记录。

（2）遵医嘱给予脱水、降颅压药物治疗。

（3）创造安静，舒适的休养环境。

（4）翻身等护理操作时动作轻柔，减少头部振动。

第七章

一、填空题

1. 皮肤牵引　兜带牵引　骨牵引
2. 颌枕带牵引　骨盆带牵引　骨盆悬吊牵引
3. 颅骨骨板　尺骨鹰嘴　胫骨结节　股骨髁上　跟骨等部位
4. 布朗架　托马斯架　双下肢悬吊牵引架
5. 骨筋膜室综合征　压疮　废用性骨质疏松　关节僵直　化脓性皮炎　石膏综合征
6. 维持有效血液循环　保持有效牵引
7. 血管和神经损伤　牵引针弓滑落　牵引针眼感染
8. 注意石膏内出血　观察血循环　预防压疮　功能锻炼
9. 畸形　反常活动　骨擦音和骨擦感
10. 一般处理　伤口包扎　妥善固定　迅速运输

二、选择题

1. B　2. B　3. C　4. B　5. A　6. A　7. B　8. A　9. D　10. D　11. A　12. C　13. B　14. A　15. A　16. C　17. D　18. C　19. E　20. E　21. C　22. D　23. D　24. B　25. C　26. A　27. E　28. D　29. B　30. A　31. A　32. D　33. B　34. A　35. C　36. B　37. A　38. E　39. C　40. C　41. A　42. B　43. ABC　44. ABCD　45. ABCD

三、判断题

1. ×　2. ×　3. √　4. √　5. ×　6. ×　7. ×　8. √　9. √　10. ×

四、病例分析题（答题要点）

1.（1）此患者的医疗诊断是腰椎间盘突出症 。

（2）非手术治疗方法包括：①绝对卧床休息：包括卧床大小便，卧硬板床休息，一般卧床 3 周，或至症状缓解后戴腰围下床活动; 3 个月内不能作弯腰持重物的动作。②持续牵引: 牵引重量一般为 7～15 kg，持续约两周。③硬膜外注射皮质激素：常选用醋酸泼尼松龙 1.75ml，加 2% 利多卡因 4ml，经硬膜外注射，每周封闭 1 次，3 次为一疗程。④理疗、推拿和按摩。

（3）术后护理措施包括: ①搬运: 患者由手术室回病房，应用 3 人搬运法将患者移至病床上。②体位: 术后 24h 内平卧，不翻身，以压迫伤口，利于止血。③翻身：术后 24h 后可给予患者翻身，注意保持脊柱平直。④观察并纪录病情变化：观察患者下肢皮肤的颜色、温度和感觉及运动恢复情况；观察引流液的颜色、性质和量，有无脑积液漏出，是否有活动性出血；观察手术切口敷料有无渗湿，渗出液的量、颜色、性质。⑤并发症的预防：在病情允许的情况下，帮助患者作直腿抬高训练，防止神经根粘连。

2. 此时应考虑骨盆骨折伴尿道损伤。马车翻车时砸伤下腹部，耻骨联合处压痛，挤压试验阳性均提示有骨盆骨折的可能。而膀胱胀满、橡皮导尿管插入一定深度未引出尿液，导尿管尖端见血迹，则提示有尿道断裂的可能。

3. 患者有颈肩痛，有时并发头晕、耳鸣、耳痛，双手臂常有放射痛，牵拉试验阳性，颈椎病的可能性较大。拇指温觉减退，肱二头肌反射消失，为C_6神经根受压的神经系统体征，故为颈椎病神经根型(C_6)。治疗原则：①非手术治疗，颌颈带牵引，颈托和围领，推拿按摩，理疗，自我保健疗法，药物治疗；②手术治疗，如常因颈肩痛而影响工作和睡眠，经非手术治疗无效可行手术治疗。

4. 诊断为右肱骨中段陈旧性骨折内固定术后不愈合，伴有陈旧性桡神经损伤。治疗：①行手术治疗，进行右肱骨短缩后用石膏或支架外固定；②打通骨折断端骨髓腔使其再通并植骨内固定或外固定；③行伸拇、伸指和伸腕功能的功能重建。

5. 患者存在伸直型肱骨髁上骨折。鉴别要点：①肘关节脱位。肘后三角关系发生改变，弹性固定。②屈曲型肱骨髁上骨折。多为肘关节着地，肘后方可扪及骨折断端。进一步检查：①前臂桡神经功能检查及正中神经功能检查，需做伸腕检查桡神经是否损伤，对掌检查正中神经是否损伤；②桡动脉和尺动脉检查：了解肱动脉是否发生危象。观察前臂血循环、桡动脉搏动，了解有无桡动脉损伤。

第　八　章

一、填空题

1. 草酸钙结石　磷酸镁氨结石
2. 革兰阴性杆菌　大肠埃希菌
3. 4～7
4. 膀胱
5. 附睾结核
6. 膀胱癌

二、选择题

1. D　2. E　3. A　4. B　5. A　6. D　7. C　8. C　9. A　10. C　11. B　12. D　13. D　14. B　15. C　16. A　17. A　18. B　19. C　20. D　21. D　22. E　23. C　24. A　25. B　26. D　27. B　28. B　29. BD　30. BCD　31 AE　32. BCDE

三、判断题

1. √　2. ×　3. ×　4. ×　5. √　6. ×　7. ×　8. √　9. ×　10. √

四、病例分析题（答题要点）

1. 初步诊断：①胆总管结石、急性胆管炎；②胆囊结石。

治疗原则：可先行非手术治疗，包括解痉、纠正水电及酸碱平衡紊乱，使用有效的抗生素控制感染，使用维生素 K、维生素 C 及护肝治疗等。待急性发作后择期手术治疗。如非手术治疗无效，病情加重，局部炎症和全身感染较严重时，应及时手术治疗。手术方式应选择胆囊切除、胆总管探查、取石、T 型引流管引流术。

2.（1）在应用抗生素前或停用抗生素 5d 后留取尿标本。

（2）患者应去医院检查尿细胞学检查。取清晨第 1 次清洁、新鲜的中断尿送检。

（3）留取尿标本时，应执行无菌操作，充分清洗外阴或包皮，消毒尿道口，无菌试管留取中段尿，并在 1h 内做细菌培养，否则需冷藏保存。

（4）尿标本中不要混入消毒液。女性患者留尿时，注意避开月经期，防止阴道分泌物及经血混入。

3.（1）诱导排尿；热敷与按摩；针灸，药物。

（2）遵医嘱采用导尿术，注意：①严格执行无菌技术操作原则，防止尿路感染。②保护患者隐私，做好解释与沟通。③选择适宜的导尿管，插管动作轻柔。④为男患者插导尿管时，应稍停片刻，嘱患者深呼吸再慢慢插入。⑤对膀胱高度膨胀又虚弱的患者，首次放尿不超过 1000ml。

4.（1）初步诊断为左肝内胆管结石伴急性胆管炎。

（2）诊断依据：①青年，女性；②右上腹痛伴畏寒、高热，无皮肤及巩膜黄染；③体检有肝肿大伴触痛，肝区有叩击痛；④实验室检查提示血常规升高，肝功能损害；⑤B超示左肝内胆管扩张并左肝管结石。

（3）治疗原则：可先行非手术治疗，包括解痉、补液、纠正水电解质及酸碱平衡紊乱，使用有效的抗生素控制感染，使用维生素K、维生素C及护肝治疗等。待急性胆管炎发作得到有效控制后，再择期手术治疗。手术方式可考虑左半肝切除术，以达到取尽结石、去除病灶的目的。

5.（1）心肌梗死。

（2）①指导患者绝对卧床休息，避免搬动；②给予"中流量持续吸氧"；③进行心电监护，密切监测血压、呼吸、心率/律变化，④监测记录尿量；⑤注意意识等改变；⑥迅速建立静脉通道抽取各种标本；⑦通知医师；⑧遵医嘱给予抗心律失常药物，扩容、镇静、镇痛、溶栓治疗等治疗；⑨给患者及家属心理安慰，指导其办理住院手续；⑩通知病区或介入室，做好下一步处置准备。病情平稳后，护送入CCU进一步观察治疗。

第 九 章

一、填空题

1. 休克期（急性体液渗出期） 感染期 修复期
2. Ⅲ度四分法 Ⅰ度 浅Ⅱ度 Ⅲ度、深Ⅱ度
3. Ⅰ度 浅Ⅱ度
4. 鲜红（潮红）
5. 低血容量性休克
6. 真皮层深层
7. 15～30°
8. 特殊部位烧伤、特殊感染创面
9. 严重头面部烧伤、吸入性损伤
10. 窒息

二、选择题

1. C 2. C 3. B 4. B 5. E 6. B 7. B 8. B 9. E 10. B 11. D 12. E 13. A 14. D 15. C 16. B 17. A 18. A 19. A 20. D 21. D 22. B 23. C 24. A 25. D 26. C 27. B 28. B 29. C 30. A 31. D 32. B 33. A 34. A 35. D 36. C 37. A 38. C 39. C 40. B 41. D 42. ABC 43. ABDE 44. DE 45. CD 46. CDE

三、判断题

1.× 2.× 3. √ 4. √ 5. √ 6.× 7. √ 8.× 9.× 10. √

四、病例分析题（答题要点）

1.（1）①迅速脱离致热源；②保护创面：剪下伤处衣裤，不可剥脱，创面可用干净敷料包扎后送医院处理，避免有色药物涂抹；③尽快建立静脉通路，给以补液治疗；④安慰和鼓励患者，保持情绪稳定；⑤疼痛剧烈时遵医嘱使用止痛药。

（2）烧伤面积：3%+13%+6%+5%+13%+7%+3%=50%、浅Ⅱ度、特重烧伤。

（3）补液总量=1.5×60×50+2000=6500 第1个8h输入一半，其余量16h匀速输完 晶体：胶体=1∶1。

2.（1）不妥。因为：火焰烧伤后切忌奔跑呼喊或用手扑打火焰，以免风助火势引起头面部和手部烧伤或呼喊时吸入热空气导致呼吸道烧伤。正确处理：迅速离开烧伤现场，尽快脱去着火衣物，或用棉被覆盖烧伤部位，或跳进附近水池内灭火；在扑灭火焰后迅速用冷水冲洗烧伤部位，以减轻损伤程度和疼痛。

（2）按照中国九分法对烧伤面积估计，李某的烧伤面积分别为：左前臂3%，右大腿10.5%，右小

腿 6.5%，头面颈部 9%，右上臂 3.5%，右前臂 3%，前胸 13%，后背 13%，左小腿 6.5%，双手 5%，双足（男性）7%，总面积为 80%；患者左前臂和右大腿、小腿属于浅Ⅱ度烧伤，头面颈部、右上臂、右前臂、前胸、后背和左小腿为深Ⅱ度烧伤，双手和双足为Ⅲ度烧伤，烧伤总面积在 50% 以上，或者Ⅲ度烧伤面积在 20% 均为特重度烧伤，因此李某的烧伤为特重度烧伤。

（3）烧伤后迅速发生的反应为体液渗出，2 ～ 3h 最快，8h 达高峰，根据烧伤早期体液渗出的规律估计补液总量，国内常用的补液公式为：Ⅲ度、Ⅲ度烧伤面积（%）× 体重（kg）× 1.5ml+2000ml= 第 1 个 24h 补液总量（ml）。其中晶体和胶体液之比为 2 ：1，烧伤后 8h 内输完补液总量的一半。因此李某的第 1 个 24h 输液总量为 80 × 60 × 1.5+2000ml=9200ml，8h 内输完 4600ml。

3.（1）27%；烧伤面积：头部 3+ 颈部 3+ 双上肢 18+ 前胸三个手掌面 3=27；

（2）中度；烧伤深度为浅Ⅱ度，面积为 27%，故程度为中度；

（3）810ml；体重 60 × 面积 27 × 1.5=2430ml，2430ml 为 24h 所补晶胶体总和，电解质溶液为晶体液，该患者为中度烧伤，晶体：胶体 =2 ：1，故 24h 晶体总量为 1620ml，第 1 个 8h 输入一半 810ml。

4.（1）烧伤面积：50%；右上肢 9+ 双下肢（不包含臀部）41=50%；烧伤深度：右上肢浅Ⅱ度，双下肢Ⅲ度。

（2）7250ml；烧伤面积 50 × 体重 70 × 1.5+2000ml=7250ml。

（3）右上肢创面护理采用包扎疗法，包扎疗法使用于四肢的Ⅱ度烧伤；双下肢适用于暴露疗法，暴露疗法适用于大面积及Ⅲ度烧伤；输液过程中简便有可靠的观察指标是观察尿量。

5.（1）后背深Ⅱ度，前躯Ⅲ度，双手臂浅Ⅱ度，面积：39%。

（2）①严密观察患者病情变化，密切监测患者的生命体征及尿量，血氧饱和度；②遵医嘱予患者氧气吸入，迅速建立静脉通路，遵医嘱扩容补液，选择合适的晶体胶体溶液，有顺序地输注；③协助医师创面处理，暴露在外的创面予抗菌药液，深度烧伤的予去痂，为植皮做好准备；④做好皮肤护理，必要时使用翻身床，每日紫外线消毒一次。若疼痛明显，遵医嘱予镇痛治疗；⑤观察有无呼吸困难，血红蛋白尿，注意监测肝肾功能，维持水电解质平衡；⑥加强心理护理，稳定患者情绪。

第 十 章

一、填空题

1. 肩以上　腰以下　腋前线以外　应退后一步　转身背靠背换位
2. 加铺双层无菌巾或更换
3. 连同钳杯一起移到取物品处
4. 污染处理
5. 手术操作　顺利进行　术后并发症
6. 仰卧位　腹部　乳房　身体前面
7. 皮肤　肌腱　筋膜　肠管　血管
8. 圆针　三角针
9. 30cm

二、选择题

1. E　2. C　3. A　4. D　5. B　6. B　7. D　8. A　9. B　10. C　11. B　12. B　13. D　14. E　15. E　16. C　17. E　18. A　19. D　20. C　21. B　22. D　23. A　24. C　25. E　26. A　27. C　28. E　29. H　30. I　31. A　32. B　33. ABDE　34. ADE

三、判断题

1. ×　2. √　3. ×　4. √　5. √　6. √　7. ×　8. ×　9. √　10. √

四、病例分析题（答题要点）

1. 穿无菌手术衣的主要步骤：①自器械台上拿取折叠好的无菌手术衣，选择较宽敞处，手提衣领，抖开。勿使衣触碰到其他物品或地面；②两手提住衣领两角，衣袖向前位将衣展开，使衣的内侧面面对自己；③将衣向上轻轻抛起，双手顺势插入袖中，两臂前伸；④由巡回扩士在穿衣者背后抓住衣领内面，协助将袖子后拉，并系住衣领后带；⑤穿衣者双手交叉，身体略向前倾，用手指夹起腰带递向后方。由背后的巡回护士按住并系好腰带。穿好手术衣后，双手保持在腰以上、胸前及视线范围内。

戴无菌手套（开放式）的方法：①从手套袋内取出滑石粉袋，轻轻擦于手背、手掌及指间，使之光滑（一次性无菌手套已涂有滑石粉）；②掀开手套袋，捏住手套口的向外翻折部分，取出手套。分清左、右侧；③左手捏住并显露右侧手套口，将右手插入手套内，戴好手套，注意未戴手套的手不可触及手套的外面; ④用已戴好手套的右手指插入左手手套口翻折部的内面，帮助左手插入手套并戴好; ⑤分别将左、右手套的翻折部翻回，并盖住手术衣的袖口。翻盖时注意已戴手套的手只能接触手套的外面；⑥无菌生理盐水冲净手套外面的滑石粉。

2. 准备器械桌方法：先用手打开由巡回护士初步准备于器械桌上的手术包的第三层包布，取出无菌衣，穿好无菌手术衣和戴好无菌手套后，将器械按使用先后分类，顺序从左向右摆于器械桌上，一般顺序为血管钳、刀、剪、镊、拉钩、深部钳和备用器械。放置在无菌桌内的物品不能伸于桌缘以外。

腹部手术手术区铺单法：①铺皮肤巾：器械护士立于无菌桌边，把无菌巾折边 1/3，第一、二、三块无菌巾的折边朝向第一助手，第四块巾的折边朝向器械护士自己，按顺序传递给第一助手。第一助手接过折边的无菌巾，分别铺于切口下方、上方及对侧，最后铺自身侧。每块巾的内侧缘距切口线 3cm 以内，铺下的手术中若需少许调适，只允许自内向外移动。无菌巾的四个交角处分别用布巾钳夹住，或用无菌塑料薄膜粘贴。第一助手再次消毒手臂并穿无菌手术衣，戴无菌手套后再铺其他层的无菌单；②铺手术中单：将两块无菌巾单分别铺于切口的上、下方；③铺手术洞单：将有孔洞的剖腹大单正对切口，短端向头部盖住麻醉架，长端向下肢盖住器械托盘，先向上方再向下方分别展开，两侧和足端应垂下超过手术床边 30cm。

3. 消毒液种类：0.5% 的碘伏。

手术体位：截石位。

消毒方法及注意事项：无菌钳夹持消毒棉球，由切口周围向中心依次涂擦 3 遍，消毒范围超出病灶 15cm。注意消毒过的皮肤不应再用原棉球返回涂擦。

4. 引流管种类：T 型引流管。

T 型引流管的作用：①引流胆汁、排出术后残余结石，降低胆总管压力；②术后作为胆管支撑，预防胆管狭窄；③术后胆总管造影及胆道镜检查。

5. 手术体位：颈后伸仰卧位。

摆放体位方法：患者仰卧位，手术台躯干部抬高 10° ～ 20°，头板适当下落，颈后垫以软枕，双肩下垫一肩垫，使头颈向后仰。其他与水平仰卧位相同。

参考文献

曹伟新 . 2005. 外科护理学 . 北京：人民卫生出版社

曾景奇 . 2013. 塑形夹板治疗踝关节外侧韧带损伤的临床疗效观察 . 中国医药指南 . 临床研究，10：614

丁炎明 . 2009. 造口管理（三）. 中国护理管理，19（6）：76-78

胡盛寿，王俊 . 2015. 外科学胸外科分册 . 北京：人民卫生出版社

李卡，许瑞华，龚姝 . 2001. 普外科护理手册 . 北京：科学出版社

李小寒，尚少梅 . 2012. 基础护理学 . 第 5 版 . 北京：人民卫生出版社，285-289

皮红英 . 2014. 外科护理技术实训 . 北京：科学出版社

孙强 . 2011. 北京协和医院医疗诊疗常规乳腺疾病诊疗常规 . 北京：人民卫生出版社：60-73

王兴华，李平 . 2013. 外科护理学 . 第 2 版 . 上海：同济大学出版社

吴欣娟，郑建萍 . 2007. 北京协和医院护理技术操作指南 . 北京：中国协和医科大学出版社

徐曙 . 2009. 手法复位后塑型夹板与直形夹板固定治疗 Colles 骨折的临床观察 . 湖南中医药大学学报，29（2）：57

严鹏霄，王玉升 . 2008. 外科护理指导及习题集 . 北京：人民卫生出版社

Dorothy N. S. Chan，Liza Y. Y. Lui& Winnie K. W. So. 2010. Effectiveness of exercise programmeson shoulder mobility and lymphoedema after axillary lymph node dissection for breast cancer：systematic review. Journal of Advanced Nursing，66（9）：1902-1914